SCHÖNE ZÄHNE

Pflege, schmerzlose Behandlung,

Zahnersatz, Implantate

SCHÖNE ZÄHNE

Pflege, schmerzlose Behandlung, Zahnersatz, Implantate

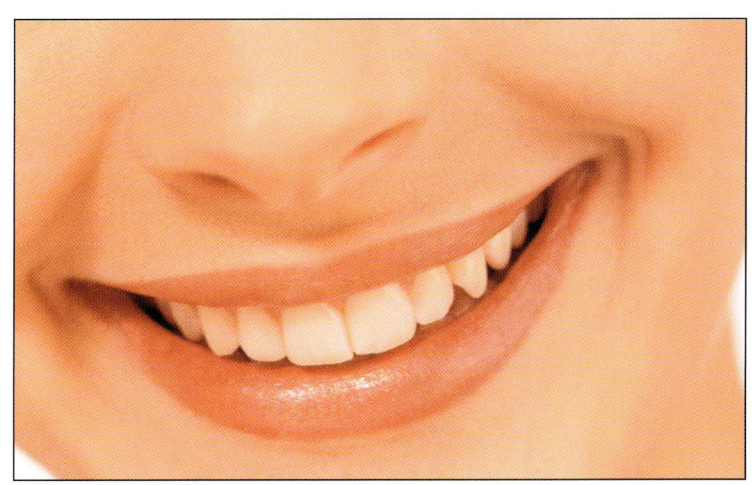

NEUER
HONOS
VERLAG

Herausgeber:

Dr. Dr. Stefan Berg, Köln

Dr. Dr. Norbert Schmitz-Koep, Köln

Autoren:

Dr. Siegfried Arhelger, Köln

Dr. Dr. Stefan Berg, Köln

E. Burghardt, Köln

Dr. Günter Eggert, Gummersbach

S. Helbing, Köln

Dr. Sabine Hessabi, Baden-Baden

Dr. Tom Meuser, Köln

Dr. Dr. Norbert Schmitz-Koep, Köln

Alle Autoren gehören dem Expertenrat von www.qualimedic.de an.

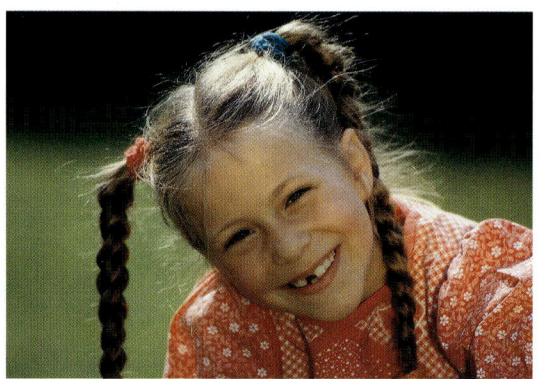

© by Neuer Honos Verlag
in der VEMAG Verlags- und Medien Aktiengesellschaft, Köln
Dieses Buch entstand mit freundlicher Unterstützung
der Qualimedic.com AG (www.qualimedic.de)
Redaktion: Das Redaktionsbüro, Köln
Covermotive: Corbis Stock Market, PhotoDisc
Abbildungen: PhotoDisc, Qualimedic.com AG
Gesamtherstellung: Neuer Honos Verlag
Alle Rechte vorbehalten

ISBN 3-8299-5548-0

Inhalt

Inhalt

Vorwort

Die Zahn- und Kieferheilkunde hat in den letzten Jahren eine rasante Entwicklung erfahren. Neue Versorgungsformen wie Implantate, das Bleichen von Zähnen oder keramische Veneers haben das Behandlungsspektrum erweitert und können die Lebensqualität der Patienten stark verbessern.

Auch die legendäre Angst vor dem Zahnarzt gehört allmählich der Vergangenheit an. Denn das Augenmerk der modernen Zahnheilkunde liegt ebenfalls in der Entwicklung und Anwendung schmerzloser Behandlungsverfahren.

In unseren Praxen für Zahnheilkunde sowie Kiefer- und Gesichtschirurgie stellten wir eine gesteigerte Nachfrage für hochwertige Behandlungsverfahren fest. Der Wunsch nach der Optimierung von Ästhetik und Funktion des eigenen Gebisses ist bei immer

mehr Patienten feststellbar. Gleichzeitig ist das Interesse für die unterschiedlichen Behandlungsmethoden und -abläufe gestiegen. Dieses Buch soll dem Patienten eine ergänzende Hilfestellung geben, damit er zusammen mit seinem behandelnden Zahnarzt die beste Therapieform auswählen kann.

Selbstverständlich steht das persönliche Beratungsgespräch weiterhin im Mittelpunkt der Patientenbetreuung – ebenso wie auch die perfekte Mundhygiene im Zentrum einer guten Zahnheilkunde steht.

Wir wünschen Ihnen viel Erfolg beim Erhalt und der Verschönerung Ihrer Zähne.

Dr. Dr. med. dent. Stefan Berg
Dr. Dr. med. dent. Norbert Schmitz-Koep

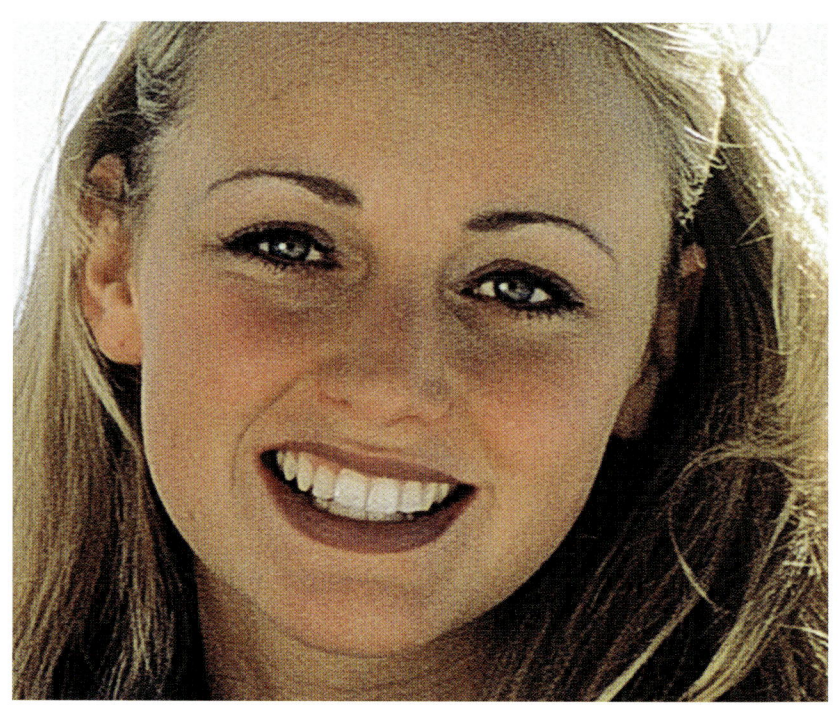

Anatomie
der Zähne

*Schneidezähne, Eckzähne und
  Backenzähne*

*Milchzähne und permanente
  Zähne*
  Das Milchgebiss
  Das bleibende Gebiss

*Zähne sind nicht nur zum Kauen da!
Neben der bloßen Kaufunktion haben
die Zähne noch andere wichtige Auf-
gaben. Sie sind unmittelbar am Sprechen beteiligt, denn sie dienen bei
bestimmten Lauten als Stütze, gegen
die sich die Zunge drückt. Außerdem
beeinflussen sie den Gesichtsaus-
druck. Dies wird deutlich, wenn Zähne verloren gehen oder wenn Unregel-
mäßigkeiten in Wachstum oder Farbe
der Zähne auftreten.*

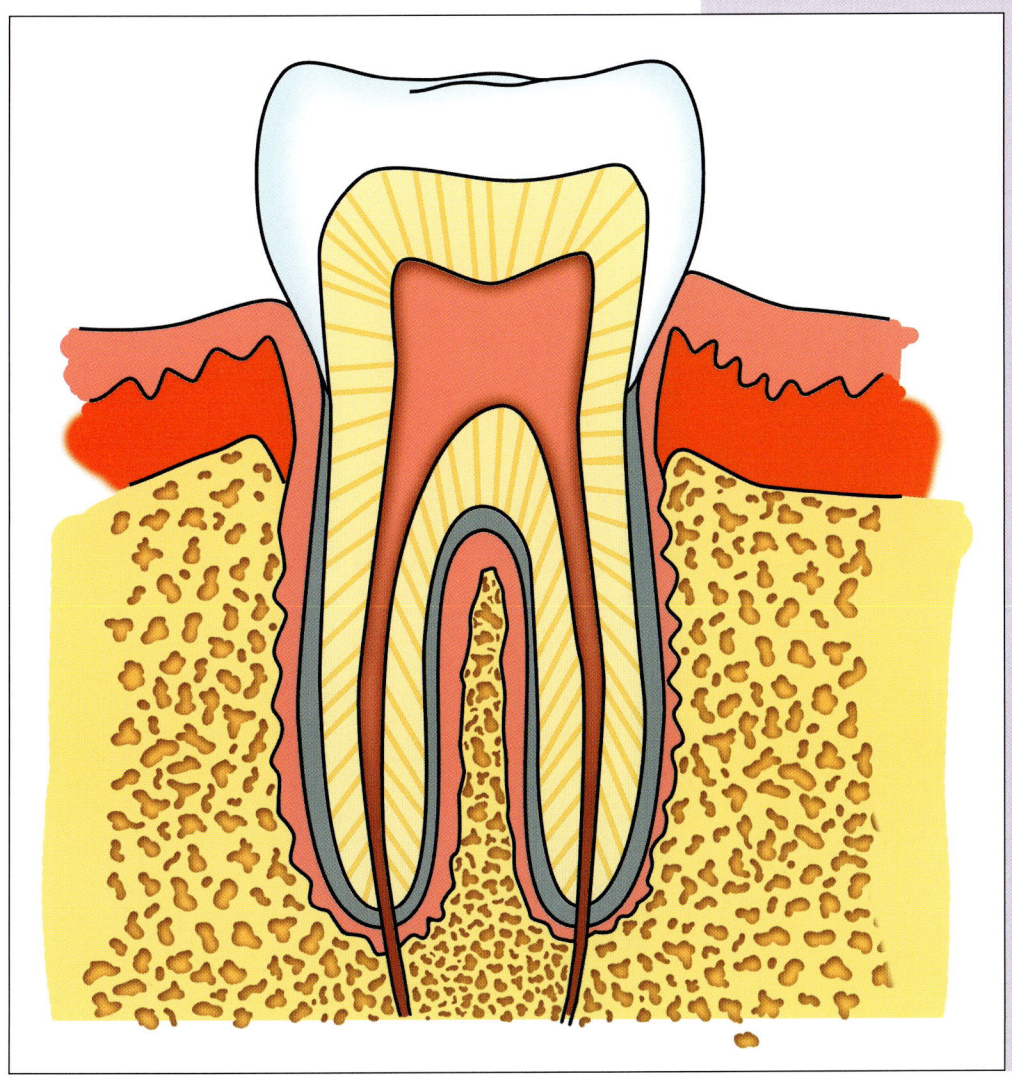

Ein Zahn besteht aus **Zahnkrone** und **Zahnwurzel.** Die Zahnkrone ist der sichtbare Teil, die Zahnwurzel liegt im Kieferknochen versteckt und endet in der Wurzelspitze. Der Zahnhals ist der Bereich, in dem sich das Zahnfleisch an den Zahn schmiegt und dort die Zahnfleischfurche bildet.

Die Zahnkrone wird vom härtesten Material des menschlichen Körpers, dem **Zahnschmelz,** umgeben. Dieser besteht aus einer kalziumhaltigen Mineralstoff-Verbindung, die auch als Apatit bezeichnet wird. Unterhalb des Schmelzes liegt das **Zahnbein,** auch **Dentin** genannt.

Das Dentin ist weicher und schmerzempfindlicher als der Zahnschmelz. Es setzt sich bis in die Zahnwurzel fort und umschließt das **Zahnmark,** auch **Pulpa** genannt. Das Zahnmark wird allgemein auch als „Nerv" bezeichnet. Es enthält den eigentlichen Zahnnerv sowie die Blutgefäße.

Die Wurzel ist von dem ebenfalls harten **Wurzelzement** umgeben.

Ein gesunder Zahn sitzt fest im Zahnfleisch. Im Bereich des Zahnhalses gibt es eine etwa 0,5 bis 2 Millimeter tiefe Furche, den so genannten Zahnfleischsaum. Ist diese tiefer als 3 Millimeter, wird sie auch **Zahnfleischtasche** genannt.

Schneidezähne, Eckzähne und Backenzähne

Im Wesentlichen unterscheidet man nach der Gestalt der Zahnkrone drei verschiedene Zahnformen: Schneidezähne, Eckzähne und Backenzähne.

Die meißelförmigen Schneidezähne liegen vorne im Kiefer und dienen dem Zerteilen der Nahrung; in jeder Kieferhälfte gibt es zwei Schneidezähne. Seitlich schließt sich jeweils ein Eckzahn mit einer einzelnen Spitze an. Hinter diesen liegen die Backenzähne, bei denen man nochmals zwischen zwei zweihöckerigen Vorbackenzähnen und

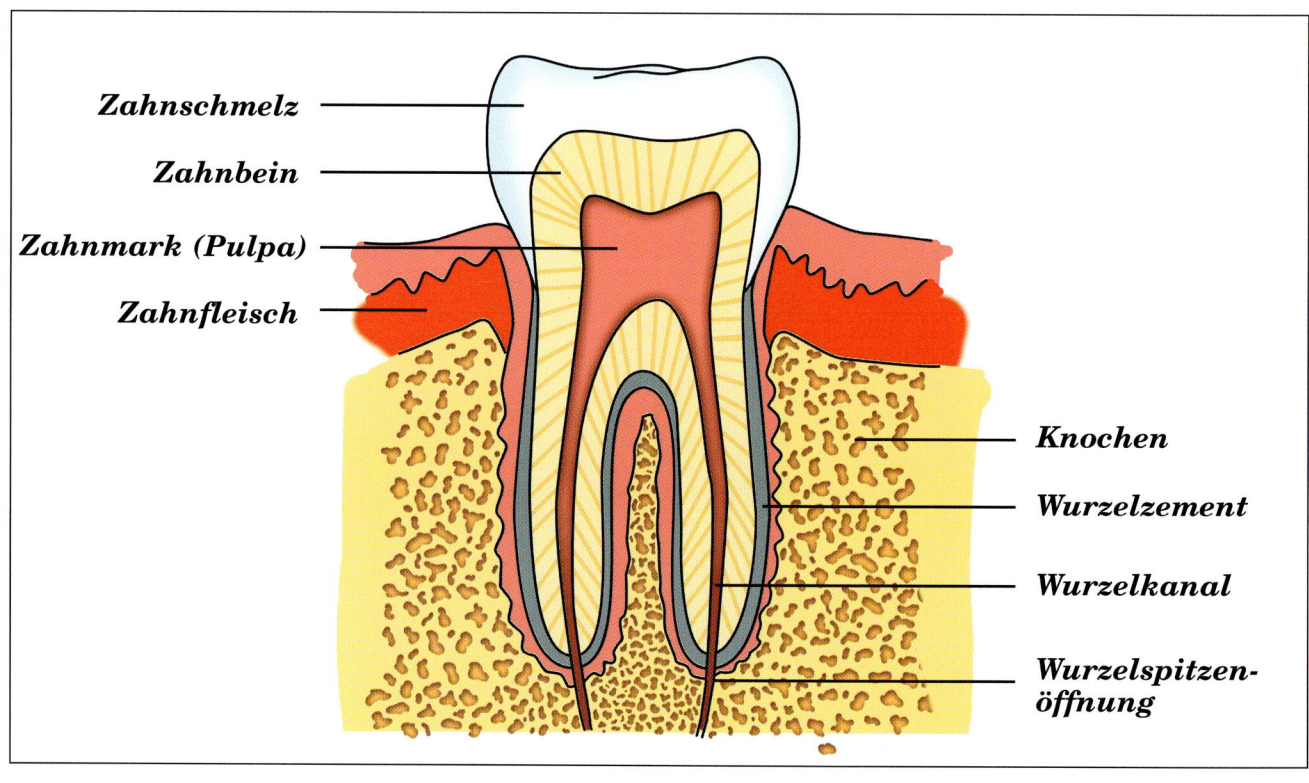

Zahnschmelz

Zahnbein

Zahnmark (Pulpa)

Zahnfleisch

Knochen

Wurzelzement

Wurzelkanal

Wurzelspitzenöffnung

Abb. 1.1: Der Aufbau eines Zahns

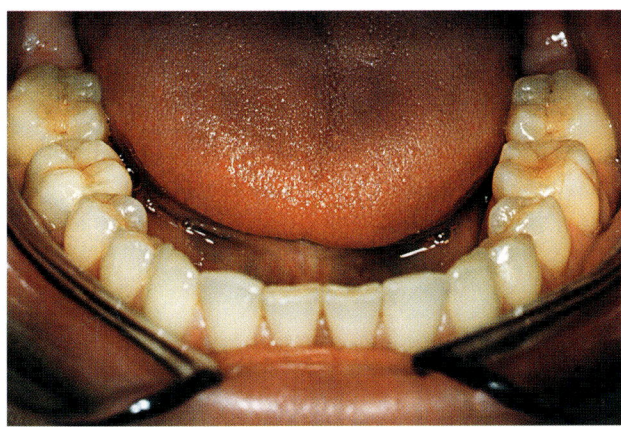

Abb. 1.2: Von der Mitte nach außen: Schneidezähne, Eckzähne, kleine und große Backenzähne

drei eigentlichen Backenzähnen (Molaren) mit jeweils vier Höckern unterscheiden kann. Die Form der Backenzähne eignet sich gut zum Zerkleinern und Zermahlen der Nahrung. Im Allgemeinen wird die Nahrung zunächst von den Schneidezähnen in kleinere Stücke geteilt, dann von den Eckzähnen weiter zerkleinert und schließlich von den Backenzähnen zu einem verdaulichen Brei zerkaut.

Die Evolution der menschlichen Zähne ist noch nicht beendet. Nach Ansicht der Experten werden die dritten Backenzähne, auch als Weisheitszähne bezeichnet, eines Tages verschwinden, weil der menschliche Kiefer weiterhin kleiner wird und weil diese Zähne zum Kauen der immer stärker verfeinerten modernen Lebensmittel nicht mehr gebraucht werden.

Milchzähne und permanente Zähne

Beim Menschen bildet sich für die erste Zeit der Kieferentwicklung ein Gebiss aus 20 so genannten Milchzähnen. Wenn der Kiefer weiter heranreift, tritt das Gebiss aus den 32 größeren permanenten (bleibenden) Zäh-

nen an die Stelle der Milchzähne. Der Kiefer wächst und die Wurzeln der Milchzähne rücken auseinander, so dass zwischen ihnen Platz für die Entwicklung der permanenten Zähne geschaffen wird. Durch den Druck der bleibenden Zähne resorbiert das Kiefergewebe schließlich die Wurzeln der Milchzähne, so dass nur noch die Kronen übrig bleiben, die sich dann lockern und herausfallen. Ein bleibender Zahn kann durchbrechen.

Das sollten Sie wissen

Sind alle Milchzähne vorhanden, liegen die Anlagen für die bleibenden Zähne schon im Kieferknochen! Daher sollte man von Anfang an auf ein gesundes Milchgebiss achten!

Das Milchgebiss

Das Milchgebiss besteht wie bereits erwähnt aus 20 Zähnen, den so genannten **Milchzähnen**. Auch sie haben unterschiedliche Zahnformen, so gibt es:

- vier Schneidezähne im Oberkiefer (51, 52, 61, 62),
- vier Schneidezähne im Unterkiefer (71, 72, 81, 82),
- zwei Eckzähne im Oberkiefer (53, 63),
- zwei Eckzähne im Unterkiefer (73, 83),
- vier Mahlzähne im Oberkiefer (54, 55, 64, 65),
- vier Mahlzähne im Unterkiefer (74, 75, 84, 85).

Die Zahnärzte haben jedem Zahn des Milchgebisses eine spezifische Nummer zugeordnet:

- Die Zähne im rechten Oberkiefer tragen die Nummern 51 bis 55.

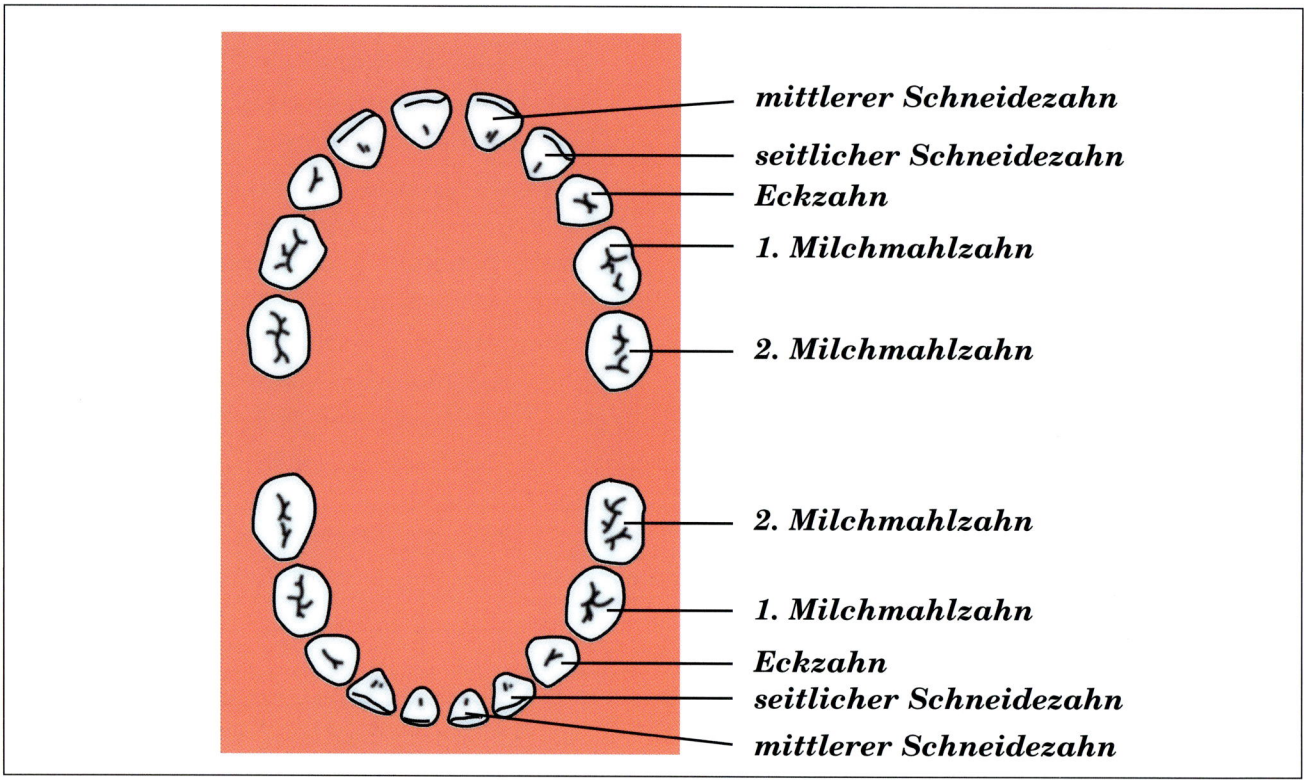

Abb. 1.3: Das Milchzahngebiss

- Die Zähne im linken Oberkiefer tragen die Nummern 61 bis 65.
- Die Zähne im linken Unterkiefer tragen die Nummern 71 bis 75.
- Die Zähne im rechten Unterkiefer tragen die Nummern 81 bis 85.

Wann brechen die Milchzähne durch?

Der erste Zahn erscheint meist im 6. Lebensmonat. Auf diese Weise entstehen keine Verletzungen der mütterlichen Brustwarze beim Stillen. Es gibt aber auch Ausnahmen – wundern Sie sich nicht, wenn Ihr Kind zum Beispiel schon mit einem Zähnchen auf die Welt kommt! Doch keine Ausnahme ohne Regel, denn im Normalfall kann man davon ausgehen, dass die Zähne im folgenden Alter durchbrechen, bis Sie in einem Alter von etwa 2 ½ Jahren vollständig vorhanden sind.

Die Zahnfee

Kennen Sie auch den guten alten Brauch mit der Zahnfee? Nein? Dieser erfreute sich vor allem bei unseren Eltern und Großeltern großer Beliebtheit, lebt aber heute erfreulicherweise wieder auf. Fiel einem Kind der erste Zahn aus, steckte es sich diesen früher unter das Kopfkissen. Über Nacht kam dann die Zahnfee, holte sich den Zahn und hinterließ als Ersatz ein kleines Geschenk, meist ein 50-Pfennig-Stück o. Ä. In einigen Familien kam die Zahnfee sogar bei jedem ausgefallenen Milchzahn – natürlich nur, wenn die Zähne vorher gut gepflegt und die Kinder brav gewesen waren! Wäre das nicht auch ein netter Brauch für Ihre Familie?

- Eckzähne: 12.–16. Lebensmonat
- vordere Mahlzähne: 15.–20. Lebensmonat

12 - Schneidezähne: 6.–8. Lebensmonat

- hintere Mahlzähne: 20.–40. Lebensmonat

Das bleibende Gebiss

Das bleibende Gebiss hat einschließlich der Weisheitszähne 32 Zähne.

Es besteht im Unter- und Oberkiefer aus
- acht Schneidezähnen (11, 12, 21, 22, 31, 32, 41, 42),
- vier Eckzähnen (13, 23, 33, 43),
- acht Backenzähnen (14, 15, 24, 25, 34, 35, 44, 45),
- acht Mahlzähnen (16, 17, 26, 27, 36, 37, 46, 47) und
- vier Weisheitszähnen (18, 28, 38, 48).

Jeder einzelne Zahn hat eine andere Nummer. Zusätzlich haben alle Zähne noch eine Ziffer:

- das Zahnviertel im rechten Oberkiefer die 1,

- das Zahnviertel im linken Oberkiefer die 2,
- das Zahnviertel im linken Unterkiefer die 3 und
- das Zahnviertel im rechten Unterkiefer die 4.

Wann brechen die bleibenden Zähne durch?

Auch hier gibt es natürlich Ausnahmen, aber im Durchschnitt geht man von den folgenden Lebensjahren aus:

- mittlere Schneidezähne: 6.–8. Lebensjahr
- seitliche Schneidezähne: 7.–9. Lebensjahr
- Eckzähne: 9.–12. Lebensjahr
- vordere Mahlzähne: 10.–11. Lebensjahr
- hintere Mahlzähne: 11.–12. Lebensjahr
- vordere Backenzähne: 8.–12. Lebensjahr
- hintere Backenzähne: 11.–13. Lebensjahr
- Weisheitszähne: 17.–21. Lebensjahr

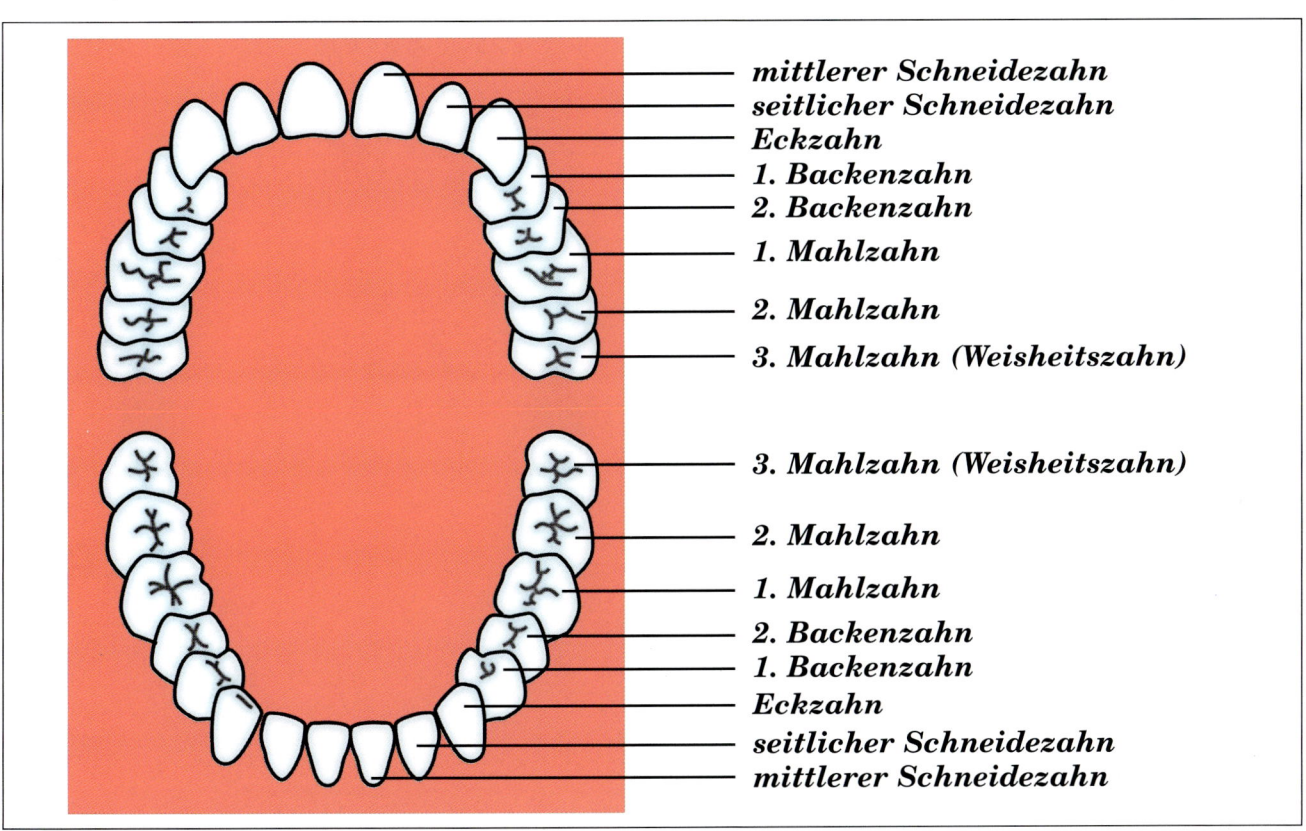

mittlerer Schneidezahn
seitlicher Schneidezahn
Eckzahn
1. Backenzahn
2. Backenzahn
1. Mahlzahn
2. Mahlzahn
3. Mahlzahn (Weisheitszahn)

3. Mahlzahn (Weisheitszahn)
2. Mahlzahn
1. Mahlzahn
2. Backenzahn
1. Backenzahn
Eckzahn
seitlicher Schneidezahn
mittlerer Schneidezahn

Abb. 1.4: Das permanente Gebiss

Vorbeugen ist besser als Bohren

Unumgänglich für die Gesundheit Ihrer Zähne ist eine regelmäßige Zahnpflege. Auch die aufwändigste Zahnbehandlung und die qualifiziertesten Zahnärzte und Zahntechniker werden zumindest langfristig scheitern, Ihnen ein gutes Aussehen und eine gute Kaufunktion zu erhalten, wenn nicht Ihr persönliches Engagement vorhanden ist, Ihre Zähne zu pflegen und auf einer partnerschaftlichen Ebene mit dem Zahnarzt und seiner Zahnhygienikerin zusammenzuarbeiten.

von
E. Burghardt, Köln (ZMF)

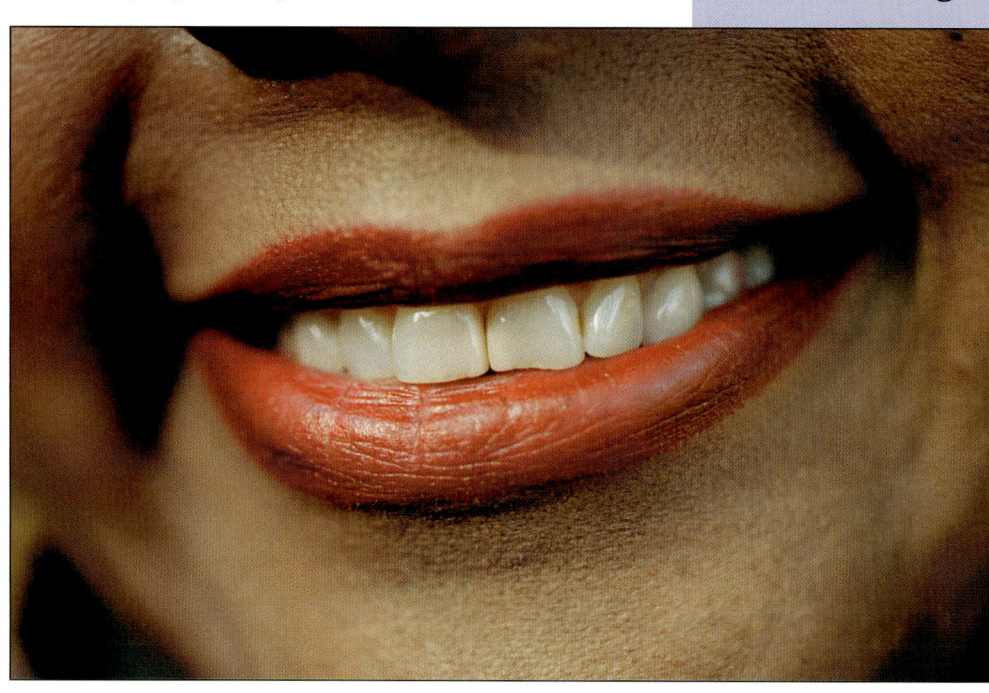

Die allgemeine Mundhygiene

Für die Zahnpflege stehen Ihnen heutzutage zahlreiche Hilfsmittel zur Verfügung, über die wir in diesem Kapitel einen Überblick geben möchten. Doch kommt es nicht nur auf die richtige Zahnbürste an – noch wichtiger ist die Putztechnik, auf die wir hier ebenfalls ausführlich eingehen werden. Dabei ist es nicht möglich, für alle eine einheitliche Zahnpflegeanweisung zu geben, denn

- die Gebisssituation kann individuell recht unterschiedlich sein und entsprechende Hilfsmittel erfordern
- und die manuellen Fähigkeiten des Einzelnen können sich, z. B. bei Kindern, Behinderten oder Pflegefällen, deutlich von denen gesunder Erwachsener unterscheiden.

Sie können sich auch von Ihrem Zahnarzt oder entsprechend geschultem Personal, so z. B. der Zahnmedizinischen Fachhelferin (ZMF) oder dem *Dental Hygienist Personal*, in die für Sie geeignete Pflegemethode einweisen lassen oder sich mit diesem Kapitel gewissenhaft beschäftigen. Wichtig ist jedoch, dass es für Sie zur Selbstverständlichkeit wird, Ihre Zähne sorgfältig und regelmäßig zu pflegen.

Die neun goldenen Zahnputzregeln

- Putzen Sie Ihre Zähne regelmäßig, am besten 3 x, mindestens aber 2 x täglich.

- Putzen Sie Ihre Zähne jeweils 3 Minuten lang.

- Reinigen Sie mit mäßigem Anpressdruck der Zahnbürste. Nicht der feste Druck fördert die Reinigung, sondern Putztechnik und -dauer.

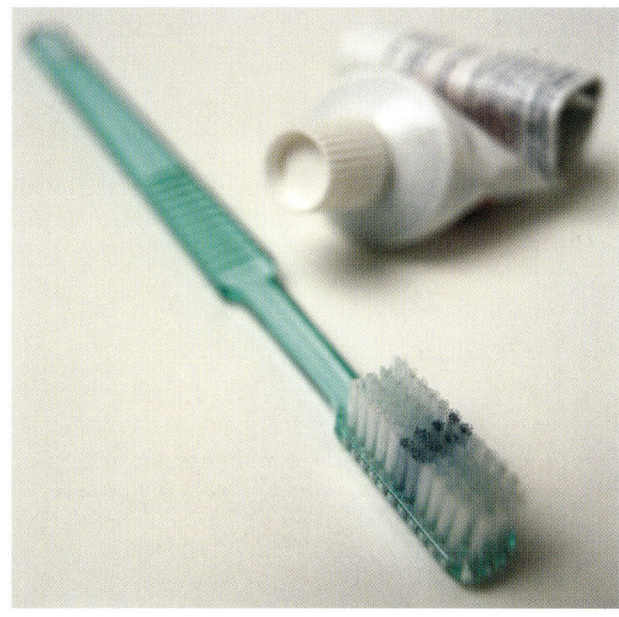

Abb. 2.1: Richtige Zahnpflege ist für gesunde Zähne das A und O.

- Reinigen Sie Ihre Zähne morgens **nach** dem Frühstück. Das Putzen vor dem Frühstück gibt Ihnen zwar ein frisches Mundgefühl, hat aber keinen langen Reinigungseffekt. Während des Frühstücks setzen sich zahlreiche Nahrungsreste auf den Zähnen und in den Zahnzwischenräumen ab. Verbleiben diese länger als zehn Minuten nach dem Essen auf den Zähnen, wird Karies stark begünstigt.

- Putzen Sie Ihre Zähne abends **nach** dem letzten Essen. **Verzichten Sie anschließend** auf Betthupferl, Milch, gesüßte Getränke und Obstsäfte. Auch wenn diese Getränke noch so verlockend erscheinen, sie schaden ihren Zähnen und denen Ihrer Kinder. Wasser und ungesüßten Kräutertee dagegen können Sie ohne schlechtes Gewissen trinken.

- Naschen Sie nicht über den ganzen Tag verteilt. Dies führt zu einer permanenten Säurebelastung ihrer Zahnflächen. Genießen Sie lieber einmal täglich eine größere Portion Süßes und putzen Sie danach Ihre Zähne.

Vorbeugen ist besser als Bohren

- Gönnen Sie sich alle 6–8 Wochen eine neue Zahnbürste – und nach jedem grippalen Infekt.

- Verwenden Sie fluoridhaltige Zahnpaste. Bei Kindern sollte der Fluoridgehalt geringer sein als bei Erwachsenen.

- Reinigen Sie eventuell vorhandenen herausnehmbaren und festsitzenden Zahnersatz oder kieferorthopädische Geräte in dafür vorgesehener Art und Weise. Näheres dazu finden Sie weiter unten.

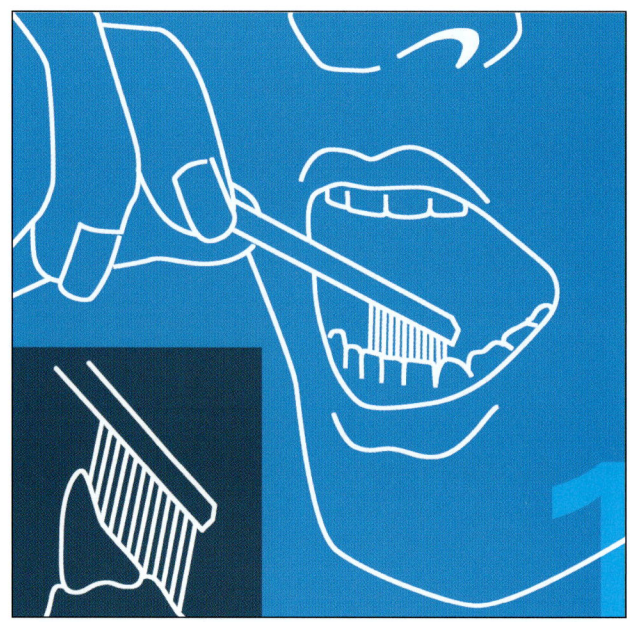

Die Zahnputztechnik

Für die meisten Menschen, das heißt gesunde Erwachsene und Kinder mit schon entsprechend ausgebildetem manuellem Geschick, wird die so genannte kombinierte Roll- und Auswischtechnik empfohlen. Zwar ist sie ist etwas schwierig zu erlernen, reinigt aber besonders effektiv, daher wollen wir sie hier ausführlich beschreiben. Setzen Sie den Bürstenkopf im Winkel von ca. 45° zur Zahnachse halb auf Zahn und Zahnfleischsaum an. Die Borstenenden reichen jetzt minimal unter die Zahnfleischgrenze. Drücken Sie die Bürste leicht an (Anpressdruck von ca. 200 g) und führen Sie kleinste Kreisbewegungen auf der Stelle aus. Damit lösen Sie lose und bereits verklebte Speisereste auf Zahnoberfläche und Zahnfleisch. Nach 3–4 Kreisbewegungen ziehen Sie den Bürstenkopf unter Zahnkontakt durch eine ausrollende Bewegung aus dem Handgelenk zur Zahnoberkante weg. Mit dieser ausstrei-

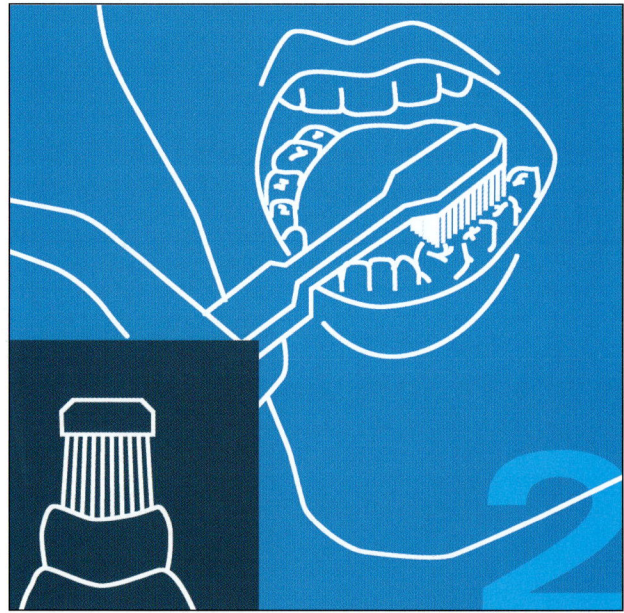

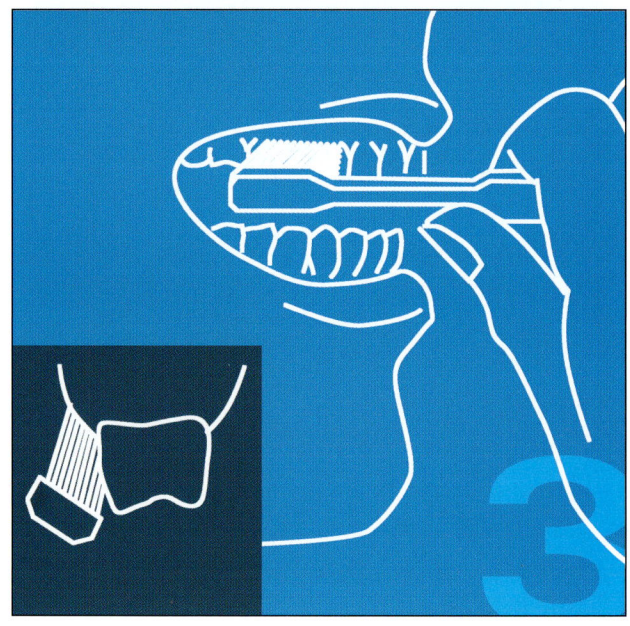

Abb. 2.2–2.7: So setzen Sie die Zahnbürste im Oberkiefer an (Nr. 3, 4 und 6); für den Unterkiefer sehen Sie die Technik in Nr. 1, 2 und 5.

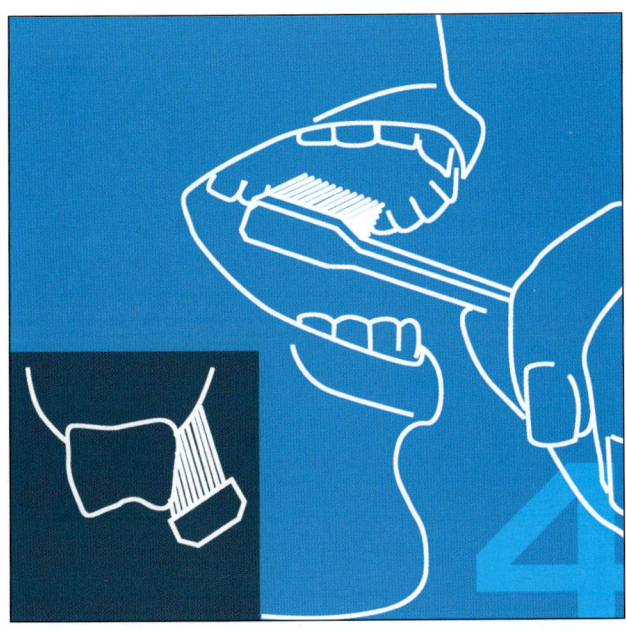

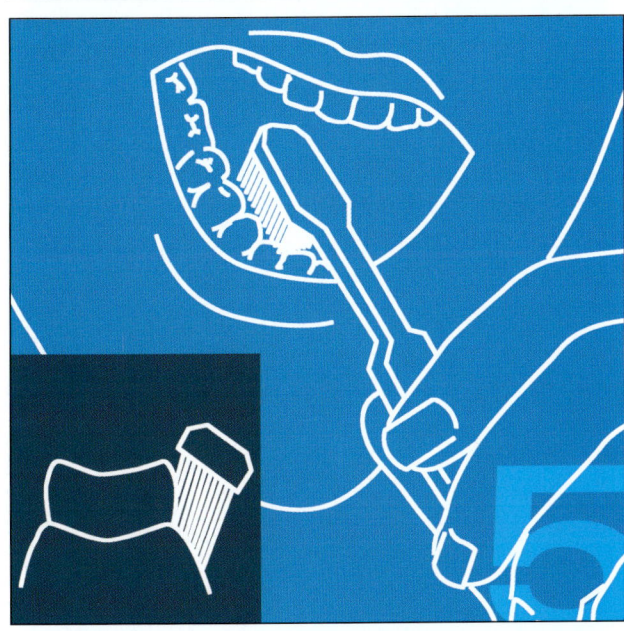

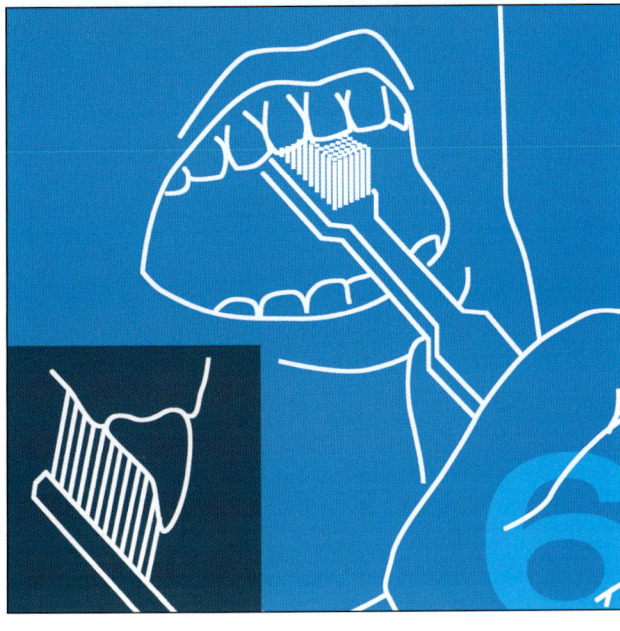

chenden Bewegung wird der zuvor gelöste Belag (Plaque) endgültig entfernt. Setzen Sie die Bürste nun erneut auf dem Zahnfleischrand an und wischen zur Zahnkrone hin aus. Wiederholen Sie diese Auswischbewegung in einem Bereich von 2–3 Zähnen 5–6 Mal. Reinigen Sie so Abschnitt für Abschnitt. Ein systematisches Vorgehen erleichtert Ihnen die Arbeit und Sie sind sicher, keine Bereiche zu vergessen.

Wenn Sie beispielsweise links oben außen am letzten Zahn beginnen, arbeiten Sie sich langsam nach rechts hinten außen zum letzten Zahn vor. Wechseln Sie auf die rechte Zahninnenseite und setzen Sie auch hier den Bürstenkopf parallel zur Zahnreihe im Winkel von ca. 45° an. Wiederhohlen Sie die gleichen Bewegungen, wobei die Innenseite im Bereich Eckzahn zu Eckzahn mit senkrecht angesetztem Bürstenkopf geputzt werden sollte. Dies ermöglicht auch bei engem Kiefer eine gründliche Reinigung. Halten Sie den Bürstengriff möglichst senkrecht, dies schont Ihren Badezimmerspiegel. Links am Ausgangspunkt angekommen, reinigen Sie zum Schluss die Kauflächen der Seiten- und Backenzähne mit kleinen, kreisenden Bewegungen.

Verfahren Sie im Unterkiefer ebenso.

Zugegeben, es hört sich kompliziert an, ist aber durchaus zu meistern. Am Anfang wird das Zähneputzen sicherlich etwas mühsam sein, auch Ihr Handgelenk werden Sie spüren. Aber herrlich saubere und glatte Zähne werden der Dank sein. Nehmen Sie die berühmten drei Minuten Zahnputzdauer anfangs nicht als Maßstab, es wird deutlich länger dauern. Putzen Sie alles systematisch durch und freuen Sie sich, wenn die neue Technik funktioniert. Kehren Sie nicht aus Frust zu alten, unzureichenden Putzgewohnheiten zurück. Nur Übung macht den Meister – und Sie werden sehen, es lohnt sich.

17

Das richtige Werkzeug

Die Geschichte der Zahnpflege ist fast so alt wie die Menschheit selbst und genauso wie diese hat sie einen enormen Wandel durchlebt und wird weltweit durch große kulturelle Unterschiede geprägt. Der zahnpflegewillige Bürger eines modernen Industriestaates sieht sich im gut sortierten Supermarkt einer verwirrenden Vielzahl von steril verpackten Zahnpflegeutensilien gegenüber – allein die Wahl der Zahnbürste kann zur Qual werden. Doch damit ist es nicht zu Ende. Das Regal erstreckt sich über mehrere Meter: Zahnpasten, Zahnseiden, Mundduschen und vieles mehr – nichts ist so einfach, wie es scheint. Darum werden wir an dieser Stelle ausführlich auf die einzelnen Hilfsmittel zur Zahnpflege eingehen.

Allgemeines zur Handzahnbürste

Beachten Sie bitte die folgenden grundsätzlichen Regeln zum Kauf und zur Pflege einer Zahnbürste:

- Verwenden Sie **Kurzkopfzahnbürsten**. Der Bürstenkopf sollte nicht länger als 2 bis 2,5 cm sein. Der kurze Kopf zwingt zu kleinen Bewegungen.

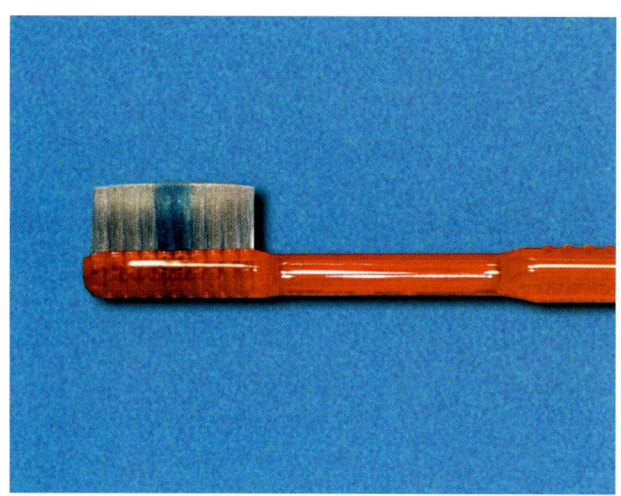

Abb. 2.8: Es kommt auch auf die richtige Zahnbürste an.

Im Wandel der Jahrhunderte

Schon in Mesopotamien legte man Wert auf frischen Atem, allerdings reinigte man die Zähne vor dem Essen. Dazu benutzte man eine Mundspülung aus Minze, Alaun, Baumrinde und Wasser. Moderner zeigten sich dagegen die Inkas: Immerhin kannten sie bereits hölzerne Zahnstocher. Das Zahnfleisch säuberten sie mit einem Balsam aus Baumrindenpulver. Für Zahnausfall machten die Inkas übrigens den Regenbogen verantwortlich! Die Azteken putzten sich die Zähne einfach mit kaltem Wasser und polierten sie anschließend mit einem Tuch auf Hochglanz. Auch sie litten unter Karies, doch füllten sie die Löcher mit einem Pulver aus Schneckenmuscheln, Meersalz und Tabak. Die Mayas schmückten ihre Zähne eher, als dass sie sie pflegten. Sie bohrten Kerben in ihre Schneidezähne und befestigten darin Halbedelsteine wie Türkise oder Jade. Als besonders hübsch galten auch sorgfältig in den Zahnschmelz gefeilte Ornamente.

- Das Borstenfeld sollte vielbündelig, **plan** abgeschnitten und die einzelnen Borsten sollten in sich abgerundet sein.

- Verwenden Sie im Regelfall Borsten von **mittlerer** Stärke.

- Abgewinkelte Bürstengriffe oder in Höhenanordnung und Felddichte unterschiedlich gebündelte und angeordnete Borsten sind für eine gründliche Zahnreinigung nicht entscheidend. In manchen Fällen (z. B. schlecht erreichbare Weisheitszähne) sind sie jedoch eine günstigere Möglichkeit der Zahnreinigung.

- Wechseln Sie Ihre Zahnbürste alle **6–8 Wochen** oder früher, wenn sich die Borsten deutlich nach außen biegen.

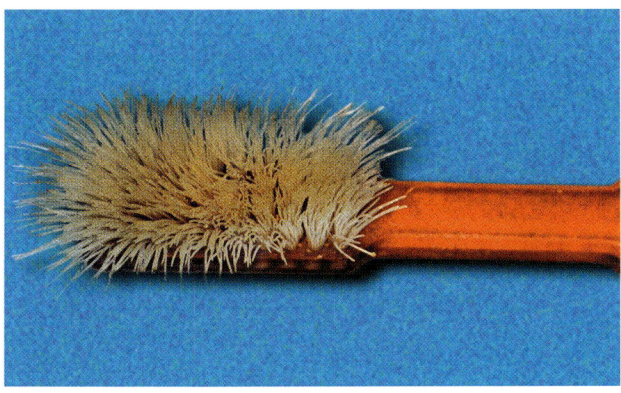

Abb. 2.9: Eine Zahnbürste, die so aussieht, muss ausgewechselt werden.

● Jeder, auch Kinder, sollte eine **eigene Zahnbürste** und einen **eigenen Mundspülbecher** besitzen, bei elektrischen Bürsten einen **eigenen Bürstenaufsatz.**

● **Verwenden Sie keine Naturborsten!** Die feinen Markkanälchen der Haare bieten ideale Schlupfmöglichkeiten für Bakterien. Diese können immer wiederkehrende Entzündungen im Mund verursachen. Außerdem spleißen die Borsten an den Schnittstellen aus und die Haare sind insgesamt zu weich, um eine ausreichende Reinigung zu erzielen.

● Reinigen Sie Ihre Bürste nach Benutzung unter fließendem Wasser und lassen Sie sie stehend, mit dem Bürstenkopf nach oben, in Ihrem Zahnputzbecher trocknen. Eine gründliche Trocknung ist wichtig, um ein feuchtes Milieu zu vermeiden, in dem Bakterien und Pilze Nährboden finden, die dann Entzündungen im Mund verursachen können. Besonders bei schon vorhandenen Erkrankungen, z. B. Erkältungen, ist eine gründliche Bürstenreinigung ratsam. Tauchen Sie die Zahnbürste in diesen Fällen ruhig nach jeder Reinigung in ein desinfizierendes Mundspülmittel und lassen die Bürste, ohne nochmaliges Abspülen mit Wasser, aufrecht stehend trocknen. Durch diese leichte Desinfektion wird die Anzahl der Bakterien im Borstenfeld deutlich eingeschränkt und somit das Risiko der erneuten Eigeninfektion heruntergefahren.

● Für Reisen oder kurzfristige Benutzung bieten sich Einmalzahnbürsten an.

Elektrische Zahnbürsten

Zahlreiche Varianten sind im Handel. Die zweckmäßigste Ausführung hat einen runden Borstenkopf und arbeitet bei Inbetriebnahme mit dreidimensionalen und oszillierenden Bewegungen. Das heißt: Der Bürstenkopf macht automatisch abwechselnde Rotationsbewegungen von rechts nach links und gleichzeitige Vor- und Rückwärtsbewegungen. Durch diesen Bewegungsmodus erreichen auch manuell eingeschränkte oder zeitlich sehr eilige Personen noch ein gutes Putzergebnis. Die Borstenköpfe sind in unterschiedlichen Härtegraden erhältlich. Verwenden Sie im Normalfall mittelharte Borsten und wechseln Sie die Bürstenaufsätze mindestens alle 6−8 Wochen.

Putztechnik: Setzen Sie die Bürste mit mäßigem Anpressdruck auf dem Übergang Zahn/Zahnfleisch z. B. am letzten Zahn oben außen an. Führen Sie die Bürste unter Zahnkontakt über die gesamte Außenfläche zum letzten Zahn der anderen Seite, wechseln Sie hier auf die Innenseite und führen Sie die Bürste unter Zahnkontakt über die gesamte Innenfläche zurück zum Anfangspunkt. Schließen Sie die Reinigung des Kiefers ab, indem Sie die Kauflächen der Backenzähne auf beiden Seiten mit leichtem Druck säubern.

Bitte beachten Sie: Auch eine elektrische Zahnbürste reinigt die Zahnzwischenräume nicht ausreichend.

Zahnbürstenbäume?

Wachsen Zahnbürsten auf Bäumen? Allzu leicht möchte man dies als Kinderfrage abtun und weise lächelnd verneinen. Und doch: Es gibt ihn, den so genannten Zahnbürstenbaum. So zumindest wird der im Orient wachsende Arrakbaum genannt. Mit dessen Wurzeln putzten sich die Leute bereits in grauer Vorzeit die Zähne – und sie tun es heute noch.

Bei stark freiliegenden Zahnhälsen sollte der Einsatz der elektrischen Zahnbürste nur nach Rücksprache mit Ihrem Zahnarzt erfolgen. Dies gilt auch für aufwändigeren Zahnersatz, denn zu hohe Kräfte können der Keramik schaden.

Kaugummi

Kaugummi entfernt lose sitzende Speisereste, jedoch **keine verklebten Zahnbeläge und ersetzt nicht die Zahnbürste.** Durch permanente Kaubewegungen wird der Speichelfluss aktiviert. Der Speichel wird angeregt und damit dünnflüssiger, der pH-Wert (Säure-Wert) steigt, somit wird die Selbstreinigung der Zahnflächen erhöht. Verwenden Sie nur zuckerfreien Kaugummi. Zuckerhaltige Sorten sind wegen der lang anhaltenden Zuckereinwirkung während des Kauens kariesfördernd. Zuckerfrei bedeutet nach dem deutschen Lebensmittelgesetz aber nicht frei von Fruktose oder Glukose. Auch diese Stoffe wirken kariesfördernd (kariogen). Zuckeraustauschstoffe wie Sorbit sind ebenfalls nicht ratsam. Sie entmineralisieren den Zahnschmelz ebenso wie Zucker, nur deutlich langsamer. Ein empfehlenswerter Zuckeraustauschstoff ist Xylit. Er hat keinerlei Nachteile für den Zahnschmelz. Ein guter Anhaltspunkt für zahnfreundliche Kaugummis oder Süßigkeiten ist das Emblem des roten Zahnmännchens auf den Verpackungen. Inzwischen sind auch prothesenfreundliche Kaugummis im Handel. Sie haften nicht mehr am Zahnersatz. Auch Kaugummis mit Zusatz von Baking Soda (Bicarbonat) erhöhen den pH-Wert des Speichels und sind empfehlenswert.

Mundduschen

Mundduschen ermöglichen die Entfernung grober Speisereste aus den Zahnzwischenräumen, von den Zahnflächen, unter festsitzendem Zahnersatz, unter kieferorthopädischen Apparaturen und unter Schienungen. Doch bei allem persönlichen Komfort und Wohlgefühl, die Sie von einer Munddusche erwarten können, sollten Sie sich immer darüber bewusst sein, dass sie keinerlei bereits verklebte oder harte Plaque entfernt. Der bakterielle Zahnbelag, der für Karies und Parodontose verantwortlich ist, bleibt somit auf den Zähnen – egal wie lange Sie duschen. Daher gilt die Regel, dass eine Munddusche durchaus sinnvoll sein kann, die Zahnbürste aber auf keinen Fall ersetzen darf. Im Handel sind diverse Modelle vertreten. Ob Sie sich für ein Gerät mit direktem Wasseranschluss entscheiden oder eine Variante mit Elektromotor und Wasserpumpe bevorzugen, spielt keine Rolle, wichtig ist die richtige Handhabung. Halten Sie den Wasserstrahl nicht schräg gegen den Zahnfleischansatz. Mit dieser Strahlführung transportieren Sie vorhandene Beläge in die Zahnfleischtaschen und fördern Entzündungen. Halten Sie den Wasserstrahl waagerecht zur Zahnkrone und in den Zwischenraum. Auf diese Art werden Speisereste weggespült. Mehrstrahlige Düsen dienen der Zahnfleischmassage und sollten entsprechend ausladend auf dem Zahnfleisch bewegt werden. Einstrahlige Düsen entfernen gezielt grobe Speisereste aus Furchen und Nischen. Stellen Sie den Wasserstrahl nicht zu hart ein. Eine mittlere Stärke hat sich als sinnvoll erwiesen. Wenn Sie sich für den Gebrauch einer Munddusche entscheiden, verwenden Sie diese regelmäßig. Die Struktur des Zahnfleisches passt sich der dauernden Massage an und würde durch unregelmäßigen Gebrauch irritiert, was zu kleineren Blutungen beim erneuten Einsatz führen kann. **Füllen Sie keine konzentrierte Mundspüllösung in den Wassertank. Die Gummidichtungen sind für solche Zusätze nicht geeignet und werden porös.**

Mundspülungen

Man unterscheidet Mundspüllösungen in medizinisch wirkungsvolle und kosmetische, für frischen Atem oder guten Geschmack. Die medizinischen Lösungen werden von Ihrem Zahnarzt verordnet oder von Ihrem Apotheker empfohlen. Sie können der Fluoridierung dienen, wirken gegen Zahnfleischentzündungen, Bakterien oder Pilze und sind in ihren Wirkstoffen deutlich von normalem Mundwasser zu unterscheiden. Der medizinische Nutzen ist hier sichergestellt. Einige Mittel sind verschreibungs- oder apothekenpflichtig. Ob chemisch hergestellt oder auf Pflanzenbasis – verwenden Sie diese Mittel möglichst nur nach vorheriger Absprache mit Ihrem Zahnarzt. Gängige, in Supermärkten und Drogerien käufliche Mundwässer dienen oft nur kosmetischen Zwecken. Sie bewirken kurzfristig guten Atem und ein frisches Mundgefühl. Medizinisch nützlich sind sie in den meisten Fällen nicht. Fluoridlösungen wenden Sie bitte grundsätzlich nach Anweisung Ihres Arztes an. Je nach Alter oder Krankheitsbild sind unterschiedlich starke Dosierungen und Anwendungsarten notwendig. Spülungen zur Anlösung von Zahnbelag (Plaque) vor dem Zähneputzen oder zur Vorbeugung gegen

dessen Neubildung nach dem Putzen sind frei im Handel und können auf ihre Wirkung individuell getestet werden. Sie sind in aller Regel jedoch überflüssig.

Zahnfleisch-Stimulator

Hierbei handelt es sich um kegelförmige Gummi- oder Plastikspitzen, die an speziellen Haltern oder zusätzlich an Zahnbürsten angebracht sind. Sie dienen der Zahnfleischmassage, weniger der Reinigung der Zahnzwischenräume. Anwendung finden Sie bei großen Zwischenräumen, z. B. bei deutlichem Zahnfleischrückzug, oder zur Neumodellierung des Zahnfleischansatzes nach chirurgischen Maßnahmen. Vor Anwendung eines solchen Hilfsmittels fragen Sie Ihren Zahnarzt, ob ein solches Instrument für Sie sinnvoll ist.

Zahnpaste

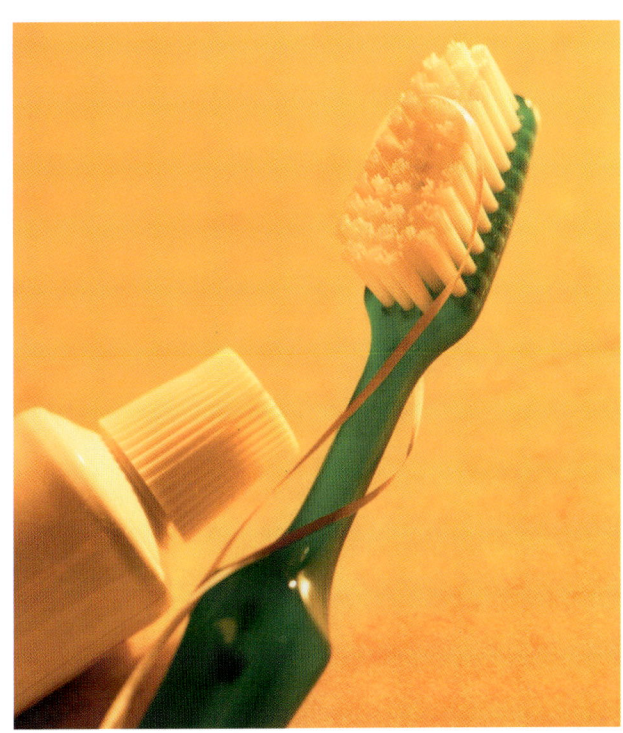

Abb. 2.10: Die Auswahl an Zahnpasten ist enorm.

Zahnpasten bewirken mehr als nur frischen Geschmack. Ihre Anwendung steigert den Reinigungseffekt der Zahnbürste deutlich. Durch zahlreiche unterschiedliche Wirkstoffkombinationen und Substanzzusammensetzungen werden verschiedene Wirkungen erreicht.

Die Hauptinhaltsstoffe von Zahnpasten sind:

- Aromastoffe (Geschmacksbildner) und Bindemittel (geben der Paste Festigkeit),
- Feuchthaltemittel (verhindern das Austrocknen der Paste), Seifenstoffe (bewirken das Schäumen der Paste) und Putzkörper (bewirken durch unterschiedliche Körnung den Abrieb der Paste),
- Konservierungsmittel (gewährleisten lange Haltbarkeit) und Farbstoffe (farbliche Abweichungen),
- Wasser (für Konsistenz) und Wirkstoffe (z. B. Fluoride, Vitamine, Kräuter).

Im Handel sind die unterschiedlichsten Zahnreinigungsmittel. Ob Liquid, Paste, Gel, Pulver oder Salz – alle verstärken Ihre Putzbemühungen.

Fluoridhaltige Zahnpaste: Diese Pasten enthalten organische Fluoride (Aminfluoride) und anorganische Fluoride (Natriumfluorid oder Natriummonofluorphosphat). Aminfluoride sind zu bevorzugen, da ihre Wirkung deutlich schneller (bereits nach 2 Minuten Einwirkzeit) eintritt als bei anorganischen Fluoriden. Die Fluoridart muss auf der Verpackung ausgewiesen sein. Sie dienen der Kariesvorbeugung und werden mit großem Erfolg seit vielen Jahren eingesetzt. Der Zahnschmelz wird durch regelmäßige Anwendung widerstandsfähiger gegen Säureeinwirkungen aus der Nahrung, bereits geschädigter Schmelz kann im Anfangsstadium remineralisiert werden, Zahnhalsempfindlichkeiten können reduziert werden.

Zahnpasten gegen Zahnfleischentzündungen: Diese Mittel enthalten Wirkstoffe, die antibakteriell, zusammenziehend, Schmerz lindernd, heilend, Gewebe festigend, entzündungshemmend und Immunsystem stärkend wirken sollen. Zu ihnen gehören z. B. Pflanzenextrakte wie Kamille, Salbei, Myrrhe und Echinacea, Vitaminzusätze wie Vitamin A, Aluminiumsalze zur Blutstillung und Chlorhexidin als antibakteriellen Wirkstoff sowie unterschiedliche Phosphate zur Reduzierung der Zahnsteinbildung. Sie haben jedoch nur unterstützende Wirkung, wesentlich ist die Entfernung harter und weicher Beläge bei der professionellen Zahnreinigung.

Kinderzahnpasten: Diese Zahnpasten sind den kindlichen Bedürfnissen sehr gut angepasst. Der Geschmack ist mild und erinnert oft an Erdbeeren oder Orangen. Die

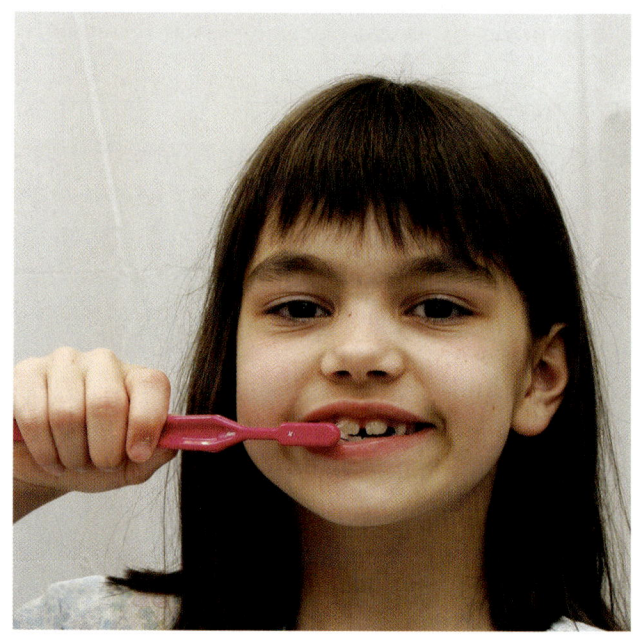

Abb. 2.11: Kinder müssen erst lernen, sich die Zähne regelmäßig zu putzen.

Süße der Paste wird durch künstliche Süßstoffe erzielt. Bevorzugen Sie Mittel mit Xylit-Zusatz als Süßungsmittel. Leider wird auch heute noch Zucker oder Fruktose verwendet. Freundliches Tubendesign oder

Glitzersternchen im Gel sprechen Kinder an und motivieren zum Zähneputzen. Kinderzahnpaste sollte fluoridhaltig sein, jedoch deutlich weniger hoch konzentriert wie die Erwachsener. Der Fluoridanteil sollte 0,025 % nicht überschreiten. Achten Sie auf die Packungsangaben. Stellen Sie sicher, dass Ihr Kind keine Allergie gegen Fluoride aufweist. Wenn ja, fragen Sie Ihren Zahnarzt oder Kinderarzt nach Alternativen.

Zahnpasten gegen überempfindliche Zähne: Diese Pasten sollen möglichst schonend, d. h. ohne Substanzabrieb, die Zahnoberfläche säubern. Empfindliche Zahnbereiche entstehen durch offene Nervenkanälchen, oft an vom Schmelz entblößten Zahnhälsen, die an die Oberfläche ragen. Diese Nervenenden reagieren mehr oder weniger heftig auf heiße und kalte, süße und saure Einflüsse. Neben einem entsprechenden Essverhalten und zahnmedizinischen Maßnahmen kann die Zahnpaste solche Empfindlichkeiten zumindest reduzieren. Im Regelfall ist die Wirkung aber nicht dauerhaft. Diese Zahnpasten enthalten keine oder nur sehr wenig Schleifkörper und Wirkstoffe wie Fluoride, Kaliumnitrat oder Strontiumchlorid. Diese Substanzen verschließen die Nervkanälchen an der offenen Oberfläche und desensibilisieren so die Zahnflächen. Benutzen Sie solche Pasten zunächst nur über einen Zeitraum von 4–6 Wochen, kehren Sie dann zu normaler Zahnpaste zurück. Nur so können Sie feststellen, ob die Anwendung der Spezialpaste erfolgreich war.

Zahnsalz: Zahnsalz ist gereinigtes Meersalz und bietet eine Alternative zur Zahnpaste. Der Geschmack ist gewöhnungsbedürftig. Sie erhalten dieses Pulver mit oder ohne Fluorid. Es sind keine Seifenstoffe enthalten. Diese Substanz eignet sich gut zur Zahnpflege während homöopathischer Behandlungen und bei Allergien gegen Zahnpastazusätze.

Bleaching-Zahnpasten und Raucherzahnpasten: Diese Pasten wirken auf der Basis von Enzymen, Sauerstoff oder zahlreichen groben Schleifkörpern. Letztere erzielen zunächst einen guten Reinigungs- und Aufhellungseffekt, schaden aber bei regelmäßiger Anwendung der Zahnoberfläche. Die Schleifkörper lösen sich während des Putzvorganges nicht auf, sondern bleiben in ihrer Substanz erhalten und rauen die Schmelzoberfläche auf. Auf der rauen Oberfläche setzen sich immer zügiger neue Plaque- und Farbbeläge fest. Vorhandene freiliegende Schmelzbereiche können sich vertiefen und empfindliche Zahnhälse können noch empfindlicher werden. Enzym- oder sauerstoffhaltige Pasten sind milder in ihrer Wirkung, können jedoch zu Mundschleimhautabschilferungen führen. Um einen sichtbaren Effekt zu erreichen, sollten Sie mindestens eine Tube dieser Pasten aufbrauchen. Erwarten Sie nicht zu viel von diesen Mitteln. Die Preise sind oft extrem überzogen und die Werbeversprechen recht hoch. Ausprobieren macht aber Spaß.

Zahnpaste und Homöopathie: Während homöopathischer Behandlungen sollten Sie auf Zahnpasten mit Zusätzen von Eukalyptus, Menthol und Pfefferminze verzichten. Diese ätherischen Öle können die Wirkung homöopathischer Medikamente neutralisieren. Fragen Sie Ihren Therapeuten oder Zahnarzt nach guten Alternativen. Mentholfreie Zahnpasten unterschiedlicher Hersteller sind im Handel.

Zahnseide

Zahnseide ist ein sehr wichtiges Hilfsmittel zur Reinigung der Zahnzwischenräume. Die Technik ist zwar schwierig zu erlernen, die Anwendung ist jedoch ein großer Schritt hin zur Vermeidung von Karies in den Zahnzwischenräumen – denn hier tritt Karies am

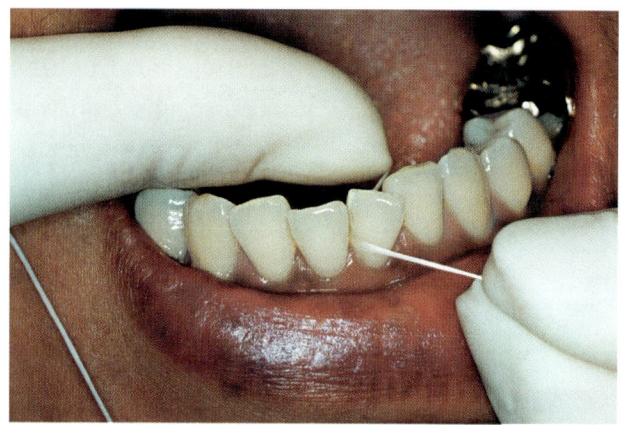

Abb. 2.12: Für eine gute Zahnpflege ist der regelmäßige Einsatz von Zahnseide unerlässlich.

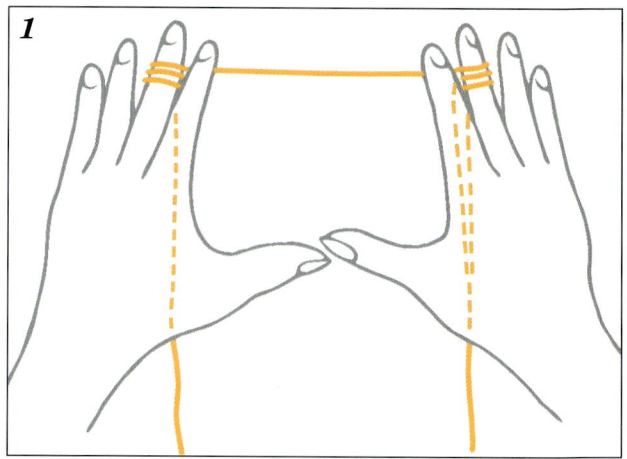

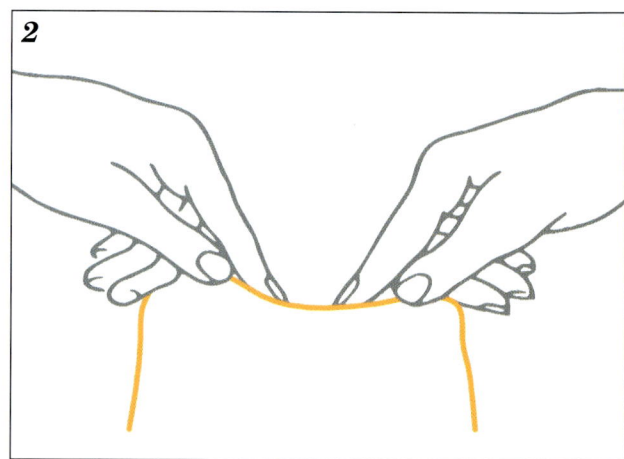

häufigsten auf. Ein Zahnseidefaden besteht in der Regel aus zahlreichen feinsten Baumwollfäden, die fest miteinander verzwirnt sind. Die einfachste Form wird auf kleinen Abreißrollen angeboten und ist gewachst oder ungewachst. Ungewachste Zahnseide hat den Vorteil, dass sie sich bei Gebrauch im Zahnzwischenraum auffasert und somit den Zahnbelag gründlich erfasst. Gewachste Seide ist glatter und kann gerade von Anfängern leichter in den Zahnzwischenraum eingeführt werden. Nachteilig sind der eventuelle Verbleib kleiner Wachspartikel im Zwischenraum und die Kompaktheit des Fadens. Er fasert sich nicht auf.

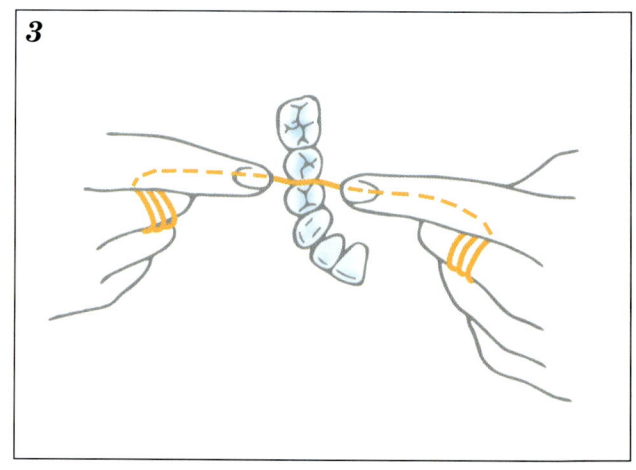

Abb. 2.13–2.19: Nr.1: Wickeln Sie die Enden der Zahnseide mehrmals um ihre Mittelfinger. Nr. 2 und 3: Führen Sie den Faden zur Reinigung des Unterkiefers über die Kuppen der Zeigefinger. Nr. 4 und 5: Für den Oberkiefer legen Sie den Faden innerhalb des Mundes über die Kuppe des Zeigefingers und außerhalb des Mundes über Ihre Daumenkuppe. Nr. 6: Legen Sie den Faden an jeder Zahnseite einzeln an, um sie zu reinigen. Nr. 7: Führen Sie den Faden nie mit Schwung in den Zahnzwischenraum, um das Zahnfleisch nicht zu verletzen.

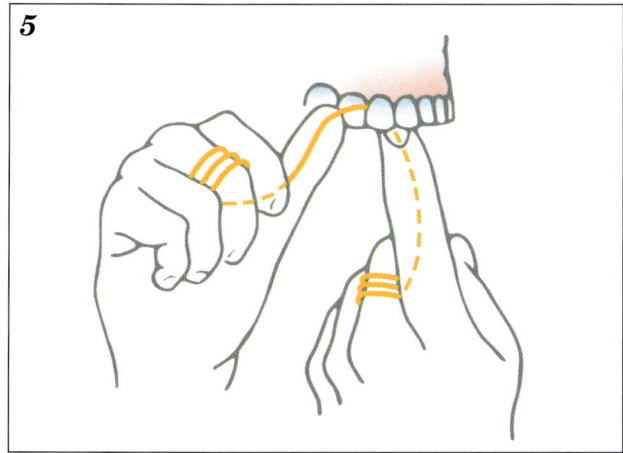

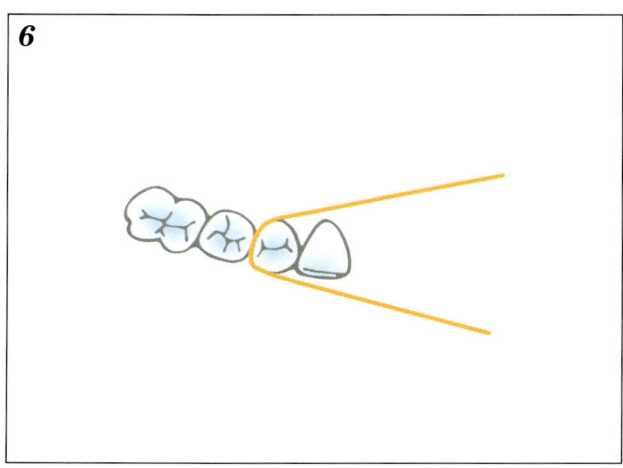

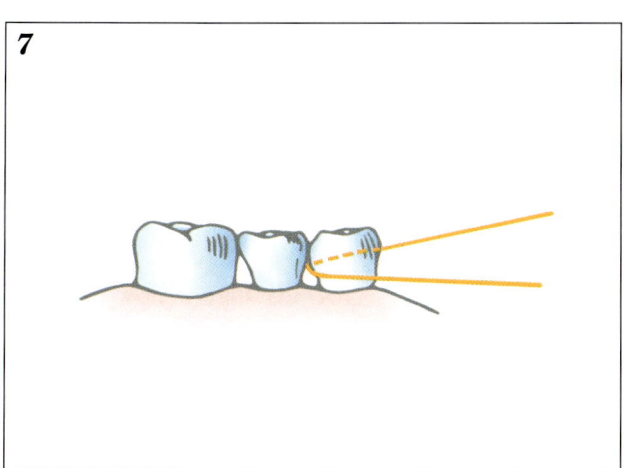

den Händen möglichst kurz (ca. 3–4 cm) ist, damit Sie kontrolliert und sicher arbeiten können. Wickeln Sie die Seide nach der Reinigung einiger Zwischenräume neu um Ihre Mittelfinger, damit eine neue Reinigungsfläche vorliegt. Fixieren Sie den Faden nicht zu fest, damit die Durchblutung Ihrer Finger nicht behindert wird. Setzen Sie den Faden im Kontaktpunkt zweier Zähne an und führen Sie ihn durch vorsichtiges Hin- und Herbewegen in den Zwischenraum ein. Legen Sie den Faden hier erst an eine Zahnseite an und reinigen Sie diese durch kleine Auf- und Abwärtsbewegungen. Ziehen Sie den Faden Richtung Kontaktpunkt und reinigen Sie ebenso die Seite des anderen Zahnes im gleichen Zwischenraum. Ziehen Sie jetzt die Seide aus dem gereinigten Bereich und wechseln Sie zum nächsten.

Vorsicht! Drücken Sie die Seide nie mit Schwung in die Zwischenräume. Das Risiko, sich Schnittverletzungen am Zahnfleisch zuzufügen, ist groß. Wechseln Sie die Seide nie im unteren Zahnfleischbereich von einer Zahnseite zur anderen. Sie können so die in den Zwischenraum hineinragende Zahnfleischspitze abschneiden.

Möchten Sie die Seide nicht an Ihren Fingern fixieren, bieten Zahnseidehalter eine gute Alternative. Sie nennen sich z. B. Floss Stik oder Floss Aid und sind im Handel erhältlich.

Anwendung: Nehmen Sie einen 30–40 cm langen Faden und fixieren Sie ihn, indem Sie seine Enden mehrmals um die Mittelfinger schlingen. Führen Sie den Faden im Unterkiefer jeweils über die Kuppen der Zeigefinger und im Oberkiefer legen Sie den Faden innerhalb des Mundes über die Kuppe des Zeigefingers und außerhalb des Mundes über Ihre Daumenkuppe. Achten Sie darauf, dass der Fadenanteil zwischen bei-

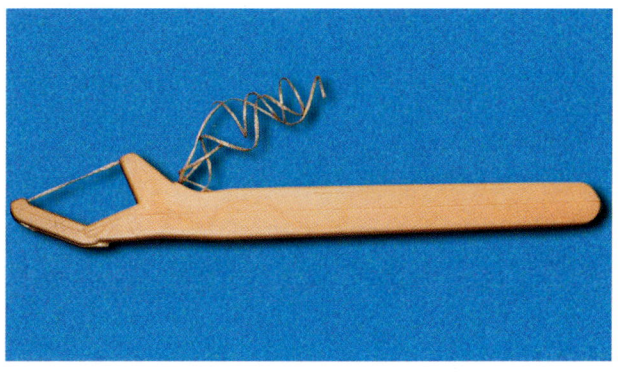

Abb. 2.20: Zahnseidehalter können die Zahnpflege erleichtern.

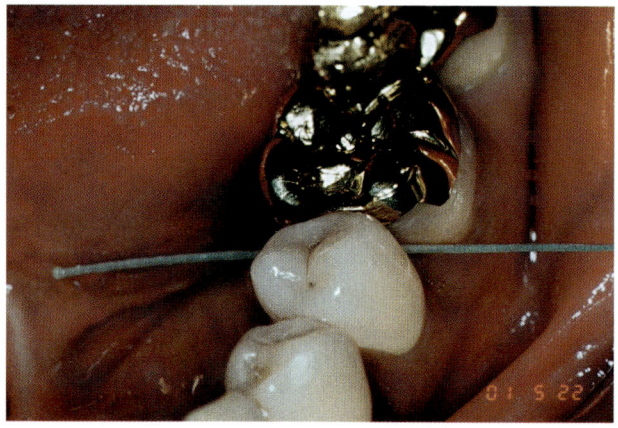 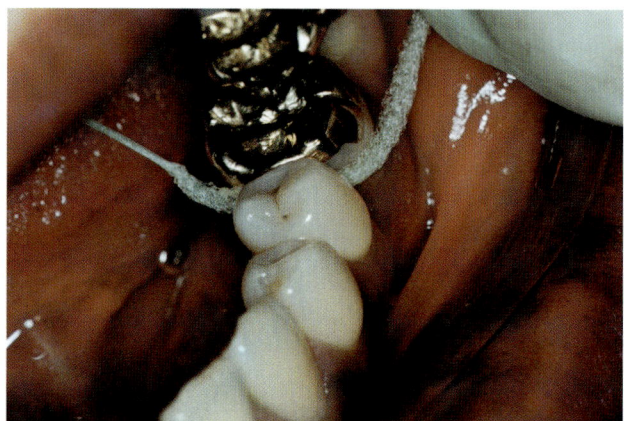

Abb. 2.21 und 2.22: Spezialzahnseiden mit aufgefaserten oder flauschigen Fadenanteilen eignen sich zur Reinigung von großen Zahnzwischenräumen oder Brückengliedern.

Zahnseide erhalten Sie auch gebrauchsfertig in Halter eingespannt oder mit verschiedenen Einfädelhilfen versehen. Diese sind besonders zur Pflege unter festsitzendem Zahnersatz wie Brücken oder sehr engen Zahnzwischenräumen praktisch. Ziehen Sie dazu das verstärkte Fadenende durch die Zwischenräume und unter den Brückengliedern durch. Spezialzahnseiden mit aufgefaserten oder flauschigen Fadenanteilen sind besonders zur Reinigung größerer Räume oder unter Brückengliedern geeignet. Zur Kariesvorbeugung bieten sich auch fluoridierte und teflonbeschichtete Seiden in Bandform an. Fragen Sie Ihren Zahnarzt, welche Form für Sie geeignet ist. Doch gleichgültig, welche Art von Zahnseide Sie anwenden, wichtig ist ihr regelmäßiger Gebrauch: 2–3 Mal wöchentlich, optimal täglich, sollten Sie alle Zahnzwischenräume auf diese Art reinigen. Nur so sind Sie sicher, bereits verklebte Speisereste gründlich zu beseitigen. Die Zahnseide wird am sinnvollsten abends nach dem Zähneputzen eingesetzt, um auch die letzten Speisereste zu entfernen. Und zum Schluss: Viel Spaß beim „Fädeln"!

Patientenfrage: *Lohnt es sich für mich, diese mühsame Fädelei zu erlernen?*

Antwort des Experten: *Das Erlernen des Umgangs mit Zahnseide ist eine der besten Investitionen in den Erhalt Ihrer Zähne. Wird dies versäumt, so sieht man oft im Alter von 20–30 Jahren, dass eine Vielzahl von Zahnzwischenräumen von Karies befallen ist. Im höheren Alter und bei Zahnersatz gibt es aber auch andere Hilfsmittel wie Zwischenraumbürsten, die einfacher zu handhaben sind.*

Zahnzwischenraumbürsten

Diese Spezialbürsten dienen der Reinigung der Zahnbereiche, die mit einer normalen Zahnbürste nicht erreichbar sind. Dies sind z. B. kieferorthopädische Schienen (Brackets), Schienungen aus parodontalen oder chirurgischen Gründen, festsitzender Zahnersatz, Implantate und die Zahnzwischenräume (Interdentalräume). Sie bieten eine gute Alternative für Menschen, denen die Handhabung von Zahnseide zu mühsam oder kompliziert ist. Die Handhabung ist leicht erlernbar und es gibt keine Ausrede mehr, warum schlecht erreichbare Mundbereiche nicht zu reinigen sind. Es sei denn, Ihre Bequemlichkeit siegt. Die Form der

Bürstchen ähnelt kleinen Pfeifenreinigern. Im Handel sind zahlreiche Varianten vertreten. Es gibt spezielle Haltegriffe aus Metall oder Kunststoff, in die kleine Bürstchen unterschiedlichster Form, Festigkeit und Größe eingeschraubt oder gesteckt werden können. Ein Bürstenansatz besteht grundsätzlich aus einem dünnen Draht, an dem kleine Kunststoffborsten befestigt sind. Bedingt durch die Zartheit des Drahtes sind die Ansätze leider sehr instabil und knicken leicht ab. Ob Sie sich für halterlose Bürsten oder sonstige Varianten entscheiden, ist Geschmacksache, wichtig ist die richtige Handhabung. Versuchen Sie das Bürstchen möglichst waagerecht in die Zahnzwischenräume einzuführen. Schieben Sie es mit sanftem Druck so weit durch, wie Sie können. Bewegen Sie es vorsichtig mehrfach vor und zurück, wenden Sie sich dann dem nächsten Zwischenraum zu. Erschrecken Sie nicht, wenn kleinere Zahnfleischblutungen auftreten. Das ist bei gesunden Menschen ein Zeichen mangelnder Zwischenraumhygiene und wird sich in den nächsten Tagen deutlich reduzieren und verschwinden. Die Spezialbürste ersetzt nicht den Gebrauch von Zahnseide, in breiteren Zahnzwischenräumen bietet sie aber eine gute Alternative. Oft erweist sich ein sichelförmiges Abbiegen der Bürste als hilfreich. Mit dieser Verformung erreichen Sie auch die Rückflächen von Zähnen und Implantaten,

was mit einer geraden Bürste nicht möglich ist. Das Auftragen von Zahnpaste entfällt. Reinigen Sie die Bürstchen unter fließendem Wasser. Lassen Sie sie nach Gebrauch wie Ihre Zahnbürste trocknen. Das Eintauchen der Ansätze in eine Munddesinfektionslösung während einer Infektion im Mundbereich oder Ähnlichem empfiehlt sich, um erneute Infektionen zu vermeiden. Wechseln Sie die Bürstenansätze aus, wenn sich die Borsten deutlich reduzieren oder der Trägerdraht instabil wird.

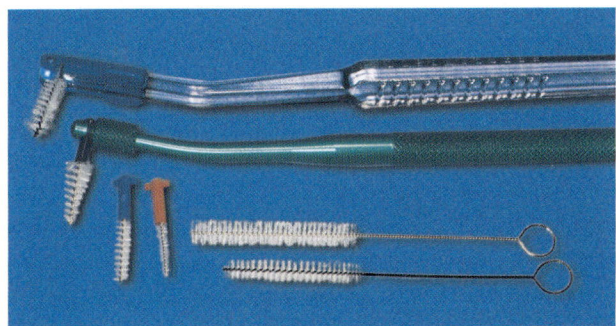

Abb. 2.24: Die Auswahl an Zahnzwischenraumbürsten ist groß.

Fragen Sie Ihren Zahnarzt, welche Bürstenart für Sie geeignet ist. Besonders Bluter, Diabetiker und HIV-Infizierte müssen vor Anwendung solcher Hilfsmittel eine Stellungnahme ihres Zahnarztes einhohlen, um sicherzustellen, ob ihre Anwendung indiziert ist. Relativ neu auf dem Markt sind elektrische Zwischenraumreiniger kombiniert mit elektrischen Zahnbürsten und Mundduschen. Diese Bürstenform ist zur Zeit noch nicht empfehlenswert. Ihre Funktion ist noch nicht ausgereift.

Zahnstocher

Zahnstocher können hilfreich sein, sind aber nicht immer das Mittel der Wahl. Sie eignen sich gut, um größere Speisereste aus den Zwischenräumen zu entfernen. Zur gründlichen Zahnzwischenraumreinigung reichen

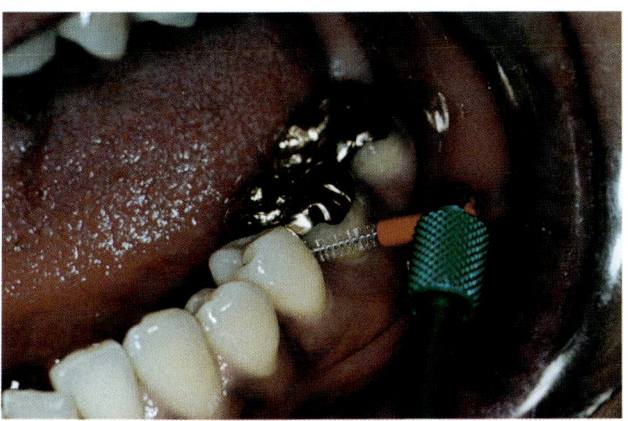

Abb. 2.23: Die Zahnzwischenraumbürste in der Anwendung

27

Patientenfrage: *Kann man Zähne auch zu(u) lange putzen?*

Antwort des Experten: *Zähne nicht, aber Ihr Zahnfleisch und das so genannte Wurzelzement leiden unter einer zu aggressiven Bearbeitung. Wichtig ist also nicht die Kraft, sondern die Pflegetechnik.*

sie jedoch nicht aus. Je nach Hersteller werden unterschiedliche Materialien für die Stocher verwendet. Metall und Kunststoff sind gebräuchlich, hauptsächlich aber werden weiche Hölzer wie Ahorn-, Linden- und Orangenholz verarbeitet. Folgende Formen sind im Handel:

- Runde, dünne Zahnhölzer mit zwei spitzen Enden, ca. 10 cm lang, werden in vielen Restaurants bereitgestellt und sind überall im Handel erhältlich. Sie dienen ausschließlich der Entfernung grober Speisereste. Verwenden Sie die Hölzchen vorsichtig. Quetschen Sie nicht durch zu starken Druck Ihr Zahnfleisch in den Zahnzwischenräumen. Für eine gute Mundpflege sind sie vollkommen ungeeignet.

- Medizinische Zahnhölzer sind dreieckige, ca. 7 cm lange, nach einer Seite hin spitz zulaufende Stäbchen. Sie können zur Zwischenraumreinigung und zur Zahnfleischmassage verwendet werden. Setzen Sie die Hölzchen mit der Spitze in Richtung Zähne und der kurzen Holzseite zum Zahnfleisch gerichtet im Zwischenraum an. Führen Sie das Holz in die Lücke und massieren Sie den Zahnzwischenraum durch leichte, waagerechte Bewegungen auf dem Zahnfleischsaum. Üben Sie nur leichten Druck aus. Quetschen Sie Ihr Zahnfleisch nicht. Behandeln Sie so jeden Zwischenraum, der besonderer Massage bedarf. Mit dieser

Methode und regelmäßiger Anwendung einmal täglich können Sie Ihren Zahnfleischansatz festigen und leicht modellieren.

Spezialhilfsmittel

Sulcuszahnbürste: Diese Zahnbürste hat einen kurzen Bürstenkopf und nur zwei Borstenreihen mit plan abgeschnittenen Borstenbündeln. Sie wird eingesetzt zur Reinigung von Zahnfleischtaschen und kieferorthopädischen Apparaturen. Zur Taschenreinigung setzen Sie die Bürste mit leichtem Druck auf dem Zahnfleischübergang an, damit die Borsten leicht in den Zahnfleischsaum reichen. Führen Sie jetzt leichte Rüttelbewegungen durch. Reinigen Sie so systematisch alle Außen- und Innenbereiche an den Zahnfleischübergängen. Die Sulcusbürste ersetzt nicht Ihre normale Zahnbürste. Zur Reinigung kieferorthopädischer Schienen setzen Sie die Borsten auf oder hinter den zu reinigenden Elementen an. Auch hier dient diese Bürste nur als Zusatzpflegemittel und ersetzt nicht die Zahnbürste.

Orthodontikzahnbürste: Diese Bürstenart wird zur Reinigung von Multibandschienen bei kieferorthopädischen Behandlungen verwendet und ersetzt die normale Zahnbürste. Durch den breiten Bürstenkopf mit weit auseinanderstehenden Borstenbündeln können Zahnflächen und Schienenelemente gut gereinigt werden. Wenden Sie die Bürste mit normaler Zahnputztechnik (vgl. dazu weiter oben) an.

Prothesenzahnbürste: Diese Bürste wurde speziell zur Reinigung von Prothesen entwickelt. Sie besitzt eine kurze, flache Borstenseite und eine lange, spitz zulaufende oder mit kleiner Spiralbürste versehene Borstenseite. Die ausgeprägtere Seite eignet sich sehr gut zur Reinigung totaler Prothesen im Gaumenbereich und schlecht zu erreichenden Ecken.

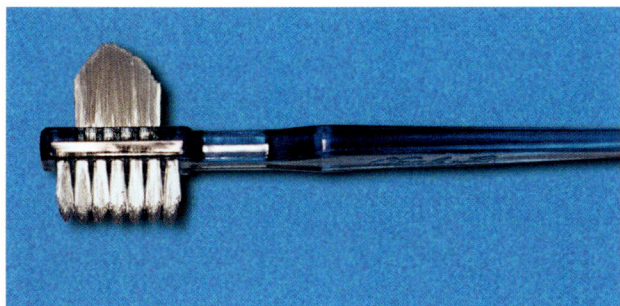

Abb. 2.25: Die spezielle Prothesenzahnbürste

Zahnbürsten für sensible Zähne: Diese Zahnbürsten sind besonders weich und werden oft bei überempfindlichen und weit freiliegenden Zahnhälsen empfohlen. Sie eignen sich auch sehr gut zur reinen Zahnfleischmassage oder nach chirurgischen Eingriffen mit eventuell gesetzten Nähten.

Einbüschelbürste: Diese Bürste dient zur Reinigung der Zahnzwischenräume, des Zahnfleischsaumes und festsitzender Schienen aller Art.

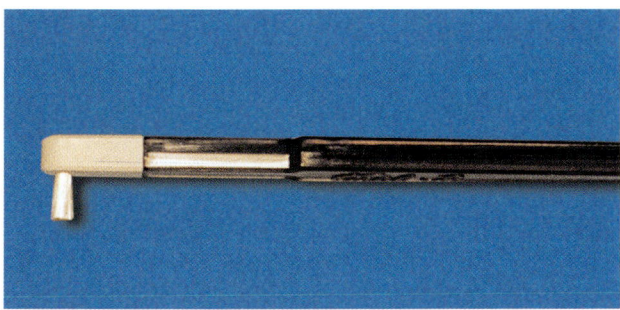

Abb. 2.26: Mit der Einbüschelbürste lassen sich Zahnzwischenräume und festsitzende Schienen reinigen.

Indikatorzahnbürste: Bei dieser Ausführung der Handzahnbürste ist ein Anteil des Borstenfeldes mit Lebensmittelfarbe eingefärbt. Mit steigender Gebrauchsdauer verlieren die Borsten an Farbe und zeigen den notwendigen Bürstenwechsel an. Eine kleine Hilfe zum regelmäßigen Zahnbürstenwechsel.

Lernzahnbürsten: Diese speziellen Bürsten sind für Kleinkinder von ca. 1–2 Jahren geeignet. Sie ähneln in ihrer Form einem Beißring, sind aber aus festem Kunststoff gefertigt. Einseitig ist ein sehr weiches Borstenfeld von ca. 1 cm Länge befestigt. Lassen Sie Ihr Kind mit diesen Bürsten spielen. Den Weg zum Mund finden sie von ganz alleine. Die weichen Borsten werden beim Kauen als angenehm empfunden und reinigen gleichzeitig schon vorhandene Zähne. Bitte verwenden Sie keine Zahnpaste.

Zungenschaber: Mit dieser Bürste reinigen Sie ausschließlich die Zunge. Sie stammt aus der indischen Gesundheitslehre Ayurveda und beseitigt Bakterienansammlungen aus den Furchen der Zunge und Zungenbelag. Die Verwendung von wenig Zahnpaste oder Mundwasser ist möglich. Besonders bei Entschlackungskuren ist der morgendliche Einsatz dieser Bürste beliebt. Ihre normale Zahnbürste erreicht den gleichen Effekt, verursacht aber schneller Würgegefühle im hinteren Zungenbereich.

Mundhygiene bei „neuen" Zähnen

Es versteht sich von selbst, dass die oben genannten Zahnputzregeln und Erläuterungen nicht für Prothesen oder Zahnspangen gelten können. Auch Kronen, Brücken oder Implantate bedürfen einer besonderen Pflege und werden daher im Folgenden gesondert behandelt. Allerdings sollte jeder Zahnersatzbehandlung zwingend eine Einweisung in die neue Mundsituation und in die Anwendung der Hilfsmittel zur Reinigung und Pflege vorangehen. Leider ist dies heute noch nicht bei allen Zahnärzten der Fall.

Mundhygiene bei Kronen, Brücken und Implantaten

Reinigen Sie Ihre Zähne wie bereits beschrieben. Bei vorhandenen **Brücken** ist besonders der Einsatz von spezieller Zahnseide oder Zwischenraumbürsten angezeigt. Bitte informieren Sie sich im Abschnitt „Das richtige Werkzeug".

Implantate müssen besonders intensiv gepflegt werden, um Belagfreiheit zu sichern und eine lange Verweildauer zu gewährleisten. Besonderes Augenmerk gehört dem Übergangsbereich Implantat/Zahnfleisch. Gesundes Zahnfleisch liegt in diesem Bereich fest am Implantat an, kann aber im oberen Zahnhalsbereich bis zu einer Tiefe von ca. 2 mm nicht damit verwachsen. In diesem losen Zahnfleischsaum rund um das Implantat können sich optimal Bakterien und Speisereste ansiedeln. Dickere Zahnseidearten (Zahnband oder beschichtete Formen) oder Zahnzwischenraumbürsten sind zur Reinigung unerlässlich. Informieren Sie sich über deren Anwendung in den entsprechenden Kapiteln und bei Ihrem Zahnarzt. Die Art Ihrer prothetischen Versorgung, ob festsitzend oder herausnehmbar, ist entscheidend für die Grundpflege. Lassen Sie sich von Ihrem Zahnarzt in die für Sie geeignete Pflege einweisen.

Mundhygiene für Prothesenträger

Ihre **Teilprothese** hilft, Ihre verlorene Kaufunktion wieder herzustellen. Sie haben die Aufgabe, diesen Ersatz und Ihre verbleibenden Restzähne in richtiger Art und Weise zu pflegen. Nehmen Sie Ihre Prothese aus dem Mund und reinigen Sie Ihre Zähne ganz normal. Das Entnehmen der Prothese ist unbedingt erforderlich, um besonders die Übergänge zwischen eigenen Zähnen und Prothese sowie die zahnlosen Kieferbereiche

optimal reinigen zu können. Hierdurch werden Mund- und Prothesengeruch ausgeschaltet, Zahnfleischentzündungen vermieden und Kariesentstehung an den Pfeilerzähnen deutlich eingeschränkt.

Füllen Sie zur Prothesenreinigung Ihr Waschbecken mit etwas Wasser. Falls Ihnen die Prothese aus den Händen fällt, wird ihr Aufprall gemildert und es geht nichts kaputt. Genau wie auf Ihren eigenen Zähnen bildet sich auch auf der Prothese Zahnbelag. Um diesen zu entfernen, spülen Sie die Prothese erst mit Wasser ab und bürsten Sie dann gründlich mit einer speziellen Prothesenbürste, einer harten Zahn- oder Nagelbürste. Achten Sie besonders auf gründliche Reinigung der Halteelemente. Egal ob Druckknopf, Geschiebe, Teleskop oder Klammerkonstruktion – hier sitzen versteckte Bakterienbeläge. Als Reinigungsmittel eignen sich Zahnpaste, milde Spülmittel oder Seife. Spezielle Prothesenreiniger sind nicht unbedingt notwendig. Möchten Sie Ihre Prothese in Tablettenreiniger legen, reicht das Einlegen über gewisse Zeit alleine nicht aus. Die vorhandenen Bakterienbeläge werden nicht entfernt. Auch hier ist zusätzliches Putzen mit einer Bürste unerlässlich.

Leichte Zahnsteinansätze an der Prothese lassen sich durch regelmäßiges Einlegen des Ersatzes in warmes Essigwasser (2/3 Essig, 1/3 Wasser), reinen Obstessig oder Wasser mit Zitronensäurezusatz vermeiden. Lassen Sie den Ersatz am besten 2−3 Mal wöchentlich für ca. 30 Minuten in der Lösung liegen und bürsten Sie anschließend alle aufgeweichten Beläge gründlich ab.

Desinfizieren Sie bei bestehenden Mund- und Rachenentzündungen nicht nur Ihre Mundhöhle mit einer vom Arzt oder Zahnarzt empfohlenen Mundspüllösung, sondern reinigen Sie damit auch Ihre Prothese, um Reinfektionen oder verzögerte Wundheilungen zu vermeiden.

Durch Ihre **Totalprothese** erhalten Sie Ihre Kaufunktion und ein gutes Aussehen zurück. Reinigen Sie die Prothese außerhalb des Mundes. Lassen Sie dazu etwas Wasser in Ihr Waschbecken laufen, um einen Aufprall der Prothese zu vermeiden, falls sie Ihnen beim Reinigen aus der Hand fällt. Spülen Sie die Prothese mit Wasser ab und bürsten Sie die vorhandenen Beläge mit einer speziellen Prothesenbürste oder einer harten Zahn- bzw. Nagelbürste ab. Als Reinigungsmittel eignen sich milde Spülmittel und Seifen oder Zahnpaste. Spezielle Prothesenreiniger sind nicht unbedingt notwendig. Reinigungstabletten können verwendet werden, ersetzen aber nicht die mechanische Belagentfernung.

Reinigen Sie nach Entnahme der Prothese auch den entsprechenden Kiefer. Denn auch die Schleimhaut von Gaumen und Unterkiefer ist mit Bakterienbelag besetzt und braucht Pflege. Bürsten Sie mit einer weichen oder mittelharten Bürste, versehen mit etwas Zahnpaste, gründlich über die zahnlosen Kieferbereiche und den Gaumen. Befreien Sie die Schleimhaut von möglicherweise gebrauchten Prothesenklebern. Putzen Sie ruhig Ihre Zunge mit, auch hier sitzen zahlreiche Beläge in den winzigen Zungenfurchen.

Reinigen Sie Ihre Prothese so oft wie notwendig, mindestens jedoch 2 Mal täglich. Vor allem die Prothesenhaftmittel müssen bei der Reinigung gründlich entfernt werden. Ob Sie Ihre Prothese über Nacht tragen, entscheidet Ihr persönliches Empfinden. Sollten Sie sich für einige Stunden Prothesenfreiheit entscheiden, bewahren Sie den Ersatz in Wasser auf.

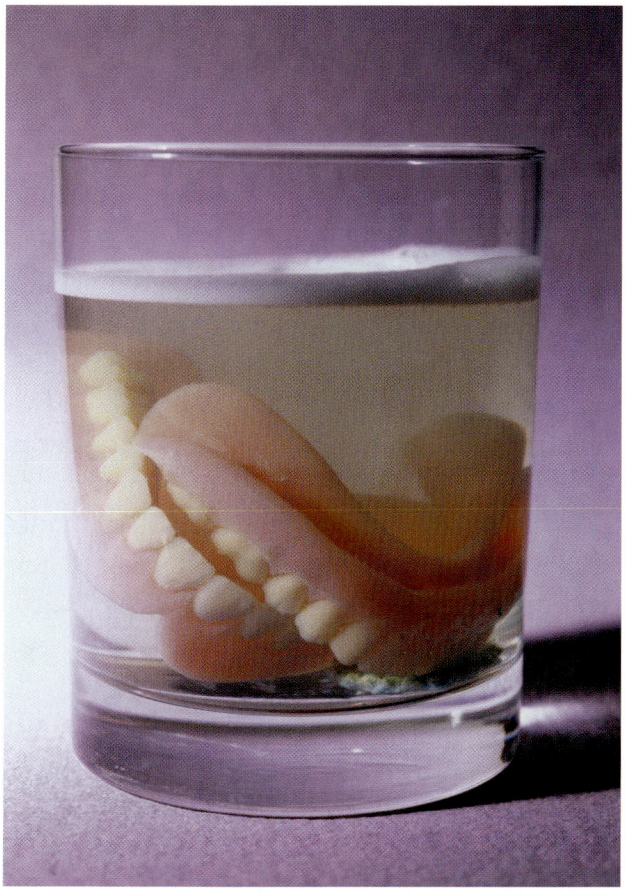

Abb. 2.27: Spezielle Prothesenreiniger sind nicht unbedingt notwendig.

Mundhygiene und Kieferorthopädie

Leider werden auch heute noch viel zu oft kieferorthopädische Behandlungen durchgeführt ohne eine vorangegangene und auch begleitende Unterrichtung über die geeigneten Pflegetechniken. Am besten ist daher der vierteljährliche Besuch bei einer Zahnhygienikerin. Ohne diese Hilfe begleitet oft eine Vielzahl von Füllungen nach der Abnahme der Bebänderung das Behandlungsergebnis.

Alle kieferorthopädischen Geräte, ob festsitzend oder herausnehmbar, müssen gereinigt werden. Herausnehmbare Zahnspangen säubern Sie am besten mit Wasser und einem milden Reinigungsmittel wie Seife, Spülmittel oder Zahnpaste. Benutzen Sie hierfür eine harte Zahn- oder Nagelbürste. Achten Sie besonders auf Nischen in der Klammerkonstruktion, wie verstellbare Schrauben oder Drahtschlingen. Bewahren

31

Sie die Zahnspangen nach dem Reinigen oder in den Tragepausen in den dafür vorgesehenen Zahnspangendosen auf, um Defekte am Material zu vermeiden.

Festsitzende Zahnspangen (z. B. Bracketschienen) benötigen besonders intensive Pflege. Durch ihre permanente Haftung auf den Zahnoberflächen ist die Zahnpflege recht schwierig. Nicht nur die einzelnen Klebeelemente auf der Zahnfläche, sondern auch die Verbindungsdrähte und Regulierungsgummis müssen intensiv gereinigt werden.

Zahlreiche Ecken und Nischen bilden ideale Schlupfwinkel für Speisereste und Bakterien. Werden diese nicht gründlich entfernt, entsteht in diesen Bereichen Karies, und die schönste Kieferregulierung verliert ihren Sinn. Welche Zahnpflegehilfsmittel eingesetzt werden, ist abhängig vom Umfang des kieferorthopädischen Gerätes, vom Alter und der manuellen Geschicklichkeit des Trägers.

Generell gelten auch für Klammerträger die folgenden Zahnputzregeln:

- Reinigen Sie Ihre Zähne wie im Abschnitt „Die Zahnputztechnik" beschrieben.

- Kontrollieren Sie die Zahnreinigung Ihres Kindes.

- Reinigen Sie die Schienenelemente zusätzlich mit einer speziellen Orthodontikzahnbürste oder Einbüschelbürste. Alternativ sind elektrische Zahnbürsten mit entsprechendem Reinigungskopf einsetzbar.

- Mundduschen sind hilfreich, um grobe Speisereste aus Zahnzwischenräumen und Drahtteilen zu entfernen. Sie beseitigen aber keinerlei bakteriellen Zahnbelag.

- Achten Sie auf eine regelmäßige Fluorzufuhr.

- Lassen Sie sich oder Ihr Kind vom behandelnden Zahnarzt oder Kieferorthopäden schulen. Das Interesse für eine ausdauernde, regelmäßige Pflege muss vor allem bei Kindern geweckt werden, denn ohne das entsprechende Verständnis und eine engagierte Mitarbeit des Patienten ist eine erfolgreiche kieferorthopädische Behandlung nicht möglich.

Patientenfrage: Stimmt es, dass feste Spangen den Zähnen auch schaden können?

Antwort des Experten: Die Voraussetzung für eine festsitzende kieferorthopädische Behandlung ist eine überdurchschnittliche Mundhygiene. Sonst ist die Zerstörung nach dem Abnehmen des Behandlungsgeräts größer als der Nutzen.

Die spezielle Mundhygiene

Die meisten Menschen sind bei entsprechender Übung durchaus in der Lage, ihre Zähne nach allen Regeln der Kunst sorgfältig zu putzen und zu pflegen. Es gibt jedoch Bevölkerungsgruppen, wie z. B. die ganz Jungen oder die ganz Alten, die dazu noch nicht oder nicht mehr in der Lage sind. Hier gehört die Mundhygiene, für die besondere Regeln gelten, zu den Pflichten der betreuenden Personen.

Vom Säugling bis zum Teenager

Da die Mundhygiene bei Kindern – je nach Alter – unterschiedliche Anforderungen stellt, wollen wir hier ausführlich auf sie eingehen.

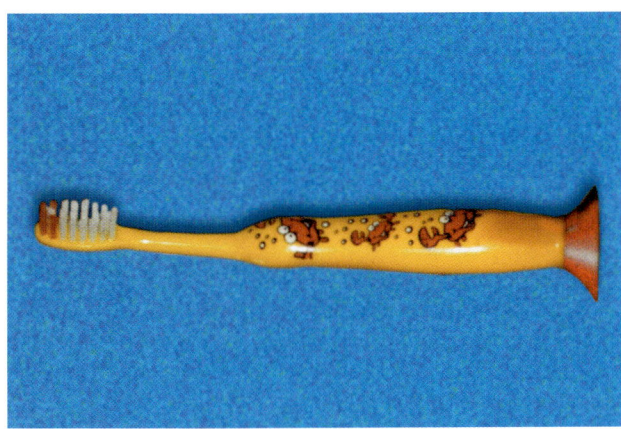

Abb. 2.28: Kinder benötigen spezielle Kinderzahnbürsten.

1.–18. Lebensmonat

Beginnen Sie die Mundhygiene Ihres Kindes so früh wie möglich. Schon nach Durchbruch der ersten Zähne sollten Sie diese mit einem Mulltuch oder einem Wattestäbchen regelmäßig reinigen. Wischen Sie dabei immer vom Zahnfleisch zur Zahnkrone.

Kleinkinder mit bereits vorhandenen Zähnen bekommen schon ihre eigene Zahnbürste. Ob Sie sich für Lernzahnbürsten oder Kinderzahnbürsten entscheiden, ist abhängig von der Akzeptanz Ihres Kindes. Oft ist die Abwehrhaltung gegen das Zähneputzen in diesem Alter sehr stark ausgeprägt. Erzwingen Sie nichts. Wird die Bürste nicht angenommen, reinigen Sie die Zähne eben weiter mit Wattestäbchen. Versuchen Sie die Bürste spielerisch ein paar Tage später erneut einzusetzen.

Patientenfrage: Ab wann beginnt die erste Zahnpflege?

Antwort des Experten: Ist der erste Zahn zu sehen, sollte er auch gepflegt werden. Am besten eignet sich dazu am Anfang ein Wattestäbchen, später sollten Sie auf eine geeignete Kinderzahnbürste umsteigen.

Kinderzahnbürsten für dieses Alter sollten weiche bis mittelharte Borsten, einen sehr kurzen Borstenkopf (ca. 6–8 mm) und einen kindgerechten Griff besitzen. Führen Sie Ihr Kind spielerisch an die Zahnreinigung heran. Putzen Sie Ihre eigenen Zähne im Beisein des Kindes und demonstrieren Sie, wie es funktioniert. Putzen Sie die Zähne Ihres Kindes. Lassen Sie es mit einer zweiten Bürste mitputzen, um die eigene Aktivität zu fördern. Eigenständiges Zähneputzen ist in diesem Alter noch nicht möglich. Verwenden Sie gar keine oder nur extrem wenig Kinderzahnpaste, denn die Kleinen schlucken sie. Ein vernünftiges Ausspülen ist ihnen noch nicht möglich.

$1^1/_2$.–3. Lebensjahr

Jetzt kann Ihr Kind schon aktiver mitputzen. Übernehmen Sie jedoch weiterhin die regelmäßige Reinigung der Zähne. Bitte beachten Sie auch die Innenseiten der Ober- und Unterkieferzähne. Noch ist es völlig ausreichend, die Zähne einmal täglich zu putzen.

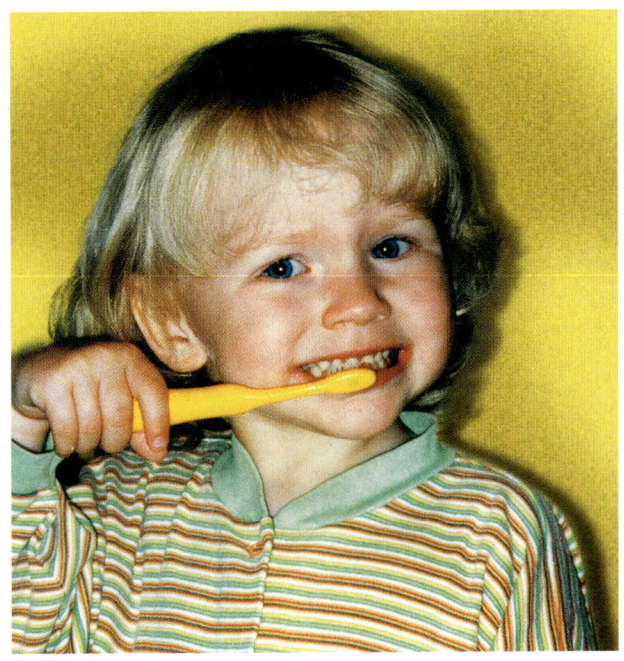

Abb. 2.29: Wichtig ist, dass den Kindern das Zähneputzen auch Spaß macht.

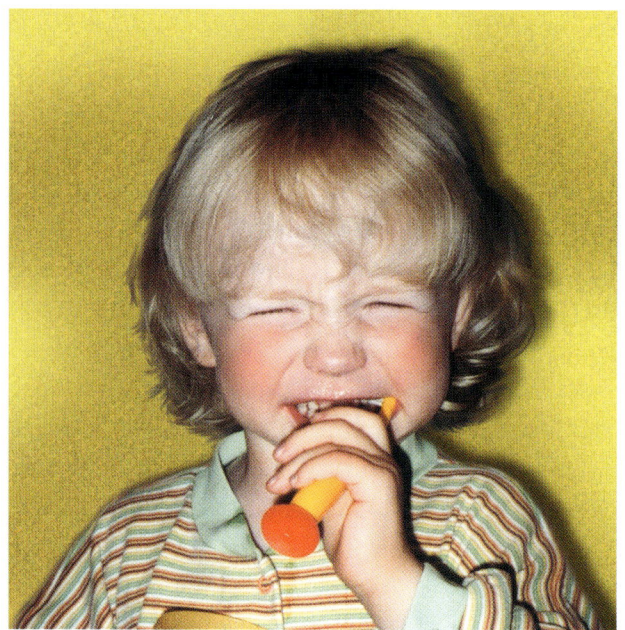

Abb. 2.30: Es wäre schade, wenn Zähne-putzen Ihrem Kind bereits jetzt ein Gräuel wäre.

3.–5. Lebensjahr

Mit 3–5 Jahren ist die Motorik Ihres Kindes so weit entwickelt, dass eigenständiges Zäh-neputzen langsam möglich wird. Versuchen Sie spielerisch, eine Putztechnik mit kleinen Kreisbewegungen zu vermitteln. Putzen Sie vor oder führen Sie die Hand Ihres Kindes. Setzen Sie die Bürste auf dem Zahnfleisch-saum an und malen Sie kleine Kreise über die Zahnflächen. Öffnen Sie den Mund

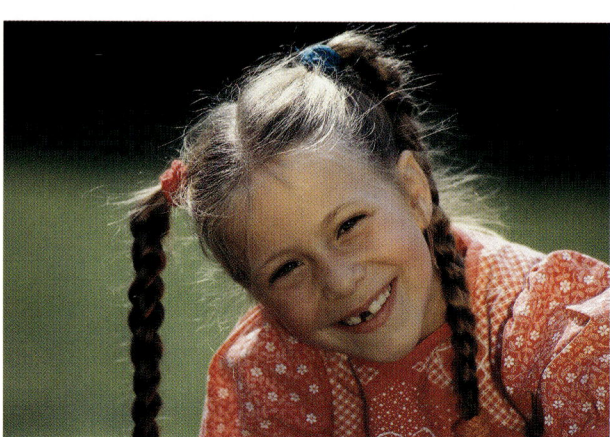

Abb. 2.31: Nehmen Sie die Zahnpflege Ihres Kindes ernst, auch wenn es sich „nur" um die Milchzähne handelt.

leicht, damit Ober- und Unterkiefer ge-trennt gereinigt werden können. Reinigen Sie Außen- und Innenflächen und zum Schluss die Kauflächen. Versucht Ihr Kind schon alleine zu putzen, stehen Sie hilfreich zur Seite. Kontrollieren Sie und reinigen Sie, wenn notwendig, nach. Allmählich soll-te sich Ihr Kind daran gewöhnen, die Zähne zweimal täglich zu putzen.

Ab dem 6. Lebensjahr

Nun ist die Motorik Ihres Kindes so weit entwickelt, dass es seine Zähne eigenständig putzen kann. Je nach Geschick und Ausdau-er gelingt das mal mehr, mal weniger gut. Kontrollieren Sie deshalb regelmäßig und putzen Sie nicht erreichte Stellen nach.

Ab dem 8. Lebensjahr

Langsam sollte es selbstverständlich sein, die Zähne zweimal täglich zu putzen. Zu-sätzlich zu den kreisenden Bewegungen können jetzt auch ausstreichende Bewegun-gen wie bei den Erwachsenen mit eingebaut werden. Führen Sie Ihr Kind langsam an die neuen Techniken heran, lassen Sie Ihren Zahnarzt beratend eingreifen. Kontrollieren Sie die Zahnreinigung sporadisch, motivie-ren Sie Ihr Kind weiterhin. Nehmen Sie Pro-phylaxeprogramme Ihres Zahnarztes oder der Kindergärten und Schulen wahr.

12.–16. Lebensjahr

Jugendliche in diesem Alter schränken ihre Zahnpflege aus Bequemlichkeit oft extrem ein. Selbst kieferorthopädische Behandlun-gen mit festsitzenden Schienen, die eine sehr intensive Pflege benötigen, werden ver-

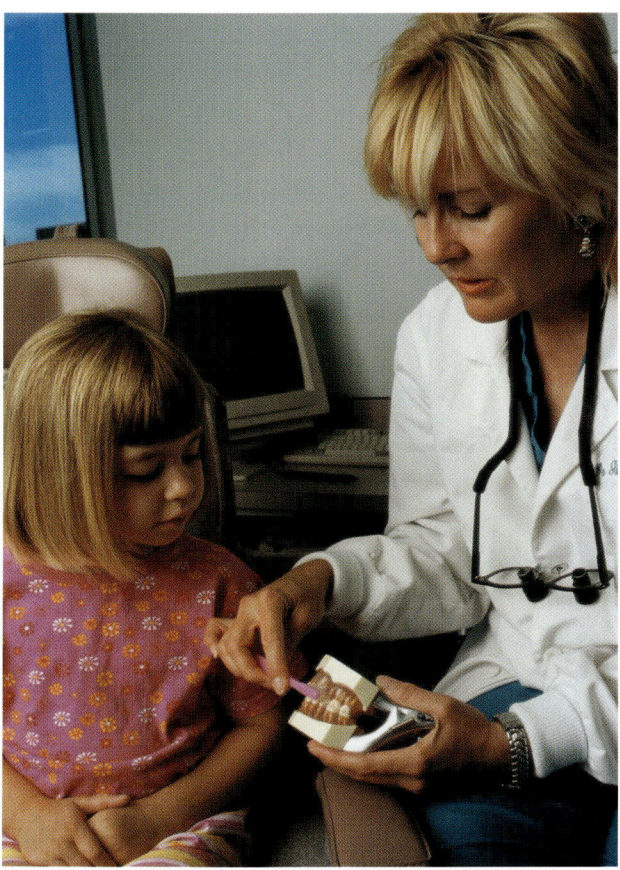

Abb. 2.32: Viele Zahnärzte geben Einführungen in die richtige Zahnpflege.

nachlässigt. Zwang oder Drohungen seitens der Eltern schaffen hier keine Abhilfe. Momentan ist nur die Bequemlichkeit wichtig. Langfristige Zahnschäden werden vorerst noch als uninteressant betrachtet. Versuchen Sie, Ihren Teenager bei seiner Eitelkeit zu packen und über sein ästhetisches Empfinden zu motivieren. Schöne Zähne möchte auch in diesem Alter jeder haben, besonders

Patientenfrage: Woran liegt es, dass mein Sohn (12) trotz guter Zahnpflege immer wieder gelbliche Zähne bekommt?

Antwort des Experten: Checken Sie seinen Ernährungsplan nach Säften und anderen färbenden Nahrungsmitteln, suchen Sie in regelmäßigen Abständen eine Zahnhygienikerin auf.

die Damen. Achten Sie als Elternteil auf regelmäßige lokale Fluorzufuhren, um Langzeitschäden zu vermeiden. Fragen Sie Ihren Zahnarzt nach individuellen Prophylaxemaßnahmen.

In der Schwangerschaft

In dieser Zeit ist eine besonders gewissenhafte Zahnpflege notwendig. Die unterschiedlichsten Faktoren können die Gesunderhaltung Ihrer Zähne und des Zahnfleisches jetzt beeinflussen:

- Ihre Ernährungsgewohnheiten können sich ändern. Sie essen vielleicht mehr Süßigkeiten oder säurehaltige Nahrung.

- Durch den veränderten Hormonspiegel in Schwangerschaft und Stillzeit wird auch Ihr Zahnfleisch stärker durchblutet und kann zu Schwellungen und Wucherungen neigen.

- Bei Zahnfleischbluten putzen Sie aus Angst vor noch mehr Blutung nicht mehr ausreichend, daraus resultiert eine schlechte Mundhygiene.

- Sie leiden unter Schwangerschaftserbrechen.

- Ihr letzter Zahnarztbesuch ist schon länger als ein Jahr her.

All diese Faktoren führen wohl zu dem Sprichwort „Jedes Kind kostet die Mutter einen Zahn", doch muss sich dies heute sicher nicht zwingend bewahrheiten, wenn Sie bereits bei Schwangerschaftsbeginn einen Kontrolltermin bei Ihrem Zahnarzt einplanen. Er wird Sie informieren, ob bei Ihnen individuelle Risikofaktoren ausgeschaltet werden können oder kontrolliert werden müssen.

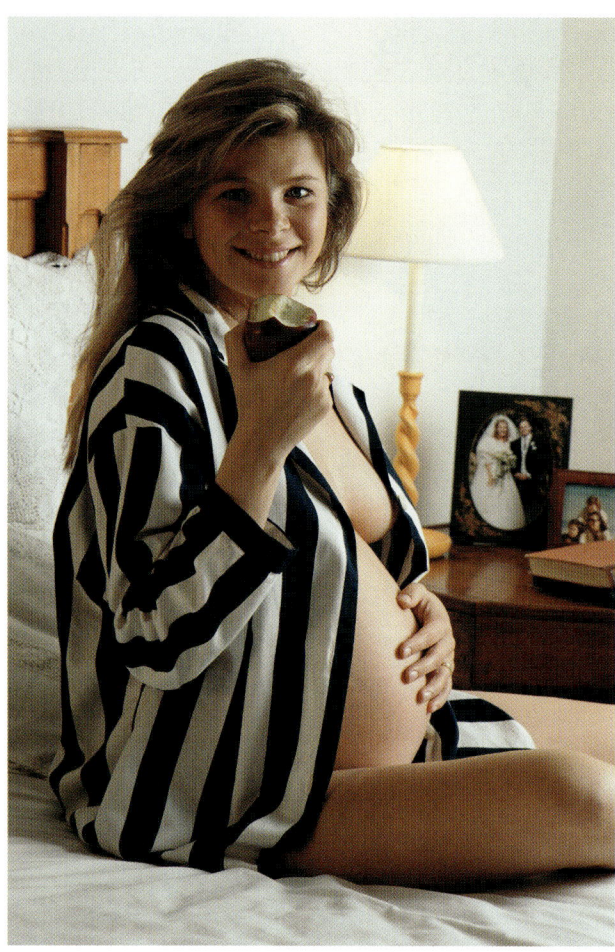

Abb. 2.33: Während der Schwangerschaft sollten Sie besonders auf Ihre Zähne achten.

Patientenfrage: Muss ich in der Schwangerschaft um meine Zähne Sorge haben?

Antwort des Experten: Durch die hormonelle Umstellung reagiert Ihr Zahnfleisch auf bakteriellen Zahnbelag oft empfindlich, es schwillt an und blutet leichter. Durch besonders sorgfältige Mundhygiene und den regelmäßigen Besuch bei einer Zahnhygienikerin oder bei Ihrem Zahnarzt kann dies aber gut kontrolliert werden. Die beste Zeit für eine Zahnbehandlung ist der 4.–6. Schwangerschaftsmonat, bei Schmerzen jedoch ist jederzeit Hilfe möglich.

Bei pflegebedürftigen und behinderten Menschen

In diesem Abschnitt sollten sich in erster Linie Pflegende und Betreuungspersonal angesprochen fühlen. Auch im Alter, bei Krankheit oder Behinderung spielt die Zahnpflege eine wichtige Rolle. Wird sie vernachlässigt, können Zahnfleischentzündungen und Karies, im fortgeschrittenen Zustand auch bakterielle Herdgeschehen die Folge sein. Nicht nur die Kaufunktion wird eingeschränkt, sondern das Gesamtbefinden des Betroffenen. Eiterherde an den Zähnen können z. B. Herzprobleme und Nierenerkrankungen begünstigen und arteriosklerotisch veränderte Gefäße weiter schädigen. Aus diesem Grund ist eine möglichst effektive, dem individuellen Fall angepasste Mundhygiene dringend notwendig. Bei nachlassenden manuellen Fähigkeiten und schwindender Sehkraft müssen Hilfsmittel gesucht werden, die dem Patienten gerecht werden. Oft ist schon ein dickerer Griff an der Zahnbürste die Lösung. Elektrische Zahnbürsten und Mundduschen sind bei deutlichen Einschränkungen sehr nützlich und können auch gut vom Pfleger gehandhabt werden. Ist keine manuelle Reinigung möglich, sollte zumindest eine desinfizierende Mundspülung benutzt werden. Besondere Sorgfalt gilt der Prothesenreinigung. Viele alte Menschen und Kranke erhalten Medikamente gegen ihre Leiden, die als Nebenwirkung die Speichelförderung hemmen. Dadurch ist die Selbstreinigung nicht mehr möglich und Speisereste haften sehr intensiv auf Prothesen und Zähnen. Reinigen Sie die Prothesen wie im entsprechenden Abschnitt beschrieben. Benutzen Sie eventuell Einmalhandschuhe. Achten Sie bei mehreren verschiedenen Prothesenträgern darauf, die Einsätze nicht zu verwechseln. Der Patient registriert eine falsche Prothese nicht immer, hat aber kurze Zeit später große Probleme. Kennzeichnen Sie den Ersatz gegebenenfalls mit dem Namen des Besitzers oder ähnlichen Merkmalen. Geistig Verwirrte oder stark spastisch Gelähmte können in den seltensten Fällen eine eigene Zahnreinigung durchführen, hier ist das Engagement der Pflegeperson gefragt. Versuchen Sie, eine möglichst kontinuierliche Zahnpflege durchzuführen. Wichtig sind regelmäßige zahnärztliche Kontrollbesuche, um vorhandene Schäden zu beseitigen und prophylaktische Maßnahmen durchzuführen. Der behandelnde Zahnarzt wird alle notwendigen Schritte einleiten und Ihnen und Ihrem Schützling hilfreich zur Seite stehen.

Gesunde Zähne durch gesunde Ernährung

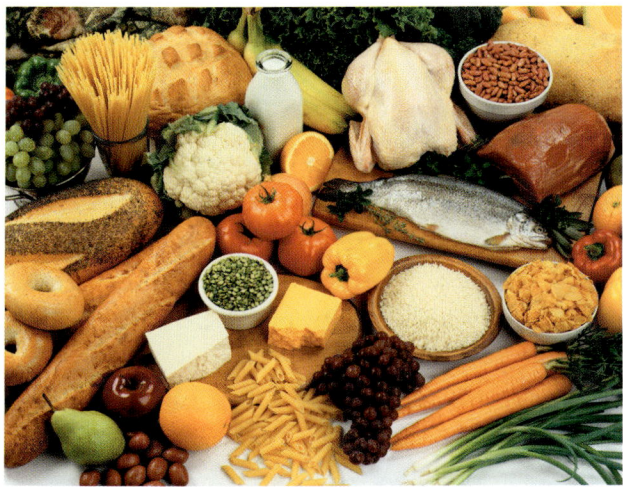

Abb. 2.34: Mischkost mit einem geringen Zuckeranteil ist das Beste, was Sie Ihren Zähnen geben können.

Zahngesundheit, richtige Ernährung und körperliches Wohlbefinden stehen in engem Zusammenhang. Ihre Ernährung ist nicht alleine maßgeblich für den Zustand Ihrer Zähne, spielt aber eine entscheidende Rolle. Gesunde, ausgewogene Mischkost mit einem geringen Anteil an Zucker hat sich als dauerhaft sinnvoll erwiesen und kann Karies und Parodontose vorbeugen. Bevorzugen Sie grobfaserige feste Nahrung. Vollkornbrot,

Gemüse wie Mohrrüben, Kohlarten, Salate und Obst bieten ideale Grundlagen.

Zahnkiller Zucker

Schränken Sie Ihren Verbrauch an Zucker (besonders weißem, raffiniertem Industriezucker) stark ein. Häufiger Zuckerkonsum, vor allem in Form von Süßigkeiten und klebrigen Backwaren zwischen den Mahlzeiten, sind stark kariesfördernd. Essen Sie lieber einen süßen Nachtisch anstelle von Schokoriegeln zwischendurch. Doch bei aller Liebe zu den Zähnen: Verbieten Sie Ihren Kindern bitte nicht alles Süße. Verbote reizen nur dazu, sie zu umgehen. Erlauben Sie lieber 1–2 Mal wöchentlich eine größere Portion Süßes, verbunden mit anschließendem Zähneputzen. Denn grundsätzlich gilt: Nicht die Zuckermenge ist für die Kariesbildung entscheidend, sondern die Häufigkeit und Dauer der Säureeinwirkung. Oft sind auch die gutgemeinten Mitbringsel der Großeltern der Sargnagel am Gebiss der Enkel.

Doch nicht nur der weiße Küchenzucker, sondern auch Traubenzucker, Milchzucker und Fruchtzucker, ebenso wie Süßungsmittel, in denen diese Stoffe enthalten sind, also beispielsweise Honig, wirken kariesfördernd.

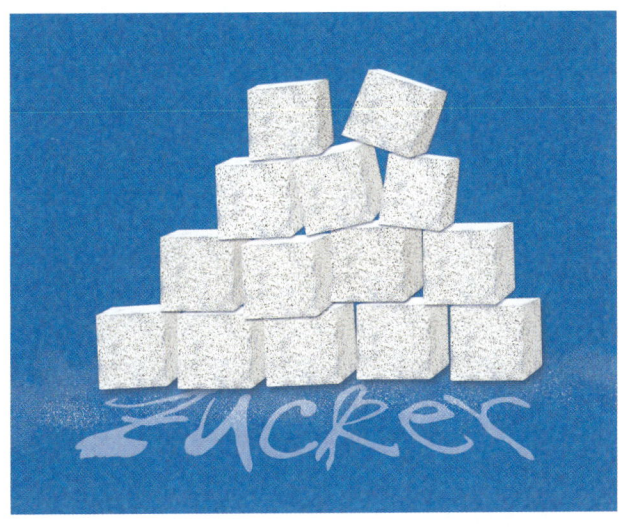

Abb. 2.35: Zucker ist der Zahnkiller Nr. 1.

Vorbeugen ist besser als Bohren

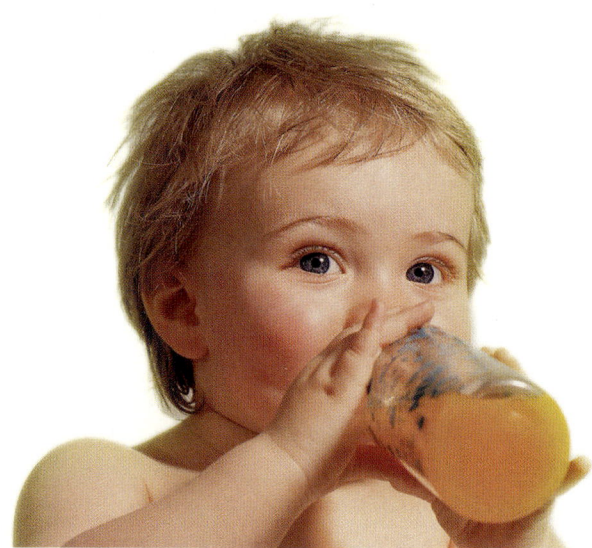

Abb. 2.36: *Gewöhnen Sie Ihr Kind so schnell wie möglich daran, aus einem Becher zu trinken, denn Dauernuckeln an der Flasche kann die Zähne ruinieren.*

Viele Lebensmittel enthalten Zucker, ohne dass der Verbraucher dies erkennen kann. Ist auf der Packung die Aufschrift „ohne Zucker" zu lesen, bezieht sich dies nämlich nur auf Küchenzucker; das heißt solche Lebensmittel können ohne weiteres andere Zuckerstoffe enthalten. Viele Lebensmittel enthalten auch Zucker, bei denen man nicht von vornherein daran denkt (z. B. Tomatenketchup, Konservengemüse, Gewürzgurken etc.).

Übrigens können auch natürliche bzw. naturbelassene Lebensmittel und Vollwertnahrung viel Zucker enthalten. Dazu gehören Honig oder Bananen. Stärke kann je nach Zusammensetzung ebenfalls kariesfördernd sein. Gekochte Stärke (z. B. in Kartoffelchips) ist dabei noch schädlicher als der Zucker in Süßigkeiten. Zu den besonders zuckerreichen Lebensmitteln, die grundsätzlich ein schlechtes Gewissen gegenüber den Zähnen wecken sollten, gehören vor allem die Folgenden:

- Honig
- Marmelade
- Müsli-Riegel
- Corn-Flakes
- Mehrkornbrot
- Äpfel
- Bananen
- Obstkonserven
- Apfelsaft
- Limonaden- und Cola-Getränke
- Milchspeiseeis
- Kekse
- Fruchtgummi
- Schokolade (vor allem Vollmilch-Nuss)
- Torte (vor allem Käse-Sahne)
- Früchtejogurt

Vorsicht bei Süßstoffen

Zuckeraustauschstoffe sind weniger kariesfördernd als normaler Zucker und enthalten auch weniger Kalorien. Sie haben aber auch einige Nachteile: Sorbit wird beispielsweise im Speichel und in den Belägen laufend zu Säuren abgebaut (allerdings mit zeitlicher Verzögerung). Bei der Aufnahme von größeren Mengen an Zuckeraustauschstoffen drohen außerdem Durchfall und/oder Blähungen, da diese Austauschstoffe nur unvollständig vom Dickdarm aufgenommen werden können. Zuckerersatzstoffe wie Saccharin sind gesundheitlich unbedenklich und haben keine kariesfördernde Wirkung.

Die Tabelle auf der gegenüberliegenden Seite soll Ihnen helfen, über Alternativen nachzudenken.

Expertentipp

Lebensmittel mit dem roten Zeichen „Zahnfreundlich, der Zahn mit dem Schirm" sind auf jeden Fall eine gesunde Alternative!

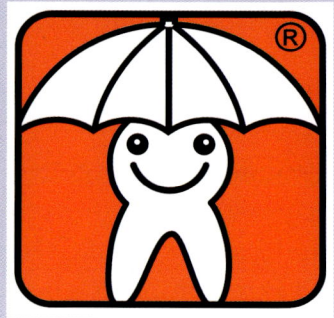

	Süßungsmittel	*Süßungsgrad*
Zuckerstoffe	*Küchenzucker (Saccarose)*	*1,0*
	Traubenzucker (Glucose)	*0,7*
	Fruchtzucker (Fructose)	*1,2*
	Malzzucker (Maltose)	*0,4*
	Milchzucker (Lactose)	*0,3*
Zuckeraustauschstoffe	*Sorbit*	*0,5*
	Mannit	*0,7*
	Xylit	*1,0*
	Isomalt	*0,5*
	Hydrierter Glucosesirup	*0,7*
	Maltit	*0,7*
	Lactit	*0,4*
Zuckerersatzstoffe	*Saccharin*	*300*
	Cyclamat	*30*
	Aspartam	*200*
	Acesulfam-K	*200*
	Neohesperidin-Dihydrochalcon	*300*
	Thaumatin	*2500*

Allgemeine Ernährungstipps

Wenn Sie es schaffen, sich die folgenden Tipps zur Regel zu machen, dürften Karies oder Parodontose in Ihrem Leben nur eine untergeordnete Rolle spielen – und dafür lohnt sich so mancher Verzicht.

- Kauen Sie öfter etwas Hartes, vor allem am Ende einer Mahlzeit.

- Bevorzugen Sie gemischte Kost: nährstoff-, vitamin- und mineralreich.

- Ihr täglicher Ernährungsplan sollte Rohkost, Vollkornbrot, Ballaststoffe enthalten.

- Gewöhnen Sie Ihre Kinder nicht an Zucker.

- Vermeiden Sie möglichst Küchenzucker.

- Verzichten Sie auf Süßigkeiten (Bonbons, Schokolade, Fruchtgummi etc.). Gerade bei Bonbons gibt es viele zuckerfreie Alternativen.

- Verzehren Sie Zucker und kariesfördernde Zuckerstoffe möglichst immer mit den Hauptmahlzeiten.

- Tauschen Sie Küchenzucker gegen weniger stark kariesfördernden Zucker (Traubenzucker) aus.

- Verwenden Sie lieber Zuckeraustauschstoffe (Sorbit, Xylit) oder Süßstoffe (Saccharin).

- Nehmen Sie nicht zu viele Zwischenmahlzeiten zu sich.

- Verzichten Sie auf mit Zucker gesüßte Getränke für zwischendurch.

- Achten Sie auf versteckten Zucker.

- Wenn es schon mal Süßigkeiten sein müssen, dann genießen Sie sie auf einmal und nicht in vielen kleinen Häppchen, und putzen Sie sich anschließend die Zähne.

- Stillen Sie Ihren Hunger auf Süßes mit Obst. (Keine Regel ohne Ausnahme: Bananen sind durch ihren hohen Gehalt an Kohlehydraten und Fruchtzucker sowie durch ihre starke Haftkraft an den Zähnen, sehr kariesfördernd.)

Der Fluch der Nuckelflaschen

Geben Sie Ihrem Säugling niemals eine Nuckelflasche mit gesüßten Getränken oder Obstsäften als abendliche Einschlafhilfe. Hier haben Zuckerstoffe und Kohlehydrate stundenlang Zeit, sich in Säuren umzuwandeln und auf die Zahnflächen einzuwirken. Die gefährliche Folge solcher „Beruhigungsmittel" ist das „Nuckelflaschensyndrom" (Nursing-Bottle-Syndrom). Die Milchzähne Ihres Kindes werden kariös und verfärben sich dunkel.

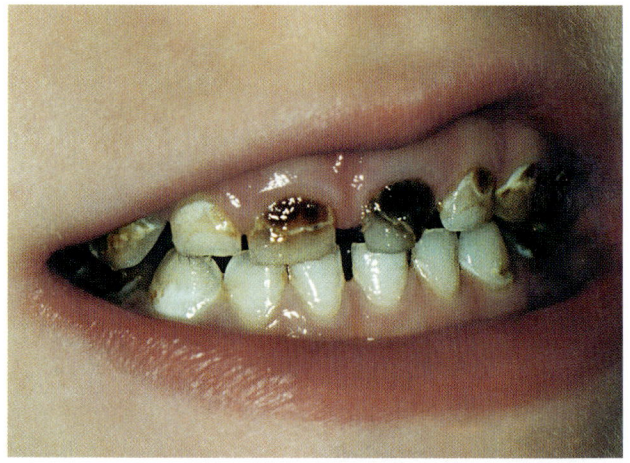
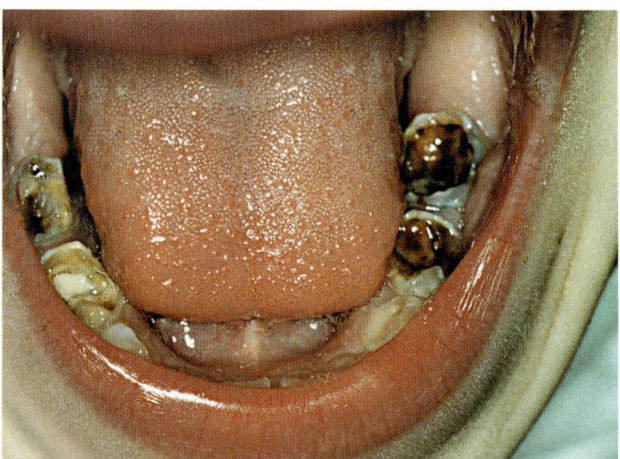
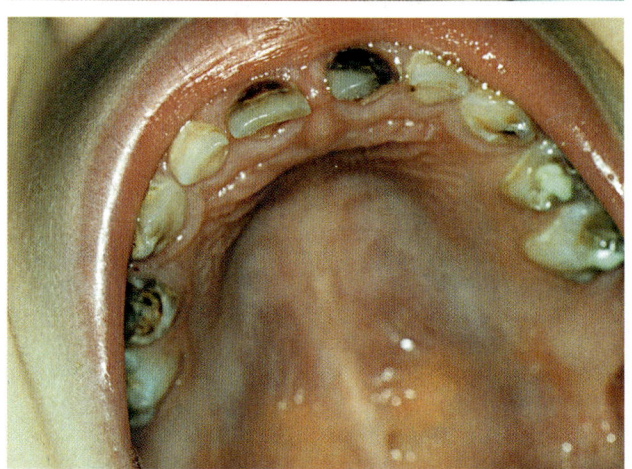
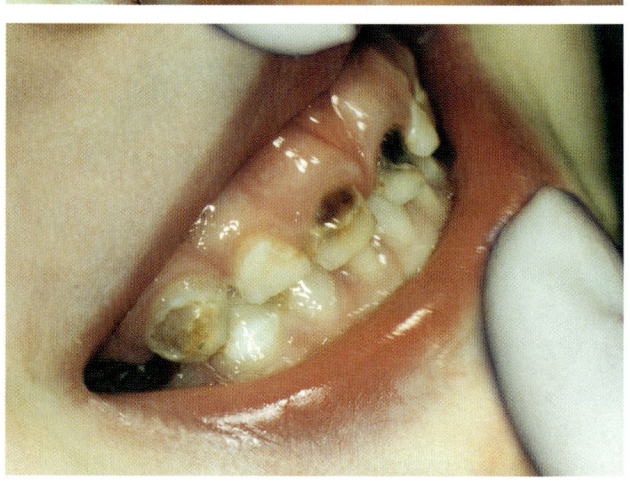

Abb. 2.37–2.40: Durch das ständige Nuckeln an meist zuckerhaltigen Säften sind fast alle Milchzähne kariös.

Die medizinische Prophylaxe

Die Vorbeugung von Zahnkrankheiten ist eigentlich ganz einfach: Gute Mundhygiene und eine zuckerreduzierte Ernährung können dieses Problem deutlich eingrenzen. Doch heutzutage hat die moderne Medizin auch andere bzw. weitere Wege gefunden, den zahnschädlichen Bakterien und Säuren den Angriff auf die Zähne zu verwehren. Gerade bei Kindern sollten diese Möglichkeiten, wie die Zugabe von Fluor oder auch die Fissurenversiegelung, genutzt werden.

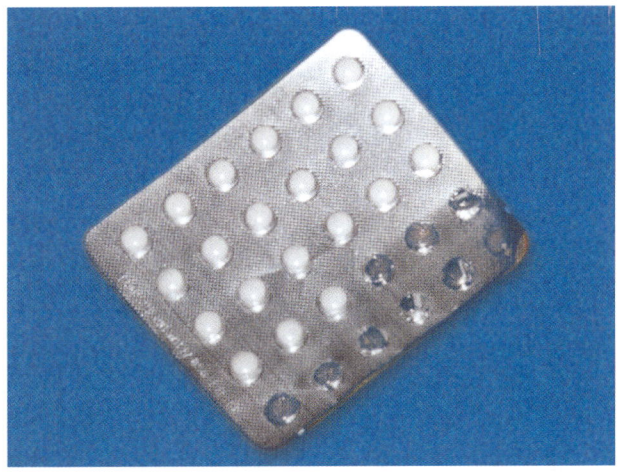

Abb. 2.41: Die tägliche Gabe für die Zähne Ihres Kindes

Zahnentwicklung beginnt schon vor der Geburt

Die Anlagen für die Zahnentwicklung eines Kindes werden bereits im Mutterleib bestimmt. Schon in der achten bis zehnten Schwangerschaftswoche werden die weichen Knospen der 20 künftigen Milchzähne angelegt. Auch deren Aushärtung erfolgt noch im embryonalen Zustand. Für eine optimale Zahnentwicklung des Kindes ist deshalb eine ausreichende Versorgung der Schwangeren mit Kalzium und den Vitaminen D, C und A besonders wichtig. Nach der Geburt spielt dann die richtige Ernährung des Kindes für dessen Zahngesundheit eine wichtige Rolle.

Fluor

Besonders bei Säuglingen und Kindern kann durch den Einsatz von Fluoriden der Zahnschmelz so ausgehärtet werden, dass er einem Angriff von Säure und Bakterien besser widersteht. Viele Kinderärzte vernachlässigen diese einfache Möglichkeit der Vorbeugung späterer Gebissschäden geradezu sträflich. In jüngster Zeit gibt es daher eine gemeinsame Empfehlung der Deutschen Gesellschaft für Zahn-, Mund- und Kieferheilkunde, der Deutschen Gesellschaft für Kinderheilkunde und der Deutschen Gesellschaft für Ernährung, die wir an dieser Stelle kurz zusammenfassen möchten.

- Grundsätzlich sollte bei jedem Kind zunächst eine Erhebung über die Aufnahme von Fluoriden durch den Kinderarzt oder durch den Zahnarzt durchgeführt werden. Wenn bei der Ernährung nicht schon sowieso Fluoride zugeführt werden, wie dies z. B. im schweizerischen Basel der Fall ist, da hier dem Trinkwasser Fluor zugesetzt wird, sollte eine Vorbeugung mit Fluoridtabletten durchgeführt werden. In Deutschland gibt es bisher keinen Zusatz von Fluoriden zum Trinkwasser.

- Kleinkinder bis zum 2. Lebensjahr sollten eine Kombination von Fluorid und Vitamin D von ihren Eltern verabreicht bekommen. Ab der zweiten bis dritten Lebenswoche kann mit dieser Vorbeugung begonnen werden. Die Tabletten verschreibt der Kinderarzt.

- Bei frühgeborenen Kindern sollte erst ab einem Gewicht von 3000 Gramm an eine solche Vorbeugung gedacht werden. Fragen Sie Ihren Kinderarzt.

● Jenseits des 2. Lebensjahres wird erneut eine Bilanz aufgestellt: Wie viel Fluorid nimmt das Kind zu sich? Fluoridquellen sind die Kinderzahnpaste, fluoridiertes Speisesalz , Mineralwasser und die Fluoridtabletten. Danach wird entschieden, ob eine weitere Vorbeugung mit Fluoridtabletten durchgeführt wird.

● Ein Wort zur Kinderzahnpaste: Die Zahnpflege sollte mindestens bis zum 6., besser bis zum 8. Lebensjahr von den Eltern überwacht werden. Zahnpasten mit Bonbongeschmack sollten gemieden werden. Zur täglichen Pflege reicht eine erbsengroße Menge aus! Für Kinder zwischen dem 3. und 6. Lebensjahr sollten spezielle fluoridreduzierte Zahnpasten verwendet werden, nicht die Zahnpasten der Eltern.

● Die Anwendung von äußerlich aufgetragenen Fluoridlacken sollte erst bei kariesgefährdeten Kindern ab 6 Jahren zum Einsatz kommen. Hierzu fertigt der Zahnarzt genau passende Schienen an, die einmal die Woche mit einem fluoridhaltigen Gel gefüllt werden und 4 Minuten auf die Zähne aufgesetzt werden. Kürzer ist nicht ausreichend, da die Anreicherung der Oberfläche so lange benötigt, länger macht keinen Sinn, da dann

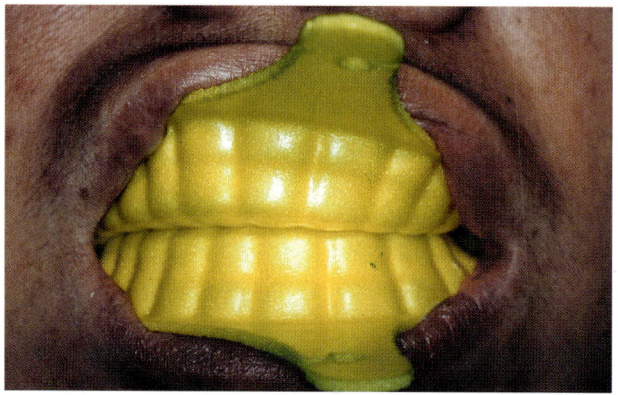

Abb. 2.42: Mit Fluoridgel gefüllte Schienen werden auf die Zähne gesetzt und wirken dort ein paar Minuten ein.

der Schmelz gesättigt ist. Einmal in der Woche angewendet ist diese Technik viel wirkungsvoller als hastiges Einbürsten und belastet das Zahnfleisch und die Zahnhälse nicht. Dies führt zu einer Kariesverminderung um bis zu 80 Prozent.

Wie viel Fluor?

Wie bereits erwähnt, kann dem Körper Fluor auf verschiedenen Wegen zugeführt werden. Es ist wichtig, sich darüber bewusst zu sein, welche Fluoridmengen in den Körper gelangen, um eine Überdosierung zu vermeiden. Experten empfehlen die Werte, die Sie in den Tabellen auf der gegenüberliegenden Seite finden.

Als wichtigste Faustregel jedoch gilt: Besprechen Sie die spezielle Dosierung für Ihr Kind immer mit Ihrem Kinderarzt oder Ihrem Zahnarzt.

Fissurenversiegelung

Die Fissurenversiegelung hat sich als eine segensreiche Methode zur Kariesvorbeugung herausgestellt. Sie sollte heute bei jedem Kind und Heranwachsenden durchgeführt werden.

Wozu dient die Fissurenversiegelung?

Die Kauflächen der Seitenzähne sind nicht flach wie eine Ebene, sondern bestehen aus Erhebungen, den so genannten Höckern, und Tälern, die als Fissuren bezeichnet werden. Gerade in diesen Fissuren finden die kariesfördernden Bakterien ihre Eintrittspforte in das Zahninnere. Hier also besteht ein besonders hohes Risiko, dass durch das

Empfohlene Fluorid-Gabe in Tablettenform

1.–4. Lebensjahr	0,25 mg Fluoridgehalt je Tablette
4.–6. Lebensjahr	0,50 mg Fluoridgehalt je Tablette
ab 6. Lebensjahr	1,00 mg Fluoridgehalt je Tablette

Empfohlene Fluorid-Gabe per Zahnpaste
(Nicht Elternzahnpaste!)

Alter	bei < 0,3 ppm Fluorid im Trinkwasser
0 bis 6 Monate	kein zusätzliches Fluorid
6 Monate bis 3 Jahre	1 x täglich 500 ppm Fluorid-Zahnpaste
3 bis 6 Jahre	2 x täglich 500 ppm Fluorid-Zahnpaste + Fluorid-Speisesalz

Empfohlene Fluorid-Dosierung bei Fluoridkonzentration im Trink-/Mineralwasser (mg/l)
(Nur wenn Fluoride nicht per Zahnpaste/Speisesalz verabreicht werden!)

Alter	< 0,3	0,3 bis 0,7	> 0,7
0 bis 6 Monate	–	–	–
6 bis 12 Monate	0,25	–	–
1 bis unter 3 Jahre	0,25	–	–
3 bis unter 6 Jahre	0,50	0,25	–
> 6 Jahre	1,0	0,5	–

Dosierungsempfehlung von fluoridhaltiger Zahnpaste

Präparat	Stranglänge	Gewicht	Fluoridgehalt
Kinderzahnpaste (500 ppm Fluorid)	0,5 cm	0,3 g (erbsengroß)	0,15 mg
Zahnpaste (1500 ppm Fluorid) Mentholfrei/Sensitiv	1,0 cm	ca. 0,5 g	ca. 0,7 mg

Zähneputzen der Zahnbelag nicht vollständig entfernt wird. Durch das später beschriebene Einbringen eines dünnflüssigen Füllungsmaterials werden aus engen Tälern sanfte Gruben. So sind diese Zonen für die Zahnbürste viel besser zugänglich und Karies findet keine Eintrittspforte mehr.

Wie wird versiegelt?

Versiegelt werden grundsätzlich die bleibenden Zähne. Der Zahn sollte vollständig aus dem Zahnfleisch herausgetreten sein. Bis zu diesem Zeitpunkt sollte er durch Fluoridlacke geschützt werden.

Wenn irgend möglich, sollte die Fissurenversiegelung unter Zuhilfenahme der so genannten Kofferdamtechnik ausgeführt werden. Mit dieser Technik ist es möglich, den zu versiegelnden Zahn vom Mundraum zu isolieren und trocken zu halten. Dies ist eine Voraussetzung für ein optimales Ergebnis. Manchmal sind die Kinder zu ängstlich oder zu unruhig, aber in vielen Fällen geht es mit ein bisschen Geduld dann doch. Nach Anlegen der Kofferdamfolie wird der Zahn mit Alkohol und einem Poliersand gesäubert. Anschließend werden mit einer Säure die Fissuren 20–60 Sekunden lang angeätzt. Danach wird die Versiegelung dünn und sparsam in die Täler der Kaufläche eingebracht und mit Licht ausgehärtet. Anschließend erfolgt eine Politur. Nach Abnahme der Kofferdamfolie muss überprüft werden, dass sich am Zusammenbiss nichts verändert hat. Als letzte Maßnahme wird der versiegelte Zahn mit einem Lack fluoridiert.

Womit wird versiegelt?

Bei den Versiegelungsmaterialien handelt es sich um Kunststoffe. Sie sind dünnflüssig, man spricht von gering gefüllt. Es gibt weiße und transparente Produkte. Man sollte allerdings den transparenten Werkstoffen den Vorzug geben, da die Kaufläche in ihrer Tiefe weiterhin zu sehen bleibt.

Was nutzt die Versiegelung?

In zahlreichen Studien ist nachgewiesen worden, dass die Versiegelung eine hervorragende Methode zur Reduzierung von Karies ist. Sie ist aber kein Wundermittel und wird es niemals sein: Eine sorgfältige Nachsorge und Kontrolle zum Kariesschutz bleibt zwingend notwendig!

Welche Nebenwirkungen hat die Fissurenversiegelung?

Die früher geäußerte Befürchtung, dass sich unter der Versiegelung bereits bestehender (!) Karies weiter ausdehnt, ist mittlerweile widerlegt. Die Bakterien sterben unter der intakten Versiegelung ab. Denkbar ist auch eine allergische Reaktion gegen die Kunststoffversiegelung. Dies gilt aber nicht nur für die Versiegelung, sondern für alle anderen Kunststofffüllungen ebenfalls und ist in der Alltagspraxis praktisch nicht von Bedeutung.

Prophylaxesitzungen

In vielen Zahnarztpraxen werden bereits spezielle Prophylaxesitzungen angeboten. Ihr Zahnarzt oder jahrelang weitergebildetes Personal wie die ZMF (Zahnmedizinische Fachhelferin) informieren Sie ausführlich über Ihre individuellen Vorsorgemöglichkeiten und führen entsprechende Maßnahmen durch.

Dazu zählen zum Beispiel:

- individuelle Mundhygieneinstruktion,
- Ernährungsberatung bezüglich Zahngesundheit,
- professionelle Zahnsteinentfernung und Politur aller Zähne,
- Fluoridierungsmaßnahmen,
- Erstellung besonderer Indizes wie Blutungsindex, Pflegeindex und Zahnzerstörungsindex (DMFT-Index),
- Speicheltests zur Bestimmung des Kariesrisikos,
- bei Kindern möglicherweise eine Fissurenversiegelung,
- gegebenenfalls Anschlusssitzungen zur Kontrolle des Fortschrittes,
- nach Absprache mit dem Patienten dessen Aufnahme in ein individuelles Wiederbestellsystem (Recall) sowie die
- Nachsorge nach einer abgeschlossenen zahnärztlichen Behandlung.

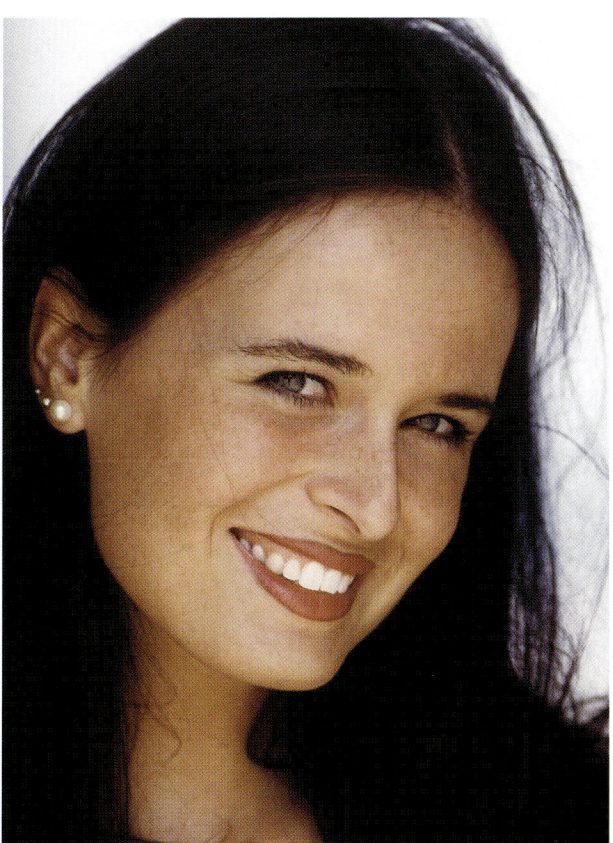

Abb. 2.43: Wer sich ein schönes Lächeln bewahren will, muss es zum größten Teil noch selbst bezahlen.

Kosten

Leider zahlen die gesetzlichen Krankenkassen bisher noch kein solch individuelles Konzept zur Prophylaxe, obwohl dadurch die Schadenshäufigkeit drastisch gesenkt wird. Die Kosten gehen ausschließlich zu Ihren Lasten und belaufen sich auf ca. 50,– bis 100,– EUR beim Routinecheck. Bei höherem Aufwand kann es natürlich deutlich mehr werden – doch dies ist gut investiertes Geld! Sie erhalten Ihre Zahngesundheit auf Dauer. Durch regelmäßige Kontrolle werden schon kleinste Defekte sichtbar und können schnell beseitigt werden. Denken Sie daran: Zahnersatz ist teuer!

Qualitätskompass für den Patienten

Leider ist die enorme Bedeutung der professionellen Vorbeugung noch nicht bis zu allen Zahnärzten vorgedrungen, auch wenn sie deutlich auf dem Vormarsch ist. Aus diesem Grund haben wir Ihnen im Folgenden einige Kriterien zusammengestellt, die eine Zahnarztpraxis erfüllen sollte, will sie die Prophylaxe tatsächlich ernst nehmen.

- Der Zahnarzt sollte Ihr Partner sein bei der Verbesserung Ihrer Mundhygiene.

- Er sollte Sie mit seinem Team vor jeder größeren Behandlungsmaßnahme erst vorbehandeln: Nur in gut gepflegten Gebissen lassen sich gute Behandlungsergebnisse erzielen.

- Es sollte eine transparente Übersicht für zusätzliche Kosten geben.

- Ein individuell abgestimmtes Recall-System sollte existieren. Bei einem hohen Risiko sollten häufigere Sitzungen (4 Mal im Jahr) eingeplant werden, bei einem gesünderen Gebiss sind natürlich seltenere Sitzungen ausreichend. Nach dem Einsetzen von Zahnersatz sollten Sie neu trainiert werden.

● Nach dem Einsatz von Zahnersatz und Implantaten sollte Ihr Zahnarzt Sie regelmäßig zur „Inspektion" bitten.

Im Interesse der Zähne?

Zum Glück für unsere Zähne ist es mittlerweile weitgehend bekannt, dass regelmäßige und gründliche Mundhygiene für die Gesundheit unseres Gebisses unerlässlich ist. Auch die Tatsache, dass übermäßiger Zuckerkonsum unsere Zähne ruiniert, ist allseits bekannt. Aber wie steht es mit anderen Dingen? Wie wirkt Nikotinkonsum auf unsere Zähne? Welche Auswirkungen hat die junge, aber sehr verbreitete Mode des Zahnschmucks oder Zungenpiercings? Für die Jugend sind sie kaum noch weg zu denken, aber sind sie aus zahnärztlicher Sicht tatsächlich nur harmlos und modisch?

Rauchen

Die Schönheit Ihrer Zähne wird von zahlreichen Faktoren beeinflusst. Dazu gehört auch das Rauchen. Deutlich sichtbare Zahnverfärbungen und starker Mundgeruch machen Raucher nicht eben attraktiv. Rauchen hat außerdem einen stark destruktiven (zerstörerischen) Effekt auf die Mundhöhle. Es begünstigt die Entstehung von Mundhöhlenkrebs und hat schädliche Auswirkungen auf die Zähne und das Zahnfleisch.

So haben Untersuchungen Rauchen mit Krankheiten des Zahnfleischs (wie z. B. Leu-

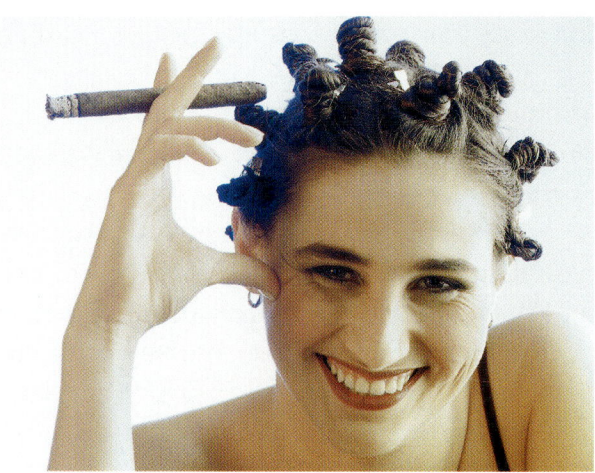

Abb. 2.44: Starkes Rauchen gefährdet schöne Zähne.

koplakie, Stomatitis und Zahnfleischbluten) in Verbindung gebracht. Zahnbett-Entzündungen heilen in vielen Fällen langsamer aus als bei Nichtrauchern.

Auch der Wundheilungsprozess nach kieferchirurgischen Eingriffen (z. B. Kieferknochenersatz) und nach Zahnentfernungen ist oftmals beeinträchtigt. Darüber hinaus liegt bei Rauchern das Risiko des Zahnverlustes eindeutig höher als bei Nichtrauchern.

Raucher, die nach dem Verlust eines oder mehrerer Zähne auf Zahnimplantate setzen, haben eine deutlich ungünstigere Prognose als Nichtraucher. Während bei Nichtrauchern etwa jede 25. Implantation fehlschlägt, kommt es bei Rauchern im Schnitt bei jedem dritten Implantat zu Komplikationen.

Zahnschmuck

Aus den USA kommt eine Mode, bei der man sich seine Schneidezähne verzieren lassen kann. „Dazzler" oder „Twinkles" heißen die kleinen Schmucksteinchen bzw. goldenen Motive, die auf die Seiten der Frontzähne aufgeklebt werden. Inzwischen ist dieser

Zahnschmuck auch bei uns immer häufiger zu sehen.

Aus zahnärztlicher Sicht ist gegen solche Verzierungen nichts einzuwenden. Vorausgesetzt, sie werden von einem Zahnarzt aufgebracht und gut geputzt. Denn jede nicht glatte Oberfläche im Mund bietet eine Ablagerungsfläche für Bakterien und kann so ein Ausgangspunkt für Karies sein. Dies muss unter allen Umständen durch intensive Zahnpflege und Mundhygiene verhindert werden.

Denn was nutzt der „coolste" Zahnschmuck, wenn die Zähne darunter wegfaulen?

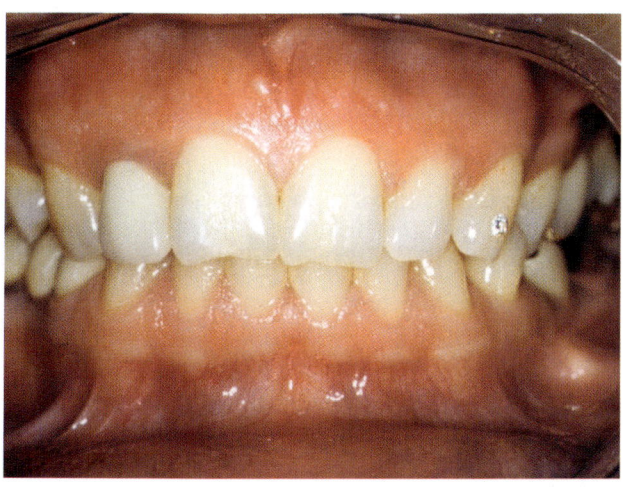

Abb. 2.45: Was schick aussieht, muss auch aufwändig gepflegt werden.

Zungenpiercing

Problematisch ist beim Zungenpiercing nach wie vor die Hygiene. Denn in vielen Kosmetik- bzw. Tattoo-Studios werden beim Setzen des Piercings die minimalsten hygienischen Voraussetzungen immer noch nicht eingehalten. So ist die Anschaffung eines Gerätes zur Sterilisierung der verwendeten Instrumente leider immer noch nicht selbstverständlich – die Übertragung von Krankheitserregern (im schlimmsten Fall Hepatitis oder HIV) ist vorprogrammiert.

Gerade beim Piercen der Zunge besteht eine erhöhte Infektionsgefahr, denn die Mundhöhle ist voller Bakterien. Es kann zu massiven Schwellungen der Zunge und sogar zur Blutvergiftung kommen.

Das Anschlagen der Metallkugeln an die Zahnoberfläche kann zu so genannten Mikroabplatzungen bzw. -brüchen führen. Die Folge: Zahnschmerzen! Selbstverständlich kann es auch zu Allergien und Abstoßungsreaktionen auf das verwendete Material kommen.

Viele Kieferorthopäden behandeln übrigens keine Patienten mit Piercings, da diese ein verändertes Zungen- und Weichteil-Bewegungsmuster aufweisen. Auf diese Weise ist der Erfolg der Behandlung gefährdet.

Wenn man dennoch auf Piercings steht, sollte man wenigstens auf eine sehr gute Mundhygiene und besonders auf eine gute Reinigung der Zunge achten.

Alarmsignal: Zahnschmerz

Wie lassen sich
Zahnschmerzen verhindern?

Welche Schmerzmittel gibt es?
Paracetamol
Acetylsalicylsäure
Ibuprofen

Zahnschmerzen gehören für jeden von uns zu den unangenehmsten Schmerzen, da sie ihren Ursprung in der Nähe der so genannten Sinnesorgane haben. Unter Schmerzen im Kopf- und Halsbereich mit der Nähe zu Augen, Ohren, Nase und Mund leidet man sehr viel mehr als an den Extremitäten (Arme, Beine), selbst wenn die Schmerzstärke nicht größer ist. Schon kleine Irritationen werden als belastend empfunden.

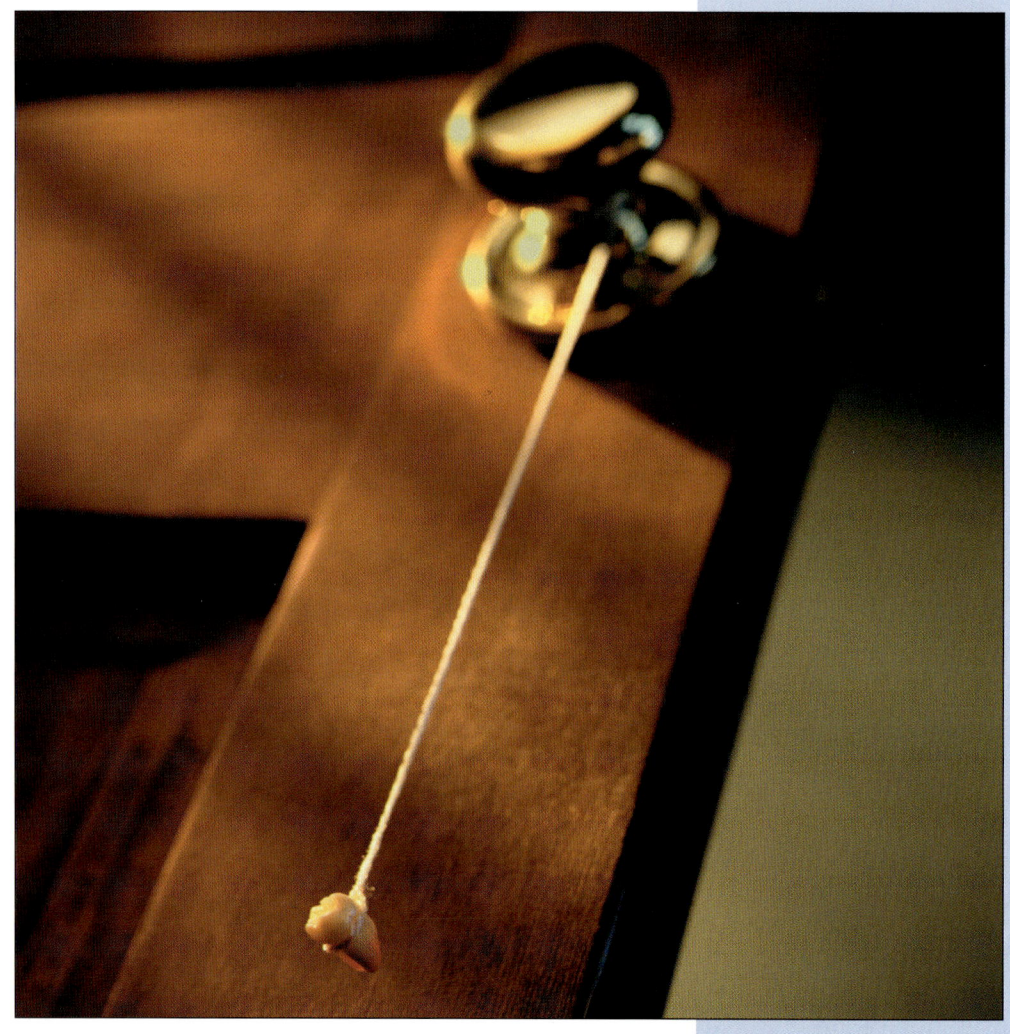

von

Dr. med. Siegfried Arhelger

und

Dr. med. Tom Meuser, Köln

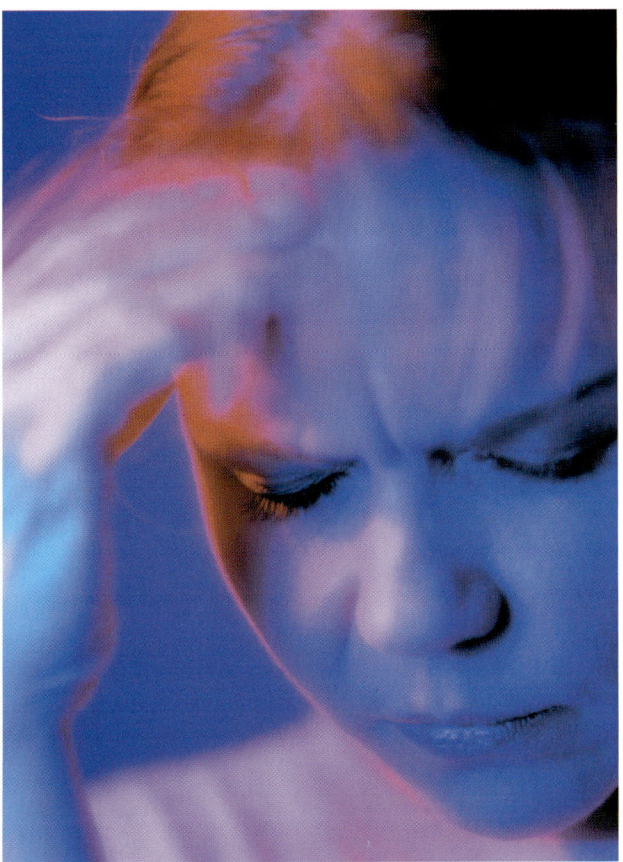

Abb. 3.1: Zahnschmerzen werden immer als quälend empfunden.

Irritationen werden meist durch kleine Verletzungen oder Entzündungen im Bereich von Zähnen und Zahnfleisch verursacht. Parodontose ist eine solche Entzündung, die zu schmerzhaften Veränderungen des Zahnfleisches führt. Aber auch Karies, wo es zu winzigen Verletzungen (Löchern) des Zahnschmelzes kommt, ermöglicht Bakterien, in den Zahn vorzudringen und schließlich eine Entzündung am Zahnnerv zu verursachen.

Bei Verletzungen oder Entzündungen werden aus dem betroffenen Gewebe (z. B. Zahnfleisch, Zahnnerv, Kieferknochen) körpereigene Botenstoffe (kleine chemische Moleküle) freigesetzt, die durch das Gewebe wandern und sich eine Bindungsstelle an den „Schmerznerven" (Nozizeptoren) suchen. Finden diese Botenstoffe entsprechen-

de, für sie selber genau passende (wie ein Schlüssel zu einem Schloss passt) Bindungsstellen, wird der „Schmerznerv" aktiviert und überträgt diese Aktivierung bis zum Gehirn. Im Gehirn wird dieser chemisch-elektrische Reiz als Schmerz wahrgenommen.

Je größer die Verletzung oder Entzündung ist, desto mehr Botenstoffe werden im betroffenen Gewebe freigesetzt und desto mehr „Schmerznerven" können aktiviert werden. Entsprechend verstärken sich die Reize, die im Gehirn als Schmerz wahrgenommen werden.

Selbstverständlich können all diese Abläufe von der Verletzung bis zur Schmerzwahrnehmung auch durch einen gezielten (gewollten) zahnchirurgischen Eingriff verursacht werden. Ebenso kommen alle hier beschriebenen Situationen in gleicher Weise bei anderen Geweben im gesamten Körper vor. Eine Schnittwunde durch ein Küchenmesser am Daumen bewirkt durch die Verletzung und Entzündung des Gewebes und die Freisetzung der Botenstoffe letztendlich nichts anderes als die „Verletzung" des Zahnschmelzes durch Karies oder die Operationswunde nach einem gezogenen Zahn.

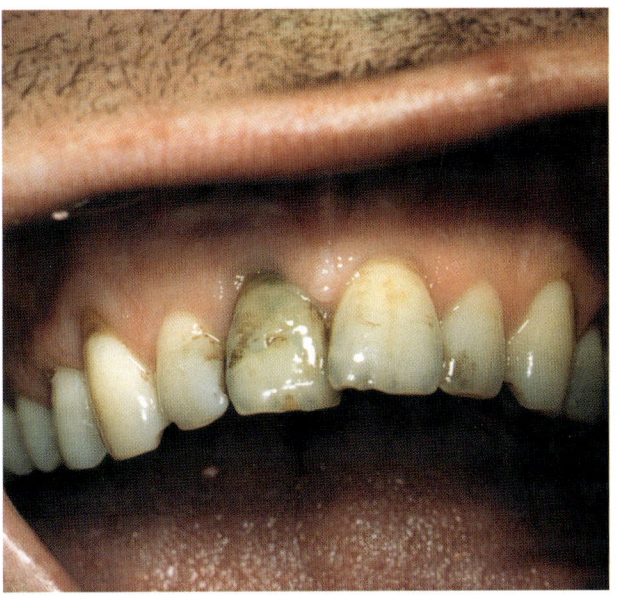

Abb. 3.2: Kranke Zähne können zu starken Schmerzen führen.

49

Patientenfrage: Ist es normal, dass Zähne nach einem Eingriff schmerzempfindlicher sind?

Antwort des Experten: Nach einer Behandlung können durch Passungenauigkeiten der Provisorien leichte Kalt- / Warmempfindlichkeiten auftreten. Eine grundsätzliche Schmerzempfindlichkeit sollte nicht die Regel sein.

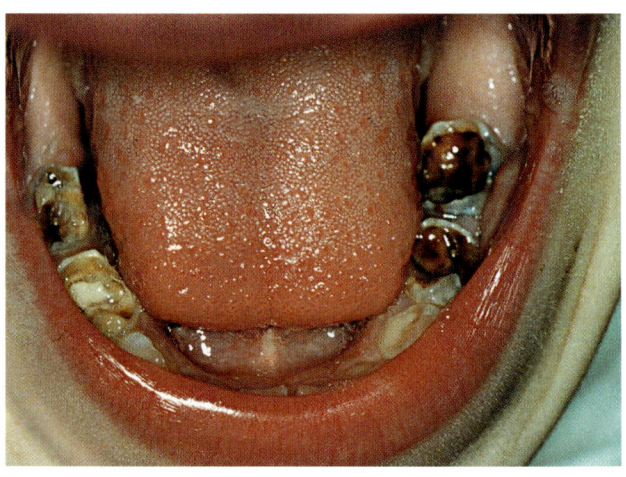

Abb. 3.3: Schmerzverursacher Karies

Wie lassen sich Zahnschmerzen verhindern?

Selbstverständlich ist wie fast überall Vorbeugung die beste Methode. Der menschliche Körper ist eine sehr anfällige Konstruktion der Natur, die gut gepflegt werden muss, damit man Schäden verhindern oder verzögern kann. Trotzdem kann auch die beste Vorbeugung irgendwann zu Schäden führen, auf die der Körper in aller Regel mit dem Warnsymptom „Schmerz" aufmerksam macht. Nur die Beseitigung des Auslösers (Heilung der Verletzung bzw. Abklingen der Entzündung) kann eine dauerhafte Schmerzbeseitigung erreichen. Und für die Übergangsphase, das heißt bis zur dauerhaften Heilung, können Schmerzmedikamente (Analgetika) eine vorübergehende Schmerzlinderung oder gar eine Schmerzbefreiung bringen.

Patientenfrage: Gibt es etwas Schmerzfreieres als Bohren?

Antwort des Experten: Ja, gute Hygiene und Vorbeugung sind besser und schmerzfreier. Im Schadensfall bleibt bei heutigem Stand der Dinge in vielen Fällen nur eine Behandlung mit dem Bohrer übrig. Es gibt allerdings neue Verfahren, bei denen Karies mit einer Säure entfernt wird.

Patientenfrage: Ist es ratsam, sich während der Behandlung hypnotisieren zu lassen – wegen der Betäubung und der Schmerzen?

Antwort des Experten: Es gibt interessante Ansätze, die eine Hypnose als zusätzliches Hilfsmittel bei einer zahnärztlichen Behandlung vorschlagen. Für eine normale Behandlungssitzung ist es jedoch besser, dass Sie ein gutes und vertrauensvolles Verhältnis zu Ihrem Zahnarzt aufbauen. Sie können sich dann die Hypnose sparen.

Welche Schmerzmittel gibt es?

In aller Regel lassen sich leichte bis mittelstarke Schmerzen im Kopf- und Halsbereich – auch Zahnschmerzen – durch einfache Analgetika, wie sie in jeder Apotheke gekauft werden können, günstig beeinflussen. Diese Schmerzmedikamente wirken dadurch, dass sie die Freisetzung der Botenstoffe aus dem geschädigten Gewebe an Ort und Stelle reduzieren. Sie werden als antiphlogistische Schmerzmittel bezeichnet, da sie sowohl den Schmerz selber als auch die Entzündung bekämpfen können.

Neben einer Reihe von rein pflanzlichen Substanzen (z. B. aus der Teufelskrallenwurzel) gibt es bewährte Substanzen wie:

● Paracetamol,
● Acetylsalicylsäure und
● Ibuprofen.

Der Arzt oder Apotheker berät den Patienten über die Einnahmemenge und die Einnahmeintervalle der Schmerzmittel. Auch wissen sie, von welchen Herstellern kostengünstige Medikamente erhältlich sind. Alle Analgetika sind in fast allen Darreichungsformen erhältlich, also als:

● Tabletten,
● Saft oder
● Zäpfchen, falls ein Patient beispielsweise Schluckbeschwerden hat.

Letztendlich kann der Patient aber selber entscheiden, welche Einnahmeform für ihn am günstigsten ist, die Wirksamkeit der Analgetika ist fast immer die gleiche.

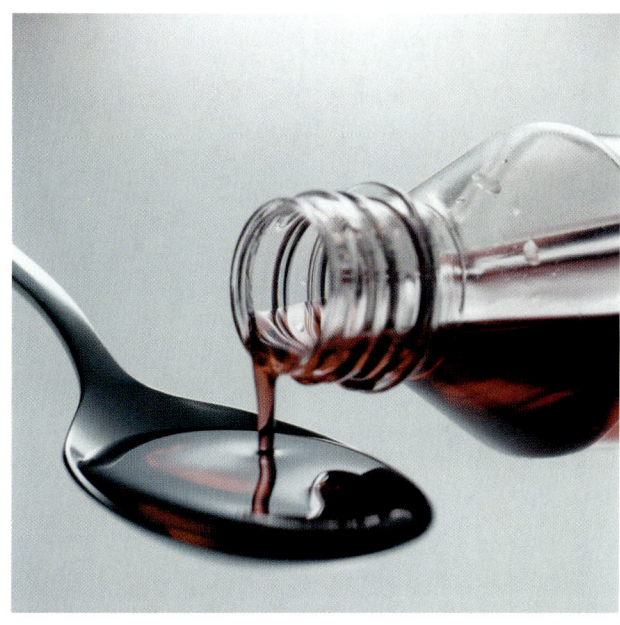

Abb. 3.5: Viele Schmerzmittel gibt es auch in Form von Saft.

Paracetamol

Paracetamol (500 mg bei einem Erwachsenen) gibt es in jeder Apotheke von verschiedenen Herstellern. Diese Analgetika sind apothekenpflichtig, aber nicht verschreibungspflichtig, das heißt der Patient bekommt sie nur in einer Apotheke, benötigt aber kein Rezept von seinem Arzt. Trotzdem ist es wichtig, nicht ohne Beratung durch einen Arzt oder den Apotheker Analgetika zu kaufen und einzunehmen, denn grundsätzlich können sie alle Nebenwirkungen und Allergien auslösen, die zwar selten vorkommen, aber dennoch gefährlich sein können. In der Schwangerschaft sollte Paracetamol in den ersten vier Monaten nicht eingenommen werden, ab dem 5. Schwangerschaftsmonat ist eine Einnahme unter bestimmten Voraussetzungen möglich. Schwangere müssen sich unbedingt von ihrem Frauenarzt beraten lassen.

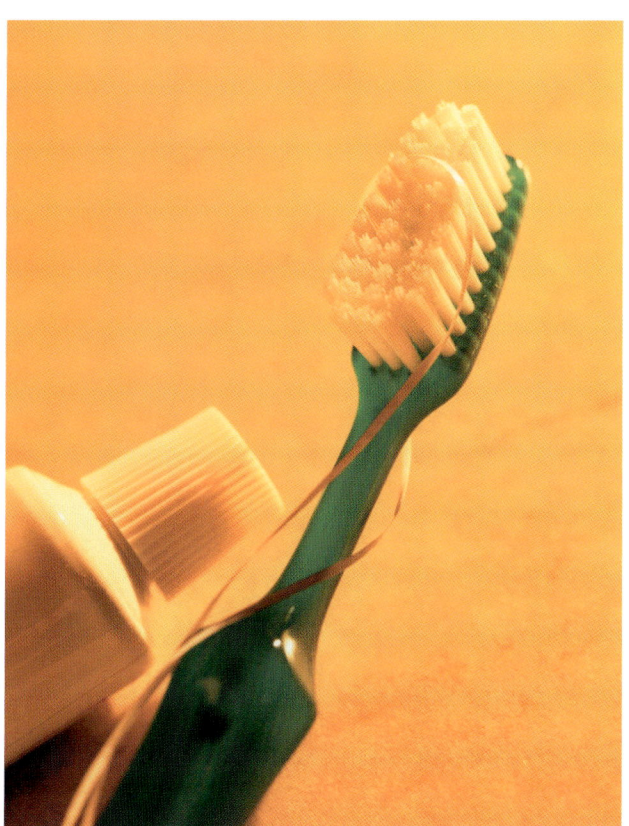

Abb. 3.4: Gute Zahnhygiene ist die beste Vorbeugung gegen Zahnschmerzen.

Schmerzmittel und Stillen

Alle Analgetika gehen bei der stillenden Mutter in die Muttermilch über, was bei nur kurzfristiger Einnahme von geringen Mengen meist keine Auswirkung auf den Säugling hat und ein Abstillen in aller Regel nicht nötig macht. Stillende Mütter sollten sich aber in jedem Fall von ihrem Frauenarzt beraten lassen.

Acetylsalicylsäure

Auch Acetylsalicylsäure (ASS) (500 mg bei einem Erwachsenen) ist ein bewährtes Schmerzmittel, allerdings mit einer weniger guten Entzündungshemmung im Vergleich zu Paracetamol. ASS sollte aber nur mit Einverständnis des Arztes genommen werden, wenn der Patient mit einer blutenden Wunde (z. B. bei Parodontitis oder bei einer Operation) rechnen muss, da ASS die Blutgerinnung beeinflusst und auch kleine Wunden länger bluten können als normal. Auch ASS gibt es in jeder Apotheke von verschiedenen Herstellern und es ist nicht verschreibungspflichtig. In der Schwangerschaft sollte ASS in den ersten 3 Monaten und im letzten Schwangerschaftsmonat nicht eingenommen werden. Schwangere sollten sich unbedingt von ihrem Frauenarzt beraten lassen.

Ibuprofen

Ibuprofen (200 mg bei einem Erwachsenen) wirkt ebenfalls gegen den Schmerz und die Entzündung und hat sich zusätzlich bewährt, wenn ein Teil der Schmerzen von einem Knochen (zum Beispiel einem Kieferknochen) ausgeht. Auch Ibuprofen gibt es in jeder Apotheke von verschiedenen Herstellern und es ist nicht verschreibungspflichtig. In der Schwangerschaft sollte Ibuprofen in den ersten 3 Monaten nicht eingenommen werden. Schwangere sollten sich unbedingt von ihrem Frauenarzt beraten lassen.

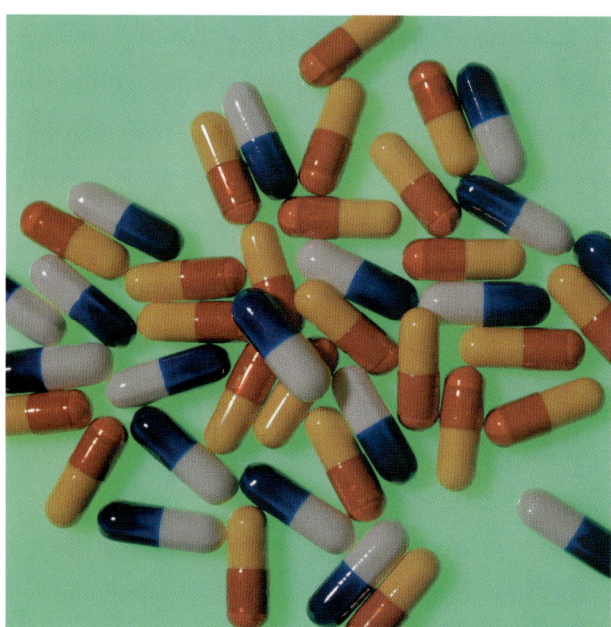

Abb. 3.6: Informieren Sie sich bei Ihrem Arzt oder Apotheker, welches Schmerzmittel für Sie geeignet ist.

Die Stärkeren

Fast alle anderen Analgetika, die eine stärkere Wirkung haben und bei stärkeren Schmerzen nötig werden, wie beispielsweise

- *Diclofenac,*
- *Indomethacin,*
- *Ketoprofen,*
- *Naproxen,*
- *Tramadol oder*
- *Morphin*

können vom Patienten nicht ohne Rezept eines Arztes in der Apotheke gekauft werden.

Wie erkennt man einen guten Zahnarzt?

Eine gute Prophylaxe
Eine ausführliche Beratung
Eine vernünftige Kostenvorhersage
Eine gute Passform
Und die Haltbarkeit?
Fazit

Das ungewisse Gefühl, beim Zahnarzt zu sitzen, sich im Mund behandeln zu lassen, ohne sehen zu können, was er gerade macht, und ohne beurteilen zu können, ob er seine Arbeit auch gut macht, ist uns allen bekannt. Allzu viele Patienten sind vor oder während einer Behandlung verunsichert über die Qualität der durchgeführten Maßnahmen. Man kann dieses Thema in diesem Rahmen sicher nicht erschöpfend diskutieren, aber es gibt doch einige grundsätzliche Überlegungen, die einem Patienten die Orientierung erleichtern können.

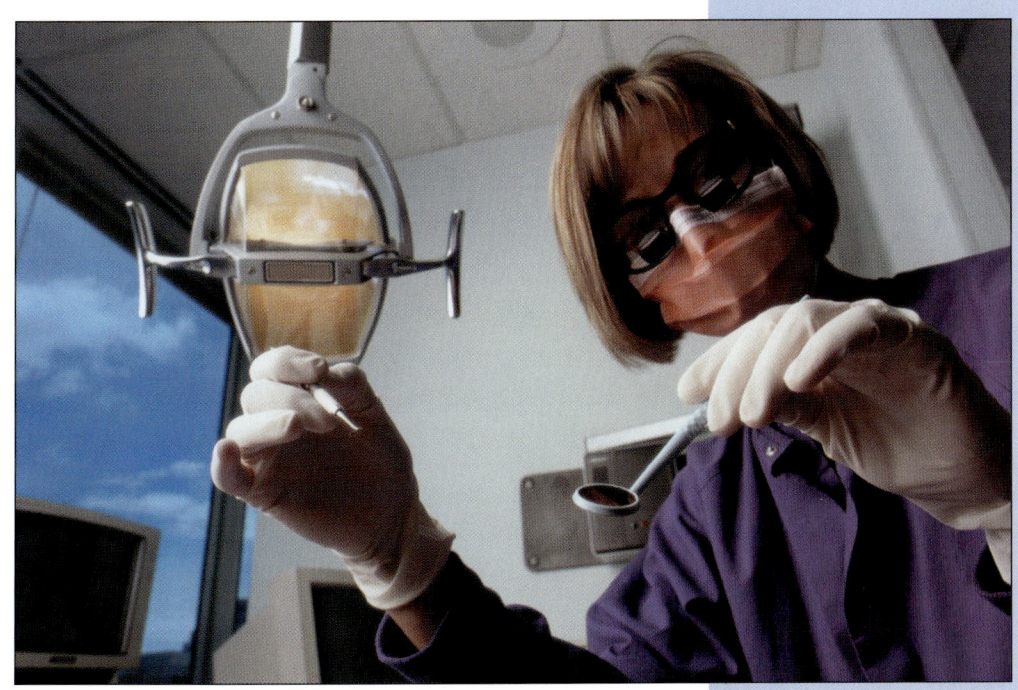

von

**Dr. Dr. Norbert Schmitz-Koep,
Köln**

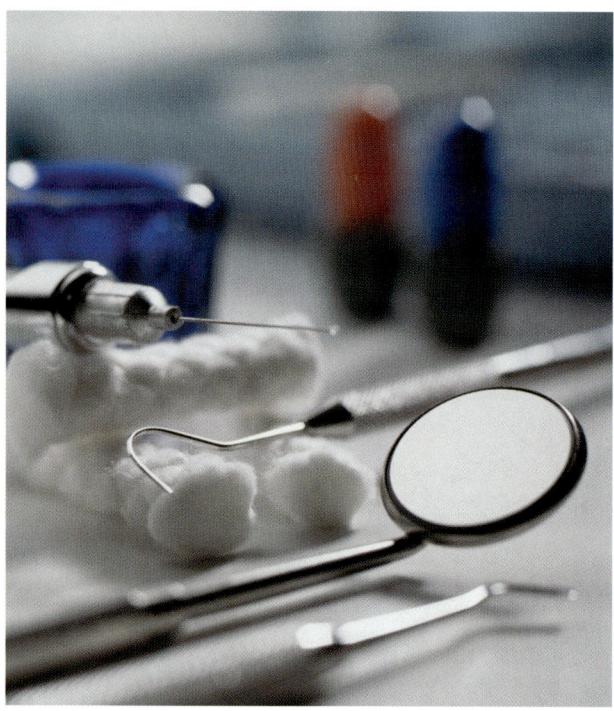

Abb. 4.1: Wichtig ist das Vertrauen zu einem Zahnarzt – auch wenn sein Werkzeug nicht gerade Vertrauen erweckt.

Eine gute Prophylaxe

In wohl keinem anderen Gebiet der Medizin kann Vorbeugung so leicht und so effizient Zerstörung verhindern. Diese so genannte Prophylaxe erfordert das Interesse des Patienten und dessen Selbstdisziplin, das Gelernte auch regelmäßig anzuwenden. Und schließlich sind ein Zahnarzt und ein Mitarbeiterteam nötig, die beide den Patienten nicht belehren oder ermahnen wollen, sondern diesen als Partner sehen, mit dem Sie zumindest ein gemeinsames Interesse haben, und zwar die Mundgesundheit zu verbessern.

Für viele Menschen ist eine zahnärztliche Behandlung dann gut, wenn sie schnell, schmerzlos und vor allem „kostenfrei" ist. Mit diesem einfachen Koordinatensystem helfen sie sich dann so lange weiter, wie ihre Zahngesundheit ihnen dies gestattet, das heißt wie ihre eigene Konstitution es ihnen erlaubt, gut oder akzeptabel auszusehen und sich zufriedenstellend zu ernähren. Durch diese Vorgehensweise werden jedoch biologisch wertvolle Strukturen, in diesem Falle Zahnsubstanz und Zahnhalteapparat, nutzlos vergeudet. Die Zahnsubstanz kann nur mit Ersatzteilen wiederhergestellt werden, wie Füllungen oder Kronen, der Verfall des Zahnhalteapparates kann in der Regel nur angehalten werden, erst in jüngerer Zeit gibt es auch hier unter großem Aufwand und in bescheidenem Maße eine gewisse Form der Wiederherstellung. All diese Reparaturen sind teuer und nie so gut wie das Original.

Zahnärzte so alt wie die Steinzeit

Schon in der Steinzeit gab es offenbar Zahnärzte: Forscher haben in Pakistan 8000 Jahre alte Zahnreste entdeckt, die auf eine frühe Methode der Kariesbehandlung hindeuten. Die prähistorischen Zähne aus Mehrgarh in Pakistan wiesen Löcher auf, die sich vermutlich nur durch eine zahnärztliche Behandlung erklären lassen. Amerikanische Forscher untersuchten die Löcher unter dem Elektronenmikroskop und stellten dabei fest, dass sie im Gegensatz zu Karieslöchern perfekt gerundet sind. Man kann also davon ausgehen, dass die Löcher mit einem kleinen Steinbohrer gebohrt und danach mit pflanzlichen oder anderen Substanzen gefüllt wurden, um ein Fortschreiten der Zahnfäule zu verhindern. Auch wenn dies noch nicht bewiesen ist, ist es ein interessanter Gedanke, dass die Menschen der damaligen Zeit schon das Wissen und die technischen Fertigkeiten für diese Arbeit hatten.

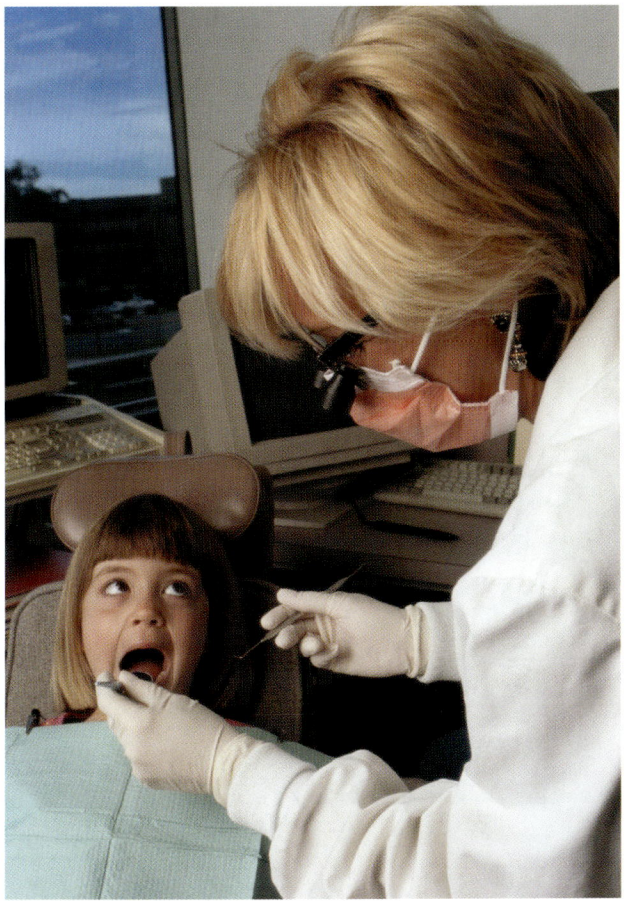

Abb. 4.2: *Eine gute Prophylaxe beginnt bereits bei Kindern.*

Auch für den Zahnarzt kann ein gutes Prophylaxe-Angebot von Vorteil sein. Die Prophylaxe kann er zwar höchstens kostendeckend betreiben, doch langfristig führt gute Vorbeugung zu angenehmen Arbeitsbedingungen, z. B. zu einem guten Zahnarzt-Patienten-Verhältnis und zu einem guten Ruf.

Nur ein Zahnarzt, der sich Zeit nimmt, um mit seinem Team die Vorbeugung von Zahnerkrankungen und Zahnbetterkrankungen (Parodontitis) zu verbessern, qualifiziert sich auch als Partner bei aufwändigen Behandlungen. Zudem verlieren viele Patienten ihre Ängste, wenn sie die in aller Regel sehr harmlosen Maßnahmen einer professionellen Zahnreinigung über sich ergehen lassen und den Behandlungserfolg danach am eigenen Leibe positiv feststellen können.

Patientenfrage: Woran erkennt man einen guten Zahnarzt?

Antwort des Experten: Dass er sich mit Ihnen unterhält, dass er einen Termin pünktlich einhält und dass er Ihnen genau erklärt, was Sie erwartet.

Es ist also eine erste Orientierung im Qualitätskompass des Patienten:

Ein qualifizierter Zahnarzt wird immer wieder Wert auf eine Verbesserung der Vorbeugung von bakteriellen Zahnerkrankungen (Karies) und Zahnbetterkrankungen (Parodontitis) legen. Manchmal ist dies lästig, immer jedoch nützlich für den Erhalt der Zähne oder des Zahnersatzes.

Eine ausführliche Beratung

Eine nächste Gelegenheit, die Qualität eines Zahnarztes zu beurteilen, ist die erste Beratungssitzung. Der Patiententyp „schnell – schmerzlos – kostenfrei" kennt diese Art der Beratung und Untersuchung gar nicht und

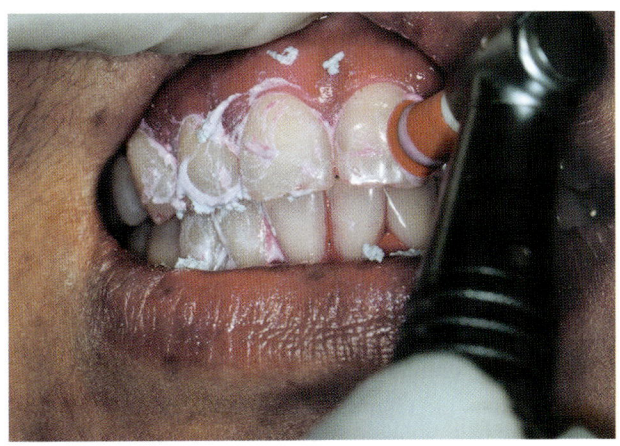

Abb. 4.3: *Professionelle Zahnreinigung ist für einen guten Zahnarzt ein wesentlicher Bestandteil seiner Behandlung.*

55

er würde sie auch nicht zu schätzen wissen. Für ihn startet die Behandlung mit dem Mundöffnen und endet mit der flinken Schadensbeseitigung.

Zu einer verantwortlichen Untersuchung eines qualifizierten Zahnarztes jedoch gehören immer die folgenden Elemente:

- eine Befragung nach dem Zweck des Besuches und den Erwartungen,
- eine Befragung nach allgemeinmedizinischen Risiken und Erkrankungen,
- ein Erfassen möglicher Allergien,
- eine Erhebung aller eingenommenen Medikamente,
- eine Befragung über vorangegangene zahnärztliche oder kieferorthopädische Behandlungen,
- eine Klärung über frühere Röntgenuntersuchungen und deren Verbleib.

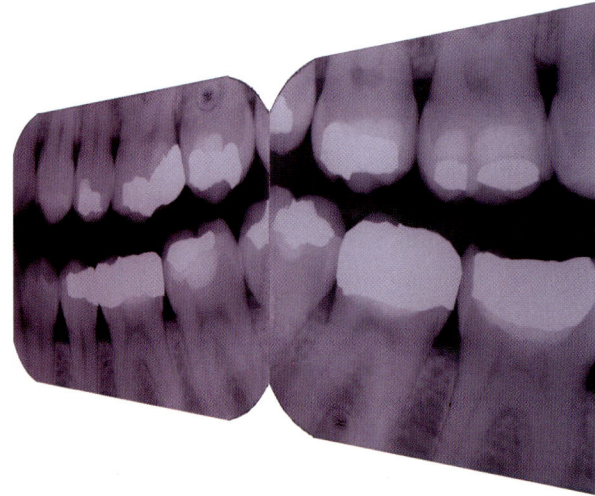

Abb. 4.4: Röntgenbilder bringen oft kariöse Läsionen erst ans Licht.

Jeder gute Zahnarzt wird sich bei einem ersten Besuch die Zeit zur Klärung der oben genannten Punkte nehmen. Erst danach beginnt er mit der eigentlichen Untersuchung des Patienten. Diese sollte sich aus den folgenden Punkten zusammensetzen:

- Untersuchung und Beschreibung aller Zähne und des vorhandenen Zahnersatzes,
- erste grobe Erfassung des Zustandes des Halteapparates durch eine orientierende Messung an festgelegten Zähnen,
- Untersuchung der angrenzenden Schleimhaut von Zunge, Wangen und Gaumen,
- erste grobe Einschätzung des Zusammenbisses durch Betrachtung der Zahnreihen im geschlossenen Zustand und in Funktion beim Gleiten,
- Abtasten der Kiefergelenkköpfe von außen bei der Öffnungsbewegung des Mundes.

Hiernach können weitere Maßnahmen und Untersuchungen folgen. Zu ihnen können möglicherweise gehören:

- Abformungen zur Modellherstellung für eine Planung,
- Röntgenuntersuchungen,
- Erstellung eines genauen Befundes des Zahnhalteapparates mit eingehender Taschenmessung aller Zähne,
- eine genaue Analyse des Zusammenbisses.

Es versteht sich von selbst, dass die oben genannten Schritte bei akuten Schmerzen abgekürzt werden. Nach Reduzierung der Beschwerden können sie dann nachgeholt werden. Kennen sich Zahnarzt und Patient schon lange, kann man oft sehr zügig zur Problembeseitigung schreiten. Bei sehr umfangreichen Zahnsanierungen und Behandlungsplanungen, wie zum Beispiel bei Implantatberatungen oder Beratungen über ästhetisch sehr aufwändigen Zahnersatz, sollten Modellstudien, die so genannten Wax-ups, nicht fehlen. Dazu wird dem Patienten die spätere Lösung auf dem Modell seines derzeitigen Gebisses als Simulation vorgeführt. Solch vorbereitende Beratungssitzungen können sich manchmal über zwei bis drei Termine erstrecken.

> *Patientenfrage: Hallo, Herr Zahnarzt, wann ist die Zahnmedizin endlich aus den Kinderschuhen raus?*
>
> *Antwort des Experten: In welchem Zusammenhang? Bei regelmäßiger Teilnahme an einem guten Vorsorgeprogramm können Sie das Quälen für den Rest Ihres Lebens vergessen. Nennen Sie mir einen Bereich der Medizin, bei dem dies ähnlich ist!*

Die Erstberatung, bei der sich Zahnarzt und Patient kennen lernen, dauert im Idealfall zwischen 20 und 60 Minuten. Häufig kann sie sich auch in mehreren Sitzungen bis zu zwei Stunden erstrecken. Jede gründliche

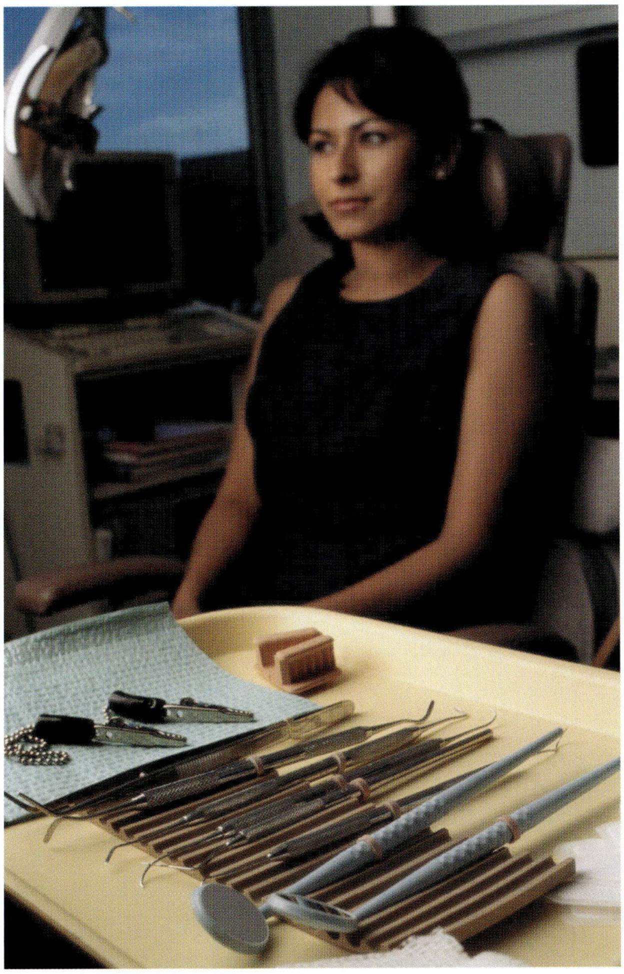

Abb. 4.5: Ein guter Zahnarzt nimmt sich für seine Patienten Zeit.

Beratung ist für einen Zahnarzt ein kostenintensives Zuschussgeschäft. Doch sollte ein guter Zahnarzt nicht aus diesem Grund auf eine solche Beratung verzichten, denn in der Gesamtbetrachtung ist sie der Schlüssel zu einer erfolgreichen Tätigkeit.

Die zweite Orientierung im Qualitätskompass des Patienten lautet also:

Ein Zahnarzt, der sich Zeit nimmt für eine gründliche Befragung, Untersuchung und Beratung seines Patienten, hat den halben Weg zu einer erfolgreichen und qualitativ hochwertigen Behandlung hinter sich.

Eine vernünftige Kostenvorhersage

Steht die sorgfältige Planung der möglichen beziehungsweise erforderlichen Behandlung, so ist es nötig, dem Patienten mitzuteilen, mit wie viel Zeitaufwand und – vor allen Dingen – mit welchen Kosten er zu rechnen hat. Dies geschieht durch eine so genannte Kostenvorhersage oder einen Heil- und Kostenplan. Auch wenn sich oft während einer Behandlung noch Details verändern, so sollte sich der Zahnarzt doch bemühen, in seinem ersten Kostenvoranschlag dem späteren Behandlungsergebnis möglichst nahe zu kommen. Am besten gelingt dies, wenn die Positionen der Behandlung und der Zahntechnik genau aufgelistet werden. Grobe Schätzungen nur eines Teilbereiches, etwa der Zahnersatzleistungen, sind unübersichtlich und führen zwangsläufig zu späteren Missverständnissen.

Die Vorstellungen über die Berechnung zahnärztlicher Leistungen grenzen bei Laien oft ans Fantastische. Sicherlich liegt dies auch daran, dass das Einkommen der Zahnärzte vor allem in den 1970er- und 1980er-Jahren gegenüber anderen Berufsgruppen überproportional hoch war. Doch seitdem sind die Honorare kontinuierlich relativ gesunken. Das Goldene Zeitalter ist auch für die Zahnärzte vorbei. Die Gebührenordnung für Zahnärzte ist seit 1988 festgeschrieben und unverändert. Bitte vergleichen Sie diese Preiskonstanz seit nunmehr fast anderthalb Jahrzehnten mit dem Benzinpreis, Ihrem Versicherungsbeitrag oder Ihrer Miete.

Bei einer umfangreichen Zahnersatzbehandlung macht der Betrag, der auf die Zahntechnik entfällt, häufig fast die Hälfte der Gesamtsumme aus, so dass die Mehrzahl der Zahnärzte, die ja kein eigenes Labor haben, diesen Betrag vorfinanzieren müssen. Zudem gibt es wie oben ausgeführt eine Reihe von Behandlungsmaßnahmen, die für sich alleine betrachtet nach den Buchstaben der Gebührenordnung nicht oder nur gerade kostendeckend zu leisten sind, wie zum Beispiel die ausführliche Beratung oder eine Nervkanalbehandlung höheren Schwierigkeitsgrades.

Ohne also Mitleid für Ihren Zahnarzt wecken zu wollen, bleibt festzuhalten, dass Beträge, die Ihnen anfangs absolut überteuert erscheinen, sich dadurch relativieren.

Einen entscheidenden Einfluss auf die Behandlungskosten hat die angestrebte Versorgungsqualität. Nimmt man im Mittel an, dass ein „nur" gutes Ergebnis angestrebt wird, so muss für das Erreichen eines sehr guten Ergebnisses der Aufwand annähernd verdoppelt werden. Je höher also die Ansprüche, desto höher der Zeitaufwand und damit auch die Behandlungsrechnung. Auch besonders hochwertige Ästhetik ist immer teurer als eine nur durchschnittliche Lösung.

Die dritte Orientierung für den Qualitätskompass des Patienten:

Ein Zahnarzt sollte in der Lage ein, dem Patienten eine Kostenvorhersage vor Behandlungsbeginn auszuhändigen und zu erläutern. Dieser Plan sollte sich nach den Ansprüchen des Patienten und seinen Bedürfnissen hinsichtlich Komfort und Ästhetik richten.

Eine gute Passform

Neben der guten Beratung, den transparenten Kosten und einem starken konsequenten Interesse an der Verbesserung der Mundhygiene ist das Streben nach guter Passform ein wichtiges Kriterium einer qualitativ hochstehenden zahnärztlichen Behandlung.

Die gute Passform einer Krone oder einer Brücke kann immer nur in Kooperation mit dem Patienten erreicht werden. Im Vorstehenden haben wir schon gelernt, dass gesunde, nicht entzündliche Zahnfleischverhältnisse eine zwingende Voraussetzung für eine gute Abformung sind. Das Paradoxe an

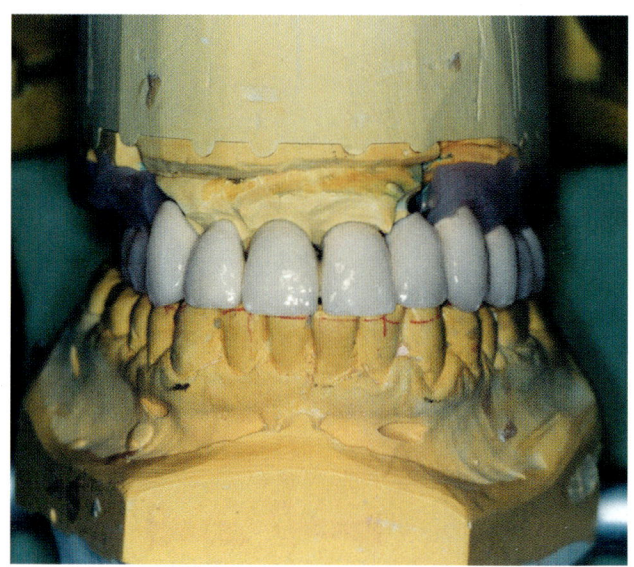

Abb. 4.6: Für einen guten Zahnarzt ist exakte Passform selbstverständlich.

den Maßnahmen im Munde ist es, dass nur gute Trockenheit und blutungsfreie Verhältnisse am Zahnfleischrand eine exakte Grundlage zur Abformung bieten. Alle gängigen Abformmaterialien reagieren sensibel auf Feuchtigkeit, das heißt sie erreichen bei Anwesenheit von Speichel oder Blut keine exakte Abbildung der im Munde des Patienten tatsächlich vorliegenden Verhältnisse. Ignoriert der Zahnarzt diese Schwierigkeiten, so setzt er damit eine fatale Kettenreaktion in Gang, an deren Ende eine manchmal für den Patienten zuerst unmerkliche, aber mehr oder minder große Ungenauigkeit der Passung des zu erstellenden Werkstückes liegt. Ein frühes Scheitern der prothetischen Arbeit ist somit vorprogrammiert. Aus betriebswirtschaftlicher Sicht ist jedoch dieses Bemühen um gute Umgebungsverhältnisse für den Zahnarzt oft wenig lukrativ, heißt dies doch oft eine eigene separate Abformsitzung und eine intensive Vorbehandlung des Gewebes. Dies ist aufwändig und wird nicht honoriert. Belohnt werden Patient und Zahnarzt jedoch bei guter Passform mit einer unkomplizierten Sitzung bei der Integration einer prothetischen Arbeit und einem guten Langzeiterfolg.

Als vierte Orientierung für den Qualitätskompass des Patienten gilt also:

Ein guter Zahnarzt muss sich um eine gute Passform bemühen. Dies ist für alle Beteiligten manchmal zeitaufwändig und mühsam, zahlt sich jedoch am Ende immer aus. Jeder Zahnarzt hat auf diesem Sektor eine Fehlerquote, denn nur der, der nichts macht, macht auch keine Fehler. Er sollte sich jedoch stets aufs Neue motivieren, diese Quote so gering wie möglich zu halten. So sollte der Patient die Unzufriedenheit des Zahnarztes mit einer Abformung nicht als Fehler, sondern als Ringen um verbesserte Passform interpretieren, die ihm am Ende zugute kommt.

Und die Haltbarkeit?

Als eine der weiteren Richtgrößen für die Behandlungsqualität wird gerne die Haltbarkeit von Zahnersatzbehandlungen im Munde des Patienten angesehen. Allerdings werden hier Äpfel mit Birnen verglichen. Verschiedene Einflussgrößen spielen eine Rolle für die Verweildauer. Zu ihnen gehören die Passung des Werkstückes, die Zahnhygiene des Patienten, die Zusammenbissverhältnisse, die Langzeiterfahrungen mit den Werkstoffen und Materialien, der Zustand des Zahnhalteapparates und vor allen Dingen auch die Vorschädigung der Zähne, die versorgt worden sind. Somit hat also jeder Zahnersatz ein individuelles Schicksal, für das man nicht immer den Zahnarzt verantwortlich machen kann.

Man kann daher nur eine ungefähre Faustregel angeben, die da heißt, dass ein Zahnersatz eine Lebensdauer von nicht unter zehn Jahren haben sollte. Ausnahmen sind häufig Grenzfälle zwischen den Möglichkeiten des noch festsitzenden oder des schon herausnehmbaren Ersatzes, bei denen sich der Patient nach einer entsprechenden Aufklärung durch seinen Zahnarzt in aller Regel für eine festsitzende Lösung entscheidet.

Fazit

Zählen Sie sich zu den Glücklichen, die sich nach der Lektüre dieses Kapitels mit einem strahlenden Lächeln beruhigt zurücklehnen können, weil Ihr Zahnarzt all die oben genannten Qualitätskriterien locker erfüllt? Oder haben Sie sich schon die Gelben Seiten zur Hand genommen, weil Sie jetzt wissen, was Sie schon länger ahnten, nämlich, dass Sie den Zahnarzt wechseln sollten?

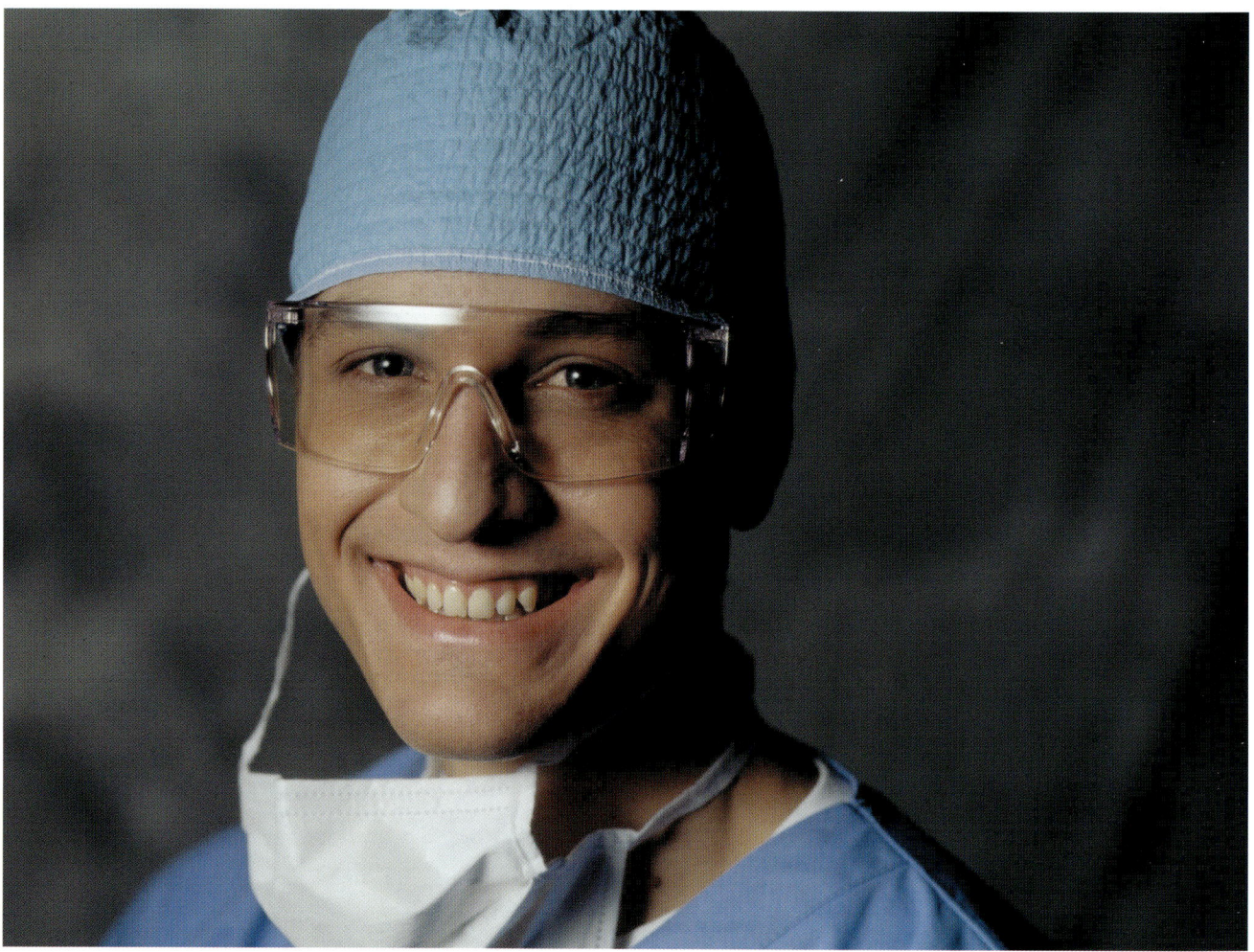

Abb. 4.7: Sind Sie mit Ihrem Zahnarzt zufrieden?

Letztendlich liegt die Entscheidung bei Ihnen. Doch sicherlich wäre es falsch, Ihren Zahnarzt zu wechseln, vielleicht weil er nur einige, aber nicht alle Qualitätskriterien erfüllt. Prüfen Sie, ob zwischen Ihnen beiden ein Vertrauensverhältnis besteht, dass Sie mit einem neuen Zahnarzt – und sei er auch noch so gut (was Sie aber im Vorfeld gar nicht wissen können) – erst wieder aufbauen müssten. Denken Sie immer daran, dass Sie der Kunde sind und auch ein Zahnarzt Ihre Wünsche entsprechend berücksichtigen sollte. Nutzen Sie diesen Qualitätskompass, um ihm zu sagen, was Sie sich von ihm wünschen. Wie überall im Leben kann ein klärendes Gespräch auch hier Wunder wirken.

Wollen Sie aber dennoch Ihren Zahnarzt wechseln, hören Sie sich vorher gut um, damit der Wechsel sich auch lohnt. Fragen Sie Freunde, Bekannte oder Nachbarn nach deren Erfahrungen mit ihrem Zahnarzt und beobachten Sie Ihren künftigen Zahnarzt bei Ihrem ersten Termin genau. Dank dieses Kompasses wissen Sie auch, worauf Sie achten sollten.

Zum Schluss soll nicht unerwähnt bleiben, dass es auch hier paradoxerweise Patienten gibt, die aus falscher Rücksichtnahme einen Zahnarztwechsel scheuen. Zwar sind sie nicht unbedingt von den Fähigkeiten ihres Zahnarztes überzeugt, doch habe man ihm jetzt 16 Jahre die Treue gehalten und könne ihn unmöglich einfach so verlassen.

Fühlen Sie sich angesprochen? Bedenken Sie: Es geht ausschließlich um **Ihre** Zähne.

Die Ästhetik in der Zahnmedizin

Der Ersatz eines oder aller Zähne
Die Analyse von Farbe und Form

Stand früher ausschließlich der Ersatz zerstörter Substanz im Vordergrund der zahnärztlichen Bemühungen, so ist es seit der Einführung der keramisch verblendeten Metallkrone als Routinemaßnahme in der Praxis nunmehr auch möglich, eine zahnähnliche Wiederherstellung durchzuführen, die es dem Patienten ermöglicht, sich frei und ungezwungen in der Öffentlichkeit zu bewegen. Durch die Weiterentwicklung der metallfreien, vollkeramischen Systeme ist eine weitere Stufe zur Perfektionierung des Zahnersatzes erreicht worden.

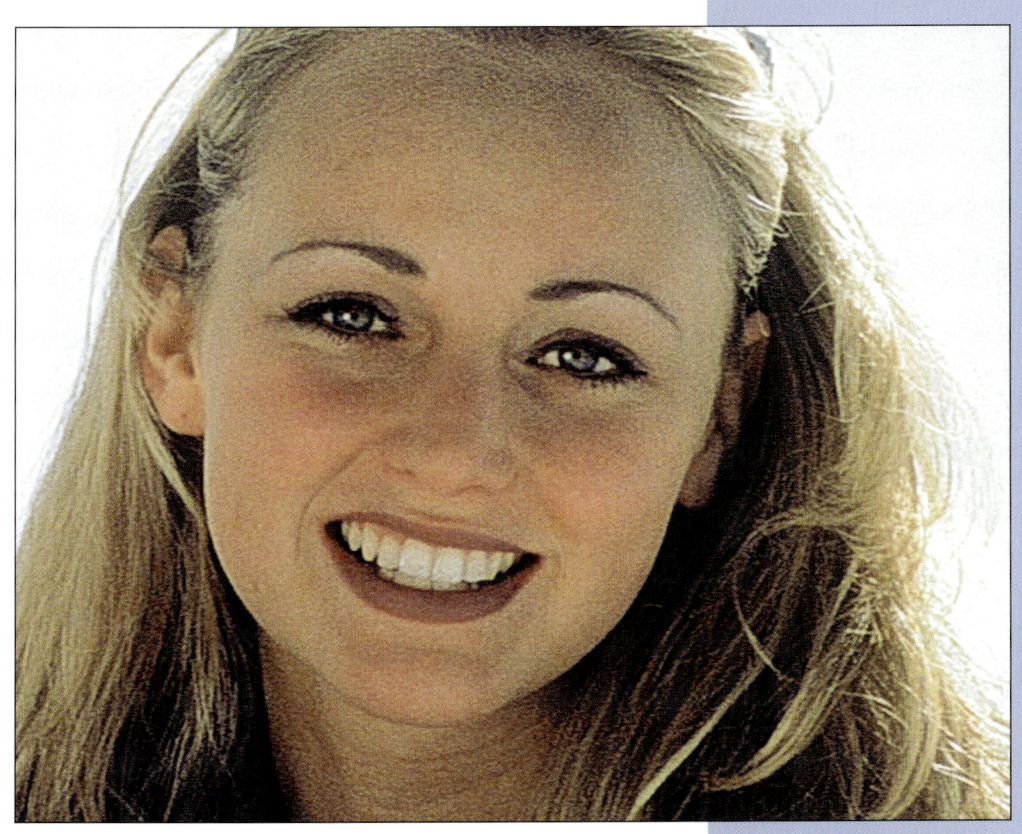

von

Dr. Dr. Norbert Schmitz-Koep,
Köln

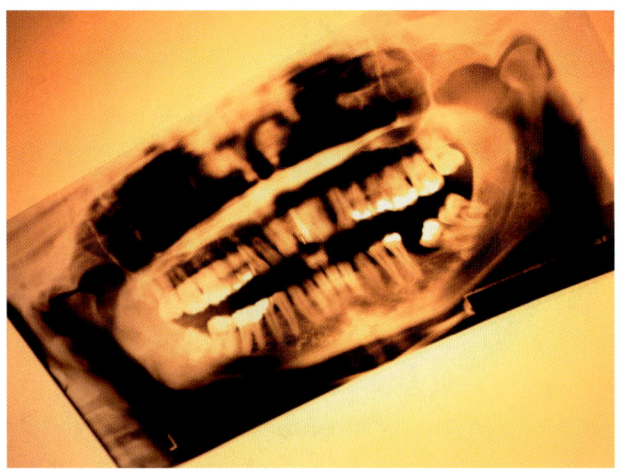

Abb. 5.1: In der modernen Zahnmedizin geht es um mehr als nur um den Ersatz zerstörter oder fehlender Zähne.

Schönheit liegt bekanntermaßen im Auge des Betrachters. Nun betrachtet sich der Patient beim Aussuchen seiner Zahnfarbe und bei der Einprobe des fertigen Werkstückes auch intensiv selbst, in aller Regel übrigens zu nah – etwa aus ungefähr 20 Zentimetern Abstand mit hochgezogenen Lippen. In der realen Welt außerhalb der Zahnarztpraxis jedoch finden soziale Kontakte fast immer mit einem Abstand von etwa 50 Zentimetern oder mehr statt. Es ist daher wichtig für den Zahnarzt und den Zahntechniker, die Farbbestimmung an den Zähnen des Patienten eigenverantwortlich durchzuführen. Die meisten Menschen unterliegen dabei der Illusion, dass ihre Zähne hell seien oder zumindest werden sollen: Tendenziell sucht sich der Patient immer eine zu helle Farbe aus. Dies mag zum einen daran liegen, dass durch die Medien, speziell durch Fernsehen und Abbildungen diverser Models in Magazinen, der Eindruck entsteht, sehr helle, um nicht zu sagen weiße Zähne, seien ein Muss. Dies ist zum Orientierungsmaßstab geworden, auch wenn man eigentlich weiß, dass die meisten dieser Fotos retuschiert sind. Zum anderen ist die Verbesserung des eigenen Erscheinungsbildes oft eine Genugtuung für den oft psychologisch schweren Angang zum Zahnarzt und der Lohn für eine

oft jahrelange Leidensgeschichte mit unästhetischen Frontzähnen.

Natürlich ist der Wunsch eines Patienten nach einem attraktiven Äußeren unbedingt zu berücksichtigen. Wichtig ist dabei jedoch, die Ausgangssituation und den allgemeinen Kontext nicht aus den Augen zu verlieren.

Der Ersatz eines oder aller Zähne

Wird nur ein **einzelner Zahn** behandelt, so liegt ohne Frage die Kunst in der Integration eines Werkstücks von maximaler Naturtreue. Im Klartext heißt dies, dass später die Krone nicht als solche erkannt werden soll. Dies ist wohl eine der schwierigsten Situationen für ein Behandlungsteam. Dabei ist wichtig zu wissen, dass nicht allein die Erfassung der Zahnfarbe in all ihren Facetten wie **Transparenz, Farbwert und Opaleszenz** bei der Bestimmung aufgenommen werden muss, sondern Farbe immer in Abhängigkeit zur Form und Oberflächenbeschaffenheit zu sehen ist. Es ist verblüffend zu beobachten, dass trotz korrekter Farbauswahl das Werkstück niemals naturgetreu wirken wird, wenn die Formgebung

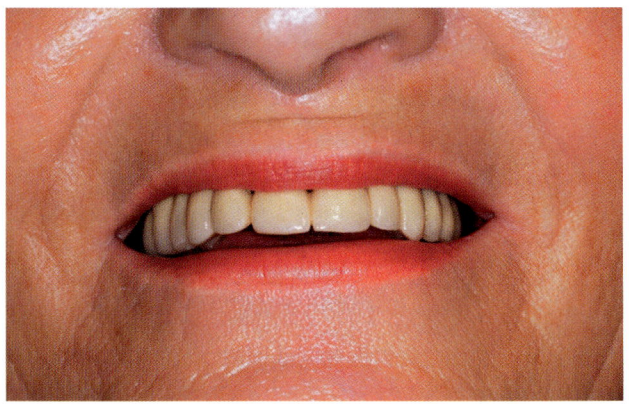

Abb. 5.2: Schöne und gesunde Zähne stehen im Vordergrund der ästhetischen Zahnmedizin.

falsch ist. Die Krone wird immer ein Fremd-körper bleiben. Daher muss man sich unbedingt über eines im Klaren sein:

Form und Farbe gehen Hand in Hand und sind untrennbar miteinander verknüpft.

Werden viele Zähne, gar alle, behandelt, spricht man von der **totalen Rehabilitation** eines Gebisses. Hier sind Zahnarzt und Zahntechniker etwas freier in der Wahl von Farbe und Form, jedoch auch in dieser Situation gibt es Einflussgrößen, die eine entscheidende Rolle für den späteren Erfolg spielen. Zum einen ist dies das **Lebensalter** des Patienten. Eine mäßige Korrektur hin zu einem jugendlichen Äußeren kann optisch Wunder bewirken, eine Überkorrektur wird oft zur Karikatur. Zum anderen sind dies die **Gesichtsform,** die **Haarfarbe** und der **Teint der Haut,** die unbedingt berücksichtigt werden müssen.

Zum Dritten sind die Art des zu erstellenden Zahnersatzes und die Ausgangssituation (Krone, Veneer, verfärbter Zahnstumpf, Implantat etc.) wichtige Einflussgrößen für die

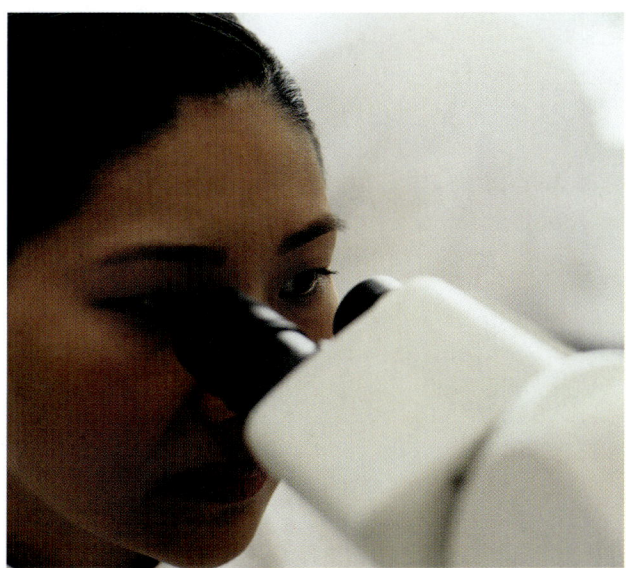

Abb. 5.3: Die präzise Arbeit im Zahnlabor ist für ein exaktes Ergebnis von enormer Bedeutung.

Auswahlkriterien. Interessant ist dabei, dass die jüngere Entwicklung der Keramiken es erlaubt, verschiedene Werkstücke auf verschiedenen Ausgangsmaterialien in der ästhetischen Wirkung am Ende harmonisch aussehen zu lassen. Dies ist auch eine gute Nachricht im Sinne der Zahnerhaltung. Hieß es früher bei einem Frontzahn, der eine Krone benötigte, dass es besser sei, gleich alle vier Frontzähne im Interesse eines einheitlichen Gesamtbildes zu überkronen, kann dieses unnötige Opfer an gesunder Zahnsubstanz heute vermieden werden.

Die Analyse von Farbe und Form

Es hat sich daher bewährt, eine Systematik der Analyse von Farbe und Form standardisiert durchzuführen, um für den Zahntechniker eine optimale Arbeitsgrundlage zu schaffen. Diese ist immer sehr von der persönlichen Erfahrung geprägt, aber es gibt doch einige Gemeinsamkeiten, die wir an dieser Stelle aufführen möchten:

- Modellstudie und damit auch Formstudie vor der Behandlung,
- Fotos der Ausgangssituation,
- Farbauswahl durch Zahntechniker und Zahnarzt vor der Behandlung,
- Farbauswahl durch Zahntechniker und Zahnarzt nach dem Beschleifen der Zähne,
- Anprobe der fertigen Arbeit im Stadium des Rohbrandes,
- Feinkorrekturen in Anwesenheit des Patienten,
- Probetragen der fertig gestellten Arbeit, wenn möglich (Ausnahme: Vollkeramik),
- Einweisung in die spezielle Pflegetechnik des jeweiligen Zahnersatzes,
- Fotos der Endsituation zur Dokumentation.

Bleichen – Der Traum von weißen Zähnen

Ein strahlendes Lächeln – blitzblanke Zähne. So kennen wir es aus den Medien. Sie haben neue Maßstäbe gesetzt, denen wir nur allzu oft nacheifern möchten. Oft vergessen wir dabei – oder wir wissen es gar nicht – dass diese Bilder am Computer bearbeitet wurden, damit sie unserem Idealbild von einem schönen Menschen entsprechen. Doch auch wenn wir diese künstliche Aufbereitung berücksichtigen, bleibt die Ausstrahlung eines Medienstars das, was wir gerne in unserem eigenen Spiegel sehen würden: einen schöner Körper, reine Haut, volles Haar und ein strahlendes Lächeln mit weißen Zähnen.

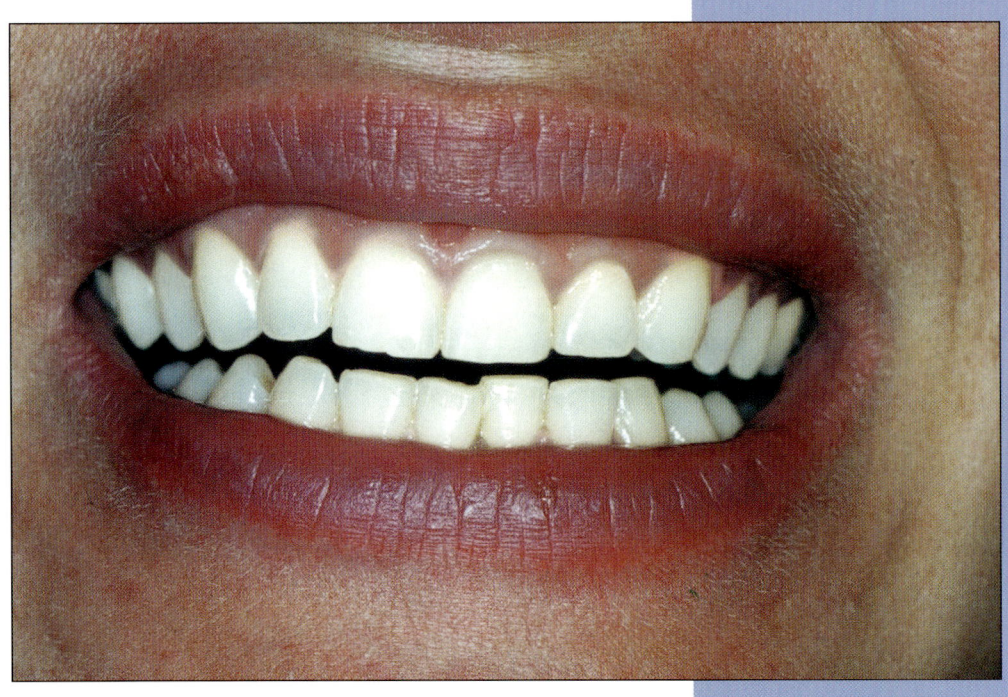

von

Dr. Sabine Hessabi,
Baden-Baden

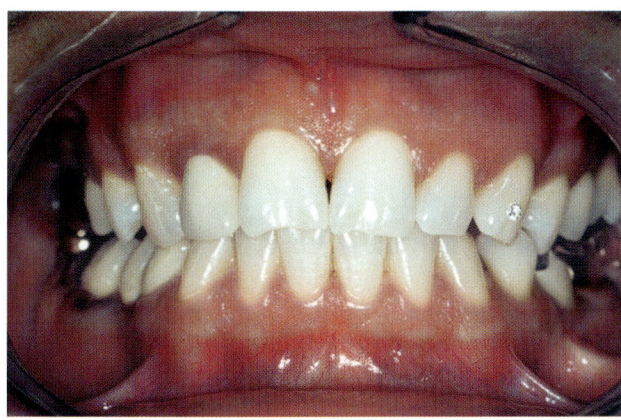

Abb. 6.1: Vor dem Bleichen ...

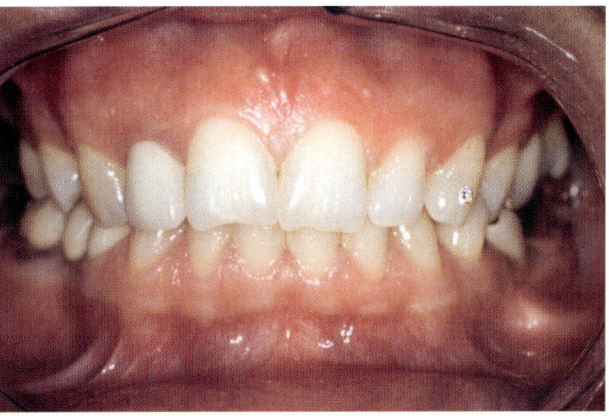

Abb. 6.2: ... und danach

Wir haben heutzutage medizinisch die Möglichkeit, unseren Körper „künstlich aufzubereiten" – und wir sind mittlerweile in der Lage, auch unsere verfärbten Zähne zu bleichen.

Warum verfärben sich Zähne?

Die Farbveränderung an Zähnen kann sehr verschiedene Ursachen haben. Grundsätzlich unterscheidet man dabei die folgenden Verfärbungen:

- die externe Verfärbung und
- die interne Verfärbung.

Die externe Zahnverfärbung

Die externe Verfärbung von Zähnen wird durch die Auflagerung oder auch Einlagerung in die Oberfläche des Zahnschmelzes durch Farb- und Gärstoffe verschiedener Nahrungs- und Genussmittel ausgelöst. Zu diesen gehören vor allem:

- Tee,
- Kaffee,
- Tabak,
- Rotwein.

Aber auch bestimmte Medikamente, unter ihnen vor allem einige Mundtherapeutika, die zum Beispiel Chlorhexidin oder Zinnfluoride enthalten, lösen Zahnverfärbungen aus.

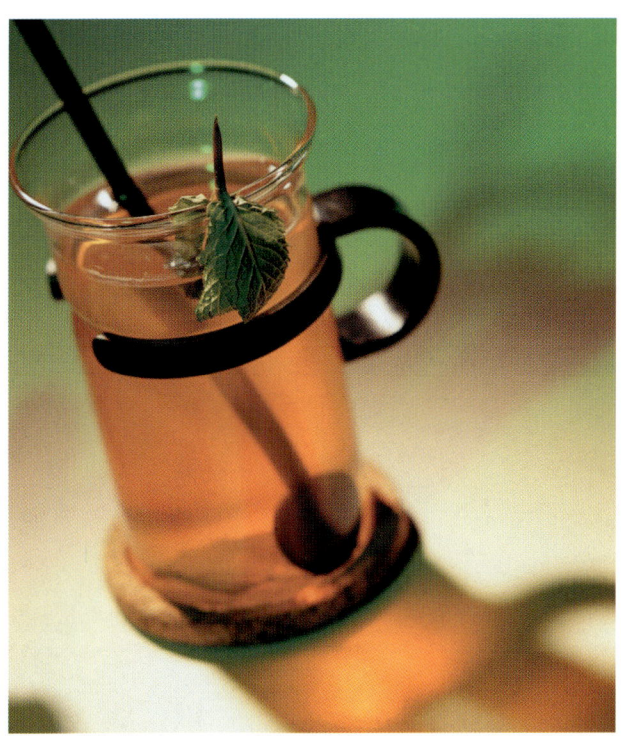

Abb. 6.3: Regelmäßiger Teegenuss führt zu Verfärbungen der Zähne.

Bei der reinen aufgelagerten, meist bräunlichen Zahnverfärbung ist die professionelle Zahnreinigung, unter Umständen unter Zuhilfenahme eines Pulverstrahlgerätes, mit anschließender Politur das Mittel der Wahl.

Haben sich jedoch diese zahnverfärbenden Substanzen bereits in die tieferen Bereiche des Zahnschmelzes, etwa entlang von so genannten Schmelzrissen, eingelagert, so ist eine Aufhellung der Zähne nur durch Bleichen möglich.

Die interne Zahnverfärbung

Die Ursachen einer internen Zahnverfärbung können vielfältiger Natur sein. Neben einer altersbedingten Zahnverfärbung, die dadurch ausgelöst wird, dass die Schmelzschicht der Zähne durch den normalen Abrieb im Laufe des Lebens immer dünner wird und das gelblichere Dentin die Zahnfarbe dann stärker beeinflusst, müssen folgende Faktoren in Betracht gezogen werden:

- systemische Erkrankungen (zum Beispiel Lebererkrankungen, Gallengangsdefekte, Stoffwechselerkrankungen),
- genetisch bedingte Zahnanomalien (zum Beispiel Fehlbildungen des Zahnschmelzes oder des Dentins),
- Medikamente (zum Beispiel Tetrazykline, schwefelhaltige Therapeutika),

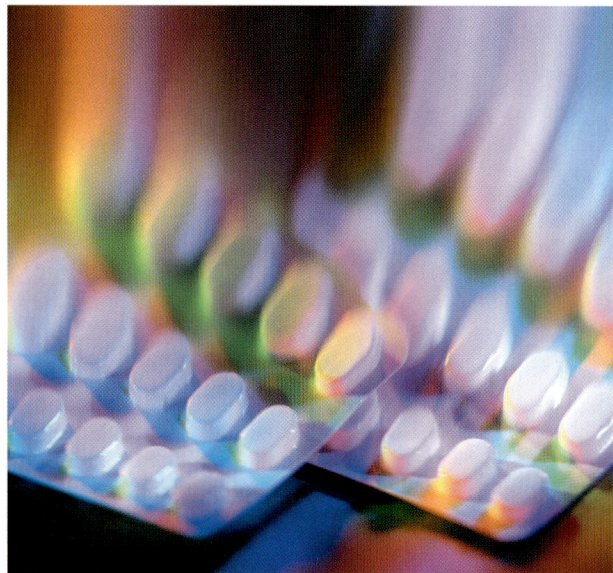

Abb. 6.4: Auch Medikamente können Auslöser interner Zahnverfärbungen sein.

- lokale Ursachen, die mit einer Einlagerung verfärbender Substanzen, die den Zahn von innen her, über das Dentin durchdringen, einhergehen (zum Beispiel Trauma der Zahnpulpa, bei dem Blut in die Dentinkanälchen eindringt, verbleibende Anteile des Zahnnervgewebes nach einer Wurzelbehandlung, silberhaltige Wurzelfüllmaterialien, Silberamalgame).

Die Diagnostik

Vor Beginn einer Bleichungstherapie, auch „Bleaching" genannt, sollten alle Zähne einer eingehenden Diagnostik unterzogen werden. Dies gilt insbesondere für therapeutische Maßnahmen gesamter vitaler Zahnreihen. Hierbei ist dringend anzuraten, die Zähne zuvor durch eine professionelle Zahnreinigung von harten und weichen Belägen sowie unter Umständen von farbigen Auflagerungen zu befreien, da diese das Ergebnis der Bleichtherapie negativ beeinflussen könnten. Bei der klinischen Untersuchung des Gebisssystems werden die Zähne auf vorhandene Restaurationen beziehungsweise auf die Qualität der Füllungen oder Kronen hinsichtlich ihrer Randdichtigkeit hin überprüft. Liegen Risse, Undichtigkeiten oder Randspaltbildungen vor, müssen die Restaurationen vor Behandlungsbeginn ausgetauscht werden, um das Eindringen des Bleichmittels in die Dentinkanälchen unbedingt auszuschließen, da dies zu Reizungen der Zahnnerven führen kann.

Liegen inakzeptable Füllungen und Kronen im sichtbaren Bereich vor, so kann für den Zeitraum der Bleichtherapie eine provisorische Versorgung angezeigt sein, da erst nach Abschluss der Bleachingbehandlung die neue Zahnfarbe festgestellt werden und die neue Restauration ästhetisch befriedigend darauf abgestimmt werden kann. Da weder Füllungsmaterialien aus Kunststoff noch die

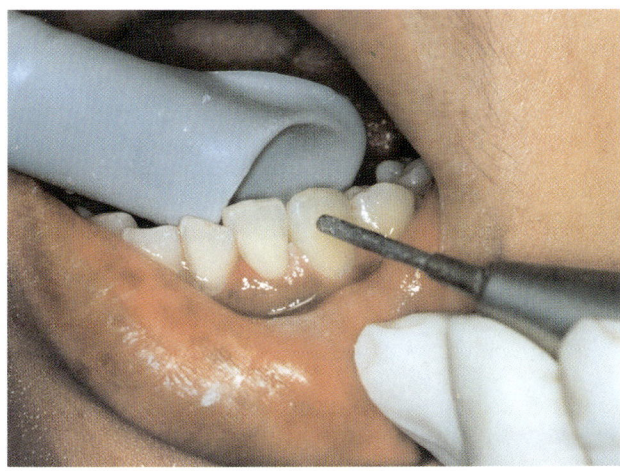

Abb. 6.5: Vor dem Bleichen muss eine professionelle Zahnreinigung erfolgen; hier ein Pulverstrahlgerät

in der Kronen- und Brückentherapie zur Anwendung gelangenden keramischen Materialien Farbveränderungen nach Bleichungen zeigen, ist es auch bei ansonsten intakten Restaurationen im sichtbaren Bereich häufig notwendig, diese zu erneuern, um sie in das ästhetische Gesamtbild zu integrieren.

Freiliegende Zahnhalsareale bedürfen in der Regel ebenfalls einer entsprechenden Vorbehandlung, damit nicht auch auf diesem

Patientenfrage: Wie kann ich meine Zähne weißer machen? Meine sind mir etwas zu gelb!

Antwort des Experten: Zuerst sollte bei einer professionellen Zahnreinigung die Oberfläche poliert werden. Erst dann sind alle Farbbeläge durch Tee oder Kaffee etc. beseitigt. Sind Sie dann immer noch der Meinung, dass Ihnen die Farbe zu gelb erscheint, gibt es Möglichkeiten des Aufhellens mit Bleichverfahren. Man unterscheidet zwischen Verfahren, die vom Zahnarzt angewendet werden, und solchen, die Sie nach Einweisung von Ihrem Behandler zu Hause durchführen.

Wege Bleichmittel in das Zahninnere vordringen können. Auch Wurzelfüllungen müssen stets vollständig sein und einen dichten Abschluss gewährleisten. Von daher ist auch eine Röntgenuntersuchung unabdingbar. Des Weiteren sollten alle Zähne einem Sensibilitätstest unterzogen werden. Zur Dokumentation der Ausgangssituation wird außerdem noch die Zahnfarbe anhand eines so genannten Farbringes bestimmt und es werden Fotos angefertigt.

Die Therapieverfahren

Die Behandlungsmöglichkeiten unterscheiden zwei verschiedene Verfahrensweisen:

● das interne Bleichen und

● das externe Bleichen.

Das interne Bleichen

Das interne Bleichen, auch „Langzeitbleichung" oder „Walking-Bleach" genannt, stellt die Methode der Wahl bei einzelnen, zumeist nach einer Wurzelfüllung dunkel verfärbten, toten Zähnen dar. Das folgende Therapieverfahren hat sich bereits seit Jahrzehnten bewährt.

Im Rahmen dieses Therapieverfahrens gelangt eine Mischung aus Natriumperborat-Tetrahydrat und einem 30%-igen Wasserstoffsuperoxid als Bleichmittel zur Anwendung. Da das Wasserstoffsuperoxid nicht mit dem Zahnfleisch oder der Wange und der Lippe in Berührung kommen darf, ist diese Behandlung unbedingt unter der so genannten Kofferdamtechnik durchzuführen, bei der der zu behandelnde Zahn mit Hilfe einer Gummimembran von der restlichen

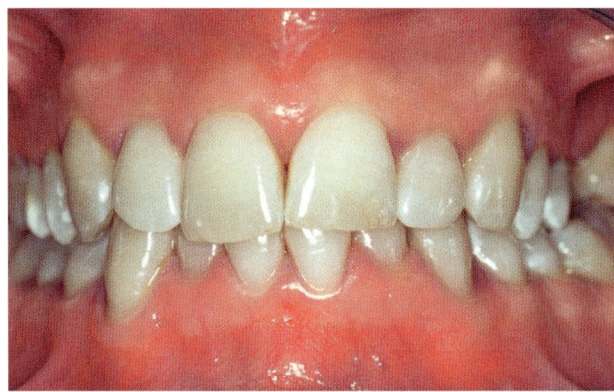 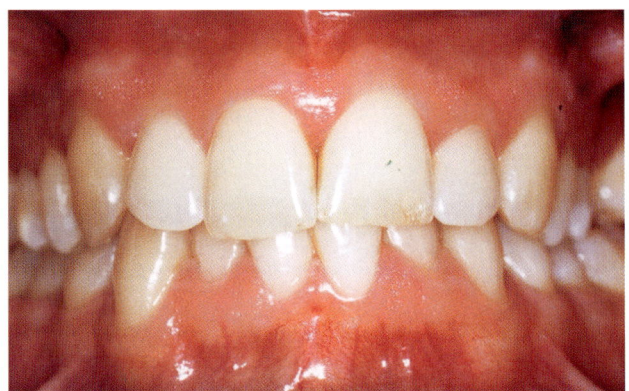

Abb. 6.6 und 6.7: Der Zustand der Zähne vor und nach dem Bleaching

Mundhöhle isoliert wird. Nach Entfernung der alten Zahnfüllung wird das Zahnkroneninnere einer chemischen und mechanischen Reinigung unterzogen, und der Eingang zur Wurzelfüllung wird nochmals mit einer sehr dünnen Kunststoff- oder Zementschicht abgedichtet. Jetzt erfolgt die Applikation des Bleichmittels und darüber der provisorische Verschluss des Zahnes. Diese Bleichmitteleinlage wird so lange erneuert, und zwar alle drei bis fünf Tage, bis das gewünschte Therapieergebnis, das Angleichen an die Zahnfarbe der Nachbarzähne, erreicht ist. Den Abschluss dieser Behandlung stellt in der Regel die definitive Versorgung dieses Zahnes mit einer Kunststofffüllung dar. Mit Hilfe dieses recht einfachen, aber sehr effektiven Therapieverfahrens ist es in einer Vielzahl der Fälle möglich, Patienten die Eingliederung einer Krone zur ästhetischen Rehabilitation zu ersparen.

Das externe Bleichen

Das externe Bleaching kann entweder in der Zahnarztpraxis zur Anwendung gelangen und wird in einem solchen Fall auch als „In-Office-Bleaching" bezeichnet, oder vom Patienten zu Hause durchgeführt werden. Diese Methode nennt man dann „Home-Bleaching".

Home-Bleaching

Beim externen Bleichen vitaler Zähne beziehungsweise Zahnreihen hat sich in den vergangenen Jahren das Therapieverfahren des Home-Bleaching mehr und mehr durchgesetzt, da viele Patienten der recht einfachen häuslichen Behandlungsform mehreren Sitzungen in der Zahnarztpraxis den Vorzug geben. Die Bleichbehandlung erfolgt hierbei mit einem 10–15%-igen Carbamidperoxid-Gel. Dazu werden in der ersten Behandlungssitzung, der eine professionelle Zahn-

Patientenfrage: Ich habe einen dunklen Schneidezahn (die Wurzel ist tot). Ist Bleichen da die richtige Lösung? Oder ist es besser, gleich eine Krone draufzusetzen?

Antwort des Experten: Man kann das eine tun, und das andere nicht lassen. Eine Aufhellung des Stumpfes ist auf jeden Fall sinnvoll. Sind Sie mit dem Ergebnis zufrieden und sprechen nicht andere Gründe für eine Krone, so haben Sie ein schnelles und befriedigendes Ergebnis. Wird eine Krone gebraucht, so ist der hellere Stumpf besser abzudecken. Also kommt Ihnen auch hier das Bleichen zugute.

reinigung vorausgehen sollte, nach erfolgter Diagnostik Abformungen des Ober- und Unterkiefers genommen und entsprechende Modelle hergestellt. Anhand dieser Kiefermodelle werden im zahntechnischen Labor im Tiefziehverfahren flexible, weich bleibende Schienen angefertigt, die den Zahnreihen sehr exakt aufsitzen und im Bereich des Zahnfleischsaumes über entsprechende Aussparungen verfügen müssen, damit eine längerfristige Benetzung der Weichgewebe mit dem Bleichgel ausgeschlossen werden kann. Diese Schienen dienen im Weiteren als so genannte Medikamententräger der Aufnahme und der Applikation des Bleichmittels.

Im Rahmen des zweiten Behandlungstermins wird zunächst die richtige Passform dieser Schienen im Mund des Patienten kontrolliert. Danach erfolgt die Einweisung über die korrekte Handhabung, wie das Einsetzen und Entfernen der Schienen sowie das Beschicken dieser Schienen mit dem Bleichmittel. Die Medikamententräger können sowohl tagsüber als auch nachts getragen werden. Je nach Produkt und Hersteller wird das Tragen dieser Schienen für zwei bis drei Stunden bis hin zu acht Stunden täglich empfohlen. Der Behandlungszeitraum insgesamt richtet sich nicht nur nach der täglichen Tragedauer, sondern auch nach dem Schweregrad der Verfärbungen beziehungsweise dem gewünschten Aufhellungseffekt.

In-Office-Bleaching

Das In-Office-Bleaching in der zahnärztlichen Praxis wird mit einem Carbamidperoxid-Gel höherer Konzentration, in der Regel 35%-ig, durchgeführt. Wie auch beim Home-Bleaching ist es ratsam, die Bleichtherapie erst im Anschluss an eine professionelle Zahnreinigung durchzuführen. Dabei ist analog dem internen Bleichen zum Schutz der Weichgewebe die Anwendung der Kofferdamtechnik unverzichtbar. Das Bleichgel wird hierbei direkt ca. 15–25 Minuten lang, wiederum variierend nach Produkt und Hersteller, auf die Zähne aufgetragen. Auch im Rahmen dieser Methodik richtet sich die Anzahl der Behandlungssitzungen nach dem Schweregrad der Verfärbung und dem erwünschten Aufhellungseffekt. Diese Verfahrensweise ist empfehlenswert für Patienten, die entweder keine „Eigenbehandlung" oder ein schnelleres Therapieergebnis wünschen.

Sollen bei einem Patienten gleichzeitig vitale und avitale Zähne aufgehellt werden, ist auch eine Kombination des internen mit dem externen Bleichen möglich und wird dann sinnvollerweise ausschließlich mit einem Carbamidperoxid-Gel durchgeführt.

Nebenwirkungen und Risiken

Grundsätzlich ist festzustellen, dass bei korrekter und kontrollierter Durchführung dieser Bleichtherapien keine klinisch sichtbaren Schäden der Zahnhartsubstanz in der Fachliteratur beschrieben sind. Es sind weder morphologische Oberflächenveränderungen nachzuweisen noch Strukturveränderungen innerhalb der Zahnhartsubstanz. Auch war in den bisher veröffentlichten Studien keine erhöhte Kariesanfälligkeit oder erhöhte Frakturgefahr der Zähne festzustellen. Es liegen ebenfalls keine Hinweise darauf vor, dass es nach erfolgter Aufhellungsbehandlung zu Problemen mit der anschließenden adhäsiven Füllungstherapie (Klebetechnik bei Kunststofffüllungen) kommen kann. Allergische Reaktionen auf die verschiedenen Bleichagenzien sind bis heute auch nicht bekannt.

An Nebenwirkungen im Rahmen des externen Bleachings sind leichte thermische Hypersensibilitäten der Zähne (Heiß-Kalt-Empfindlichkeiten) und lokal begrenzte, leichte Zahnfleischirritationen zu nennen, die jedoch beide nach Ende der Behandlung direkt wieder abklingen.

Im Rahmen des internen Bleachings avitaler Zähne ist darauf zu achten, dass diese nicht bereits über zu große Füllungen verfügen und somit als sehr stark vorgeschädigt anzusehen sind, da dann bereits durch den großen Zahnhartsubstanzverlust mit einem gewissen Frakturrisiko zu rechnen ist. In diesen speziellen Fällen ist einer konventionellen Therapie mit einer Krone der Vorzug zu geben.

Die Prognosen

Sowohl vitale als auch avitale Zähne lassen sich mit den oben beschriebenen Bleachingverfahren in den meisten Fällen äußerst effizient und problemlos bleichen. Eine Garantie für einen Behandlungserfolg kann jedoch natürlicherweise nicht gegeben werden. Da bis jetzt bedauerlicherweise nur sehr wenige klinische Studien vorliegen, die sich mit den Langzeitergebnissen diverser Bleichverfahren befassen, ist auch eine gesicherte langfristige Vorhersage nicht möglich. Die bis zum jetzigen Zeitpunkt veröffentlichten Zahlen hinsichtlich der Bleichung vitaler Zähne lassen den Schluss zu, dass ein Nachbleichen zur Wiederherstel-

lung des primär erzielten Behandlungsergebnisses nach etwa zwei bis drei Jahren unter Umständen wieder notwendig werden kann. Diese Nachbehandlung erfordert in aller Regel jedoch einen wesentlich kürzeren Behandlungszeitraum. Eine Nachbehandlung zum Bleichen einzelner toter Zähne ist bei rund 50 Prozent der Patienten nach etwa fünf bis sechs Jahren wieder angezeigt. Generell kann man jedoch Folgendes festhalten:

- Zähne, die schon sehr lange verfärbt sind, lassen sich schwerer bleichen und neigen eher dazu, sich wieder zu verfärben.

- Gelbbräunliche Zähne sind leichter aufzuhellen als Zähne mit einem grauen Grundton.

Vorsicht bei Bleichmitteln aus dem Handel

Gewarnt werden muss jedoch vor den im freien Handel erhältlichen Bleichmitteln, die mit so genannten Universaltrays, das sind konfektionierte Gelschienen in einheitlicher Größe und Form, angewendet werden sollen. Da zum Beschicken dieser Schienen eine überproportional große Menge an Bleichgel aufgetragen werden muss und diese Medikamententräger der individuellen Form der Zähne und Zahnbögen nur sehr unzureichend angepasst sind, kommt es nicht nur zu einem sehr starken Kontakt der Weichgewebe, wie Zahnfleisch, Mundschleimhaut und Zunge, mit dem Bleichmittel, sondern auch zum Verschlucken eines nicht unwesentlichen Anteils dieses Gels. Dies kann unter Umständen zu entzündlichen Veränderungen in der Mundhöhle führen. Vor diesem Hintergrund ist diese Form der Bleichtherapie unbedingt abzulehnen.

Die unsichtbare Füllung

Ein zentraler Bestandteil der Zahnheilkunde ist es, den Verlust von Zahnsubstanz zu ersetzen. Zwar kommen wir alle mit der Anlage zu gesunden Zähnen zur Welt, doch die Ursachen für den Verlust von gesunder Zahnsubstanz sind mannigfaltig. Durch eine sorgfältige Mundhygiene und Prophylaxe kann man diese Ursachen zwar einschränken, doch niemals ganz eliminieren. Und ist die Zahnsubstanz einmal geschädigt, erholt sich der entsprechende Zahn nicht mehr und wächst auch nicht mehr neu nach. Die gesunde Zahnsubstanz ist für immer verloren. Der Zahn hat einen Defekt, ist abgebrochen oder zerstört. Kann der Zahn grundsätzlich im Mund verbleiben, ist jetzt eine Füllung gefragt, die die Zahnsubstanz ersetzt und den Zahn vor weiterem Verfall bewahrt.

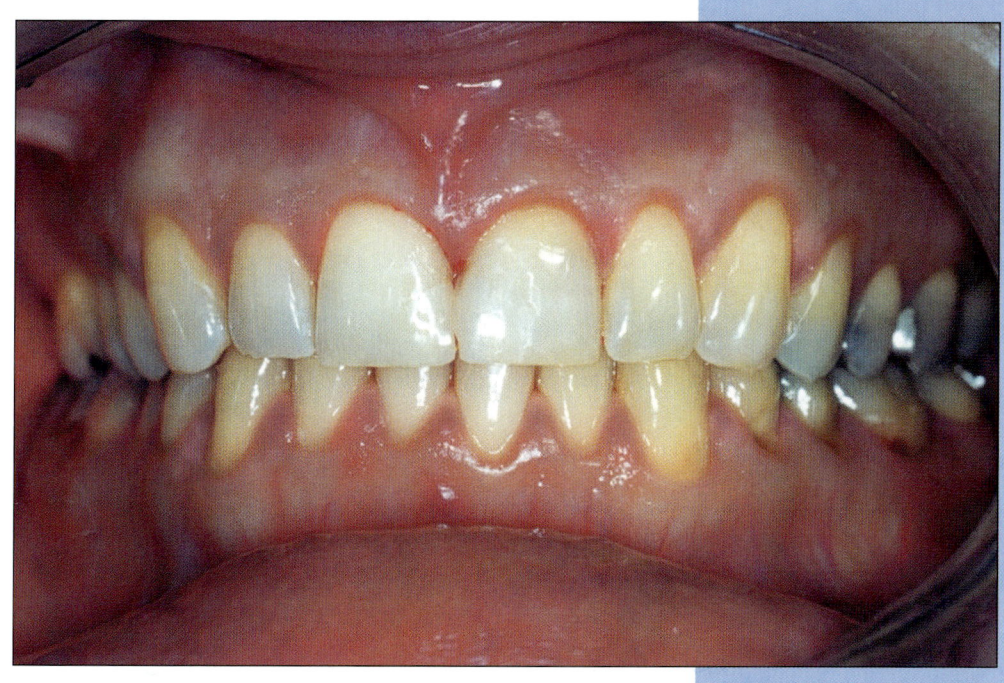

von
Dr. Günter Eggert,
Gummersbach

71

Bevor wir auf die Füllungen eingehen, wollen wir zunächst die möglichen Ursachen aufführen, die zum Verlust eigener Zahnsubstanz führen können und Füllungen erst nötig machen. Zu den Hauptgründen zählen:

- **Karies:** Durch Säurebildung in gefährlichen Zahnbelägen (Plaque) entstehen Löcher; immer noch der Hauptgrund für Zahnfüllungen.

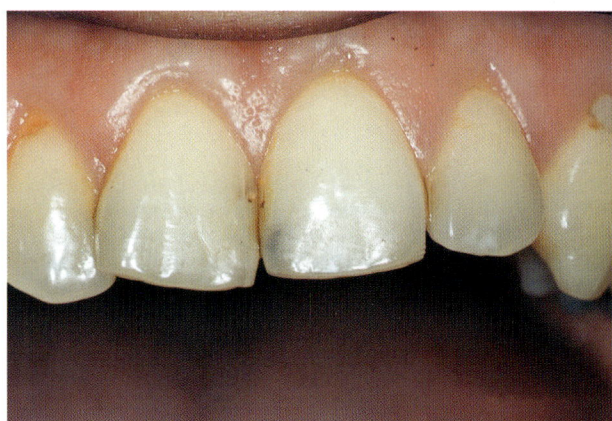

Abb. 7.1: Zahnzwischenraumkaries an den Schneidezähnen

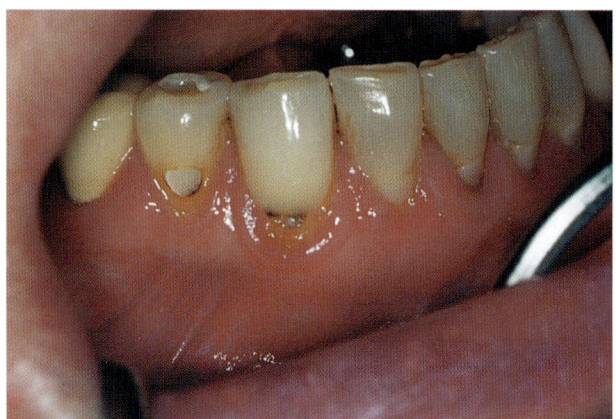

Abb. 7.2: Zahnhalskaries und verfärbte Zahnfüllungen

- **Zahnfrakturen:** Durch unterschiedlichste Gewalteinwirkungen brechen Teile von Zähnen ab. Dies geschieht meistens an den Schneidezähnen, da sie einem Stoß, Unfall etc. am ehesten ausgesetzt sind. Durch die zu verzeichnende Zunahme moderner Freizeitaktivitäten und risikoreicher Trendsportarten ist mit einer Zunahme von Zahnverletzungen zu rechnen.

- **Verschleiß:** Durch jahrelangen Gebrauch und vor allem auch durch Fehlbelastungen wie etwa das nächtliche Zähneknirschen geht Zahnsubstanz verloren. Dieser Verlust betrifft vor allem die Kauflächen der Backenzähne und die Kanten der Schneidezähne.

- **Falsche Zahnpflege:** Wer beim Zähneputzen zu stark schrubbt, riskiert Substanzverluste an den Zahnhälsen. Hier können, vor allem außen, keilförmige Defekte entstehen. Mit dem gestiegenen Zahnpflegebewusstsein in den letzten Jahrzehnten ist leider auch diese Ursache von Zahnschäden angestiegen.

Ein weiterer Anwendungsbereich für Füllungen begründet sich mit einer anderen Ursache: Hier gibt die Ästhetik den Startschuss. Wenn beispielsweise Zahnformen nicht dem Schönheitsideal entsprechen oder Zahnlücken stören, reicht es häufig aus, unsichtbare Füllungen anzukleben.

Was sind Füllungen?

Durch Zahnfüllungen werden, wie der Name schon sagt, defekte Zahnanteile aufgefüllt oder ergänzt. Füllungen werden vom Zahnarzt direkt im Mund des Patienten erstellt. Dort werden sie in ihrer Form und gegebenenfalls auch in ihrer Farbe angepasst. Die Anbringung und Erstellung von Füllungen wird gemeinhin als eine direkte Technik zur Wiederherstellung von Zähnen bezeichnet. Sie können also direkt nach der Kariesentfernung in den Zahn eingebracht werden.

Im Gegensatz dazu stehen die indirekten Techniken, bei denen Zahnteile, wie zum Beispiel Kronen, Inlays oder Veneers, durch den Zahntechniker im Labor hergestellt werden und danach vom Zahnarzt in die Zähne eingesetzt werden.

Die Füllungsmaterialien

Allen direkten Füllungsmaterialien ist gemeinsam, dass sie zunächst plastisch und formbar sind, damit sie im Zahn verarbeitet werden können, und nach der Verarbeitung hart werden. Die Vielfalt der Materialien ist groß, sie alle haben ihre Vor- und Nachteile, die wir hier kurz beleuchten müssen. Da es uns vor allem um die Ästhetik geht, werden wir uns natürlich ausführlich mit Kunststofffüllungen beschäftigen, mit denen man natürliche Zahnsubstanz ideal imitieren kann. Doch mehr dazu erst im folgenden Abschnitt. Zunächst wollen wir der Vollständigkeit halber auch andere Füllungsmaterialien kurz vorstellen.

Amalgam

Amalgam stellt eine Legierung, das heißt einen aus verschiedenen metallischen Bestandteilen zusammengesetzten Füllwerkstoff dar, der zu einem großen Teil auch Quecksilber enthält. Vor allem als Füllstoff für Backenzähne ist es bewährt, billig und vergleichsweise schnell und einfach zu verarbeiten.

Allerdings ist Amalgam wegen seines Quecksilbergehaltes umstritten, wobei aus fertigen Füllungen jedoch sehr wenig Quecksilber entweicht und nur einen Bruchteil der Quecksilberbelastung aus der Umwelt darstellt.

Patientenfrage: *Sind Amalgamfüllungen nun schädlich oder nicht? Quecksilber im Mund kann ja nicht gesund sein; vergifte ich mich da nicht bei jedem Essen warm / kalt selbst?*

Antwort des Experten: *Zu dieser Frage sind die vielleicht aufwändigsten Untersuchungen in der Zahnheilkunde durchgeführt worden. Amalgamfüllungen sind immer noch eine Standardversorgung, die von den Krankenkassen als ausreichende Versorgung bezahlt wird. Es ist heute unstrittig, dass Amalgam wohl eine Belastung darstellt, dass es aber keinesfalls immer sinnvoll ist, ohne weitere Notwendigkeit, wie Karies oder andere Schäden, alle Füllungen herauszuschleifen. Klar sollte sein, dass Sie bei neuen Füllungen heute eher auf andere Materialien zurückgreifen sollten.*

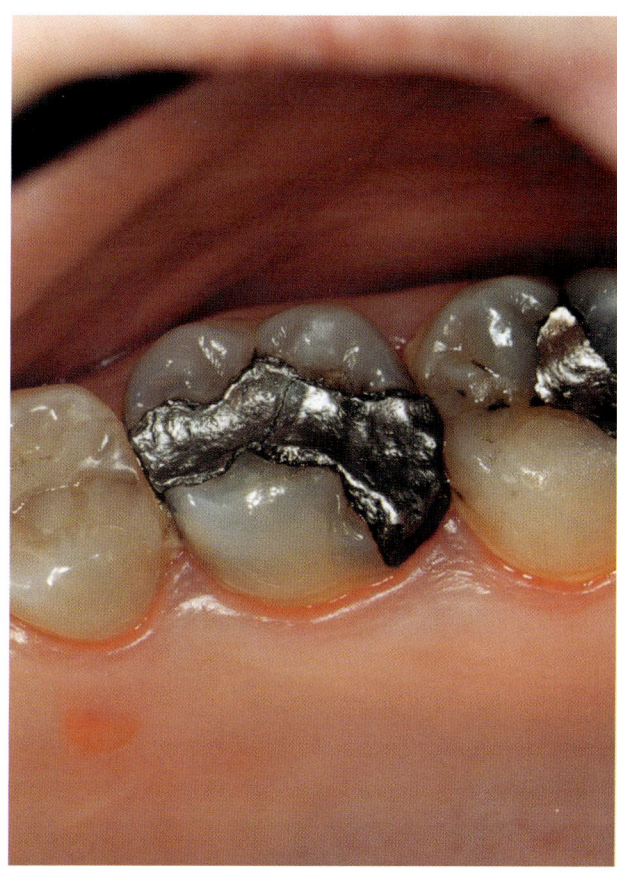

Abb. 7.3: Schlechte und erneuerungsbedürftige Füllungen aus Amalgam

Die unsichtbare Füllung

Vorteile

Die Vorteile des Amalgam sind seine hohe Stabilität im Kaudruckbereich der Zähne, seine Abrasionsfestigkeit und Randständigkeit. Die Haltbarkeit einer Amalgamfüllung kann mit sechs bis zehn Jahren angegeben werden, bei einer guten Mundhygiene auch länger. Durch Stopfdruck kann es in einem Arbeitsgang in das Zahnloch eingebracht werden.

Nachteile

Nachteilig ist, dass für eine Amalgamfüllung oft über das eigentliche Kariesloch hinaus wesentlich mehr gesunde Substanz vom Zahn weggeschliffen werden muss, damit das Amalgam eine erforderliche Mindestdicke erreicht und am Herausfallen gehindert wird.

Für eine ästhetische Versorgung scheidet das unschöne, silberfarbene bis schwarze Amalgam aus.

Patientenfrage: Wenn man bisher nie Probleme mit Amalgam hatte, sollte man es für nicht sichtbare Zähne noch nehmen? Hält doch länger und kostet weniger?!

Antwort des Experten: Die Kostenfrage ist von Ihnen richtig bewertet. Die Mehrzahl der Patienten entscheidet sich heute jedoch gegen eine Amalgamversorgung.

Goldhämmer

Goldhämmerfüllungen werden durch das Verdichten von Blattgold erstellt. Es handelt sich hierbei um eine altbewährte und sehr langlebige Versorgung von Zahnlöchern. Sie eignen sich allerdings nur für kleine Defekte und damit für einen sehr kleinen Einsatzbereich. Heute sind sie eher zu einer Randerscheinung geworden.

Zemente und Komponere

In der Zahnheilkunde verwendet man für unterschiedlichste Zwecke Zemente wie beispielsweise Zinkoxidphosphatzemente oder Glasionomerzemente, aus denen auch Füllungen erstellt werden können. Zusätzlich gibt es so genannte Komponere: Sie sind eine Mischung aus Glasionomerzementen und Kunststoff. All diesen Materialien gemeinsam ist, dass es sich immer nur um provisorische Füllungsmaterialien handelt, das heißt sie können nur als Übergangslösung eingesetzt werden, da keine ausreichende Randstabilität und Festigkeit im Kaudruckbereich besteht.

Kunststoffe

Kunststoffe, die man auch als Komposits bezeichnet, sind heute bei richtiger Anwendung das universelle Füllungsmaterial: haltbar, schonend und schön. Kunststofffüllungen sind heute etwa genauso haltbar wie das unschöne silberfarbene Amalgam. Allerdings müssen diese Füllungen mit großer Sorgfalt gelegt werden, weil Komposits im Vergleich zu anderen Materialien sehr verarbeitungsempfindlich sind. Diese direkt vom Zahnarzt hergestellten Versorgungen haben den Vorteil, dass sie über die eigentliche Zerstörung hinaus die gesunde Zahnsubstanz unangetastet lassen und damit schonender sind als andere Verfahren sind. Unbestreitbar ist auch der ästhetische Vorteil: Mit entsprechendem Können verarbeitet, sind die fertigen Füllungen selbst für den Fachmann kaum noch zu erkennen.

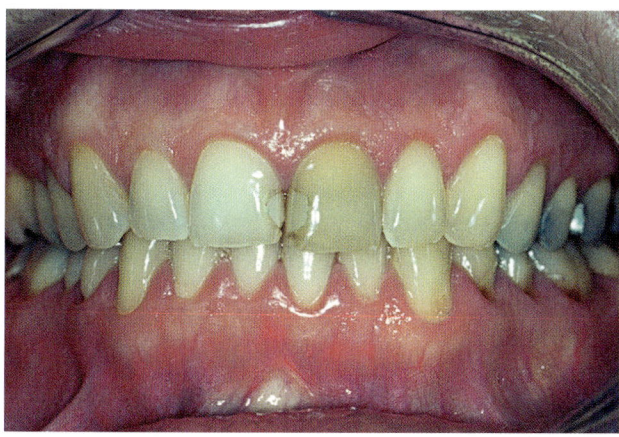 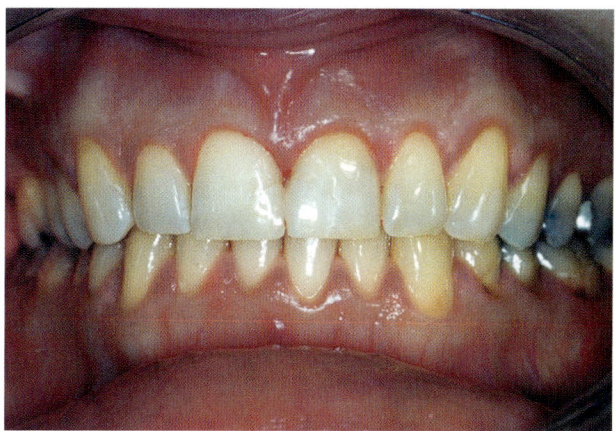

Abb. 7.4 und 7.5: Diese erneuerungsbedürftigen Füllungen wurden durch unsichtbare Kunststofffüllungen ersetzt. Anschließend wurden die Zähne gebleicht.

Was sind Komposits?

Kunststoffe für dauerhafte Zahnfüllungen sind so genannte Komposits, die chemisch aus einem räumlichen Gitternetz bestehen, in das Füllstoffe eingelagert sind, die die Eigenschaften des Materials wesentlich bestimmen. Kompositfüllungen enthalten anorganische Füllstoffe sowie Kunststoffe auf Acrylatbasis.

Bis vor etwa 20 Jahren gab es ausschließlich Zweikomponentenmaterialien, die nach dem Vermischen erhärten. Heute werden für ästhetisch anspruchsvolle Füllungen nur noch Komposits benutzt, die durch Bestrahlung mit blauem Licht gehärtet werden.

Patientenfrage: Ich habe vier Füllungen und unter allen war Karies. Ist das normal? Oder hat mein Zahnarzt einen Fehler gemacht?

Antwort des Experten: Wenn diese Füllungen 15 Jahre alt waren, so ist dies sicherlich kein Behandlungsfehler. Sind diese Füllungen dagegen erst zwei Jahre alt, sollten Sie sich mit Ihrem Zahnarzt darüber unterhalten.

Das Verfahren

Vor einer Behandlung mit einer Kompositversorgung wird der Umfang der voraussichtlichen Maßnahme so weit wie möglich abgeschätzt. Dabei geht es vor allem um die Größe der Kariesstelle oder um die Ausdehnung der zu ersetzenden Füllung. Hierzu ist in vielen Fällen die Auswertung von Röntgenbildern erforderlich. Dann kann es losgehen.

Die Vorbereitung der Zahnkavität

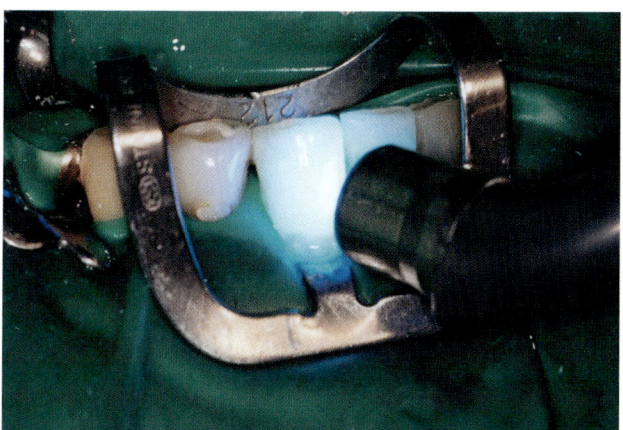

Abb. 7.6: Lichthärtung des Bondingmaterials

In Abhängigkeit von den zu erwartenden Schmerzen während der Maßnahmen und vom Patientenwunsch wird sicher in der Mehrzahl der Fälle eine lokale Betäubung durchgeführt.

Zunächst wird vor dem Anlegen des Kofferdamspanngummis die Zahnfarbe bestimmt, da die Zähne unter der Isolierung austrocknen und vorübergehend heller werden.

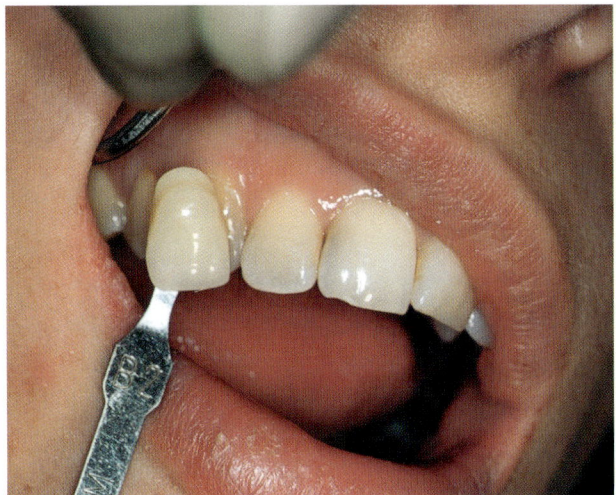

Abb. 7.7: Vor der Füllungsbehandlung wird die Zahnfarbe bestimmt.

Es ist meist sinnvoll, das Spanngummi vor dem Beginn der eigentlichen Behandlung und nicht erst für das Einbringen des Füllungsmaterials anzubringen, da so von Be-

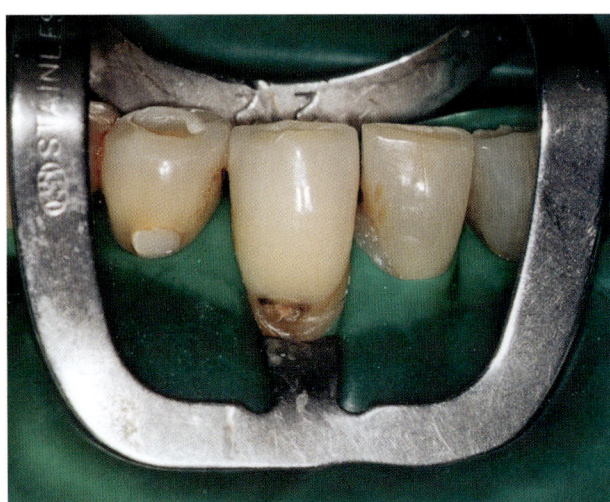

Abb. 7.8: Der Eckzahndefekt wird durch Kofferdam isoliert.

ginn an die Weichteile geschützt werden und keine Schleifstäube und Füllungsreste in den Mund gelangen können.

Zuerst werden die Umrisse der Zahnkavität für die spätere Füllung im Zahnschmelz präpariert; wichtig ist dabei, dass die Ränder von gesunder Zahnsubstanz gebildet werden. Der Zugang zu einem Kariesbereich soll so gewählt werden, dass möglichst wenig gesunde Zahnsubstanz entfernt werden muss. Das Abschleifen des Zahnschmelzes und alter Füllungen geschieht in den meisten Fällen mit unterschiedlich geformten rotierenden Schleifkörpern, die diamantbesetzt sind.

Bei rein additiven Füllungen (Ersatz abgebrochener Zahnecken, keilförmige Zahnhalsdefekte, ästhetische Verbreiterung und Vergrößerung von Zähnen) kann bis auf ein mögliches Anschrägen scharfer Schmelzkanten mitunter völlig auf das Abschleifen des Zahnes verzichtet werden.

Es sei der Vollständigkeit halber erwähnt, dass seit kurzer Zeit zwei weitere Möglichkeiten zur Bearbeitung von Zahnsubstanz bestehen: einerseits mit starkem Luftdruck vornehmlich zur Eröffnung von Zahnfissuren und andererseits mit schwingenden Diamantinstrumenten, die insbesondere in engen Zahnzwischenräumen noch schonendere Präparationen ermöglichen als rotierende Instrumente.

Die eigentliche Karies wird mit langsam drehenden Bohrern oder auch mit löffelartigen Handinstrumenten ausgeschält. Da kariöse Zahnsubstanz sich anfärben lässt, kann man dadurch die vollständige Kariesentfernung kontrollieren.

Nach vollständiger Kariesentfernung und Säuberung des Loches hängt das weitere Vorgehen vom so genannten Bondingsystem ab, das die Klebung zwischen Zahnsubstanz und Füllungskomposit bewirkt.

Das Kleben

Kompositfüllungen sind nur dicht und dauerhaft, wenn sie mit der so genannten Adhäsivtechnik (Klebetechnik) verarbeitet werden, bei der die Füllungen an Zahnsubstanz, Schmelz und Dentin angeklebt werden. Das Kleben an die äußere Schutzhülle des Zahnes, den Zahnschmelz, ist bereits seit über 40 Jahren sehr gut erprobt und führt zu sehr stabilen Verbindungen. Dagegen kann das Ankleben an das tiefer liegende Zahnbein, eine Voraussetzung für langfristige Stabilität, erst seit etwas mehr als zehn Jahren befriedigend durchgeführt werden.

Über viele Jahrzehnte hinweg wurden Kompositfüllungen nur für Schneidezähne und unbelastete Seitenflächen der Backenzähne genutzt. Heute aber lassen immer weitere Materialverbesserungen und die Entwicklung der Dentinklebung einen Einsatz auch in Backenzähnen zu.

Zur Verbindung des Füllungskomposits mit dem Zahn gibt es auf dem Markt mittlerweile eine große Anzahl von Ein-, Zwei- und Dreikomponentensystemen, so genannten Bondings. Bei den meisten Verfahren geht dem Auftragen der Bondingmaterialien ein Anätzen und damit Anrauen des Zahnschmelzes oder des Dentins mit Phosphor-

säuregel voraus. Nach entsprechender Einwirkzeit wird die Säure gründlich mit Wasserspray abgesprüht und anschließend wird mit Luft getrocknet.

Die Schichttechnik

Nach dem Auftrag des Bondingsystems erfolgt das schichtweise Einbringen und Aushärten des Kompositmaterials mit Lichthärtegeräten. Tiefe und schlecht zugänglich Stellen und auch sehr feine Furchen lassen sich ideal mit Flow-Komposits füllen, die in sirupartiger Konsistenz blasenfrei an die Zahnsubstanz anfließen. Die übrigen Bereiche und besonders kaubelastete Stellen werden mit primär zähplastischen Komposits gefüllt. Als Faustregel muss beachtet werden, dass die eingebrachte Kompositportion möglichst keine gegenüberliegenden Zahnflächen berührt, damit es infolge der leichten Schrumpfung bei der Aushärtung nicht etwa zu Spannungen oder Spaltbildungen kommt.

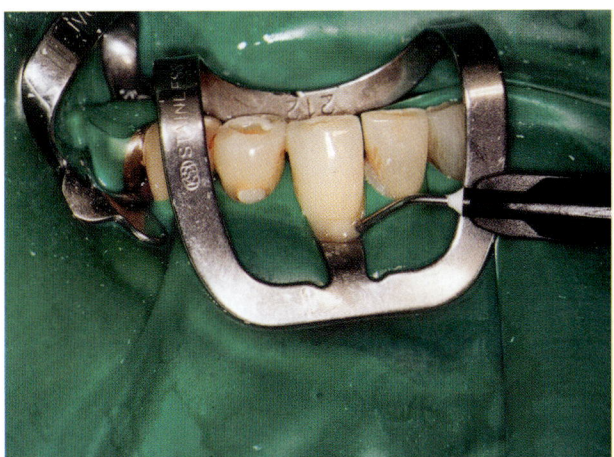

Abb. 7.10: Fließfähiges Kompositmaterial wird in die Zahnhalsregion eingefüllt.

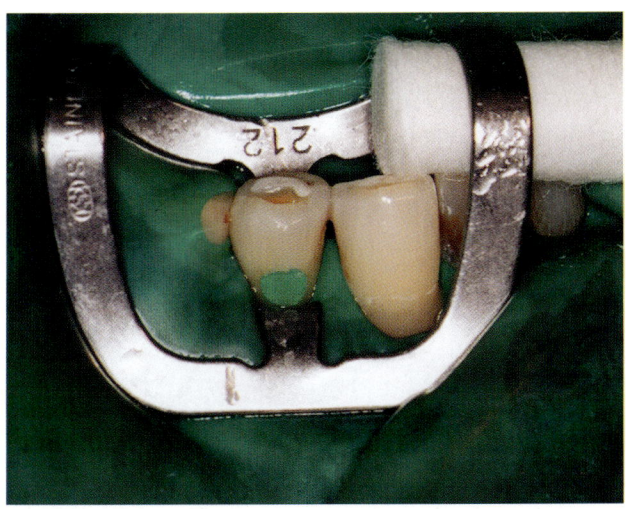

Abb. 7.9: Ätzung des Nachbarzahns

Alle Komposits schrumpfen bei der Aushärtung. Bei falscher Verarbeitung führt dies schon von Anfang an zu Undichtigkeiten und Randspalten, durch die Bakterien eindringen und Karies verursachen können. Deshalb muss das Material in vielen kleinen Portionen eingefüllt werden. Diese Schichttechnik ist auch nötig, um durch verschiedene Materialien den Aufbau des Zahnes zu imitieren und so wirklich unsichtbare Füllungen zu erhalten. Außerdem können lichthärtende Komposits nur schichtweise sicher ausgehärtet werden. Dies gilt besonders für großvolumige Füllungen in Backenzähnen.

Schmelz-, Dentin-, und Transparenzkompositmassen werden entsprechend dem Aufbau natürlicher Zahnsubstanz übereinander geschichtet.

Die äußere Form kann entweder schon annähernd korrekt modelliert werden oder nach Materialauftrag mit leichtem Überschuss mit diamantierten Schleifkörpern hergestellt werden.

Die seitlichen Füllungsanteile werden mit Zahnseide auf mögliche Überstände hin kontrolliert, die mit feinen Schmirgelpapierstreifen entfernt werden müssen.

Danach wird das Kofferdamspanngummi entfernt und Störstellen auf der neuen Füllung werden mit Farbfolie markiert und

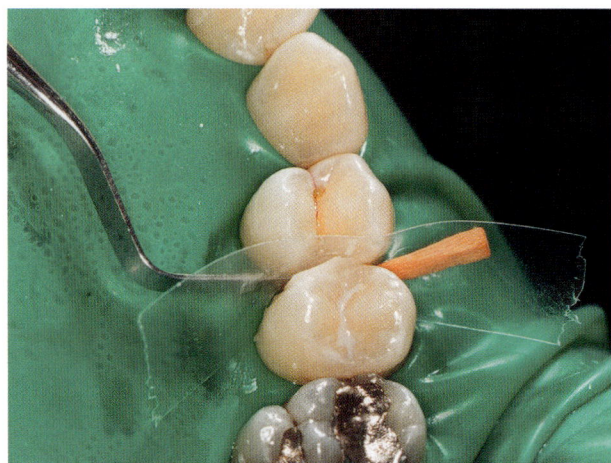

Abb. 7.11: Konturieren der Region zum Nachbarzahn

weggeschliffen. Nach der Herstellung der endgültigen Kontur erfolgt eine abschließende Politur mit Poliergummischleifern, rotierenden Sandpapierscheibchen und Polierpaste.

Im sichtbaren Bereich muss sich die Oberflächenbeschaffenheit der Füllung nach der verbliebenen Zahnsubstanz richten – eine spiegelglatt polierte Füllungsoberfläche beispielsweise neben rauem Zahnschmelz wird immer sichtbar bleiben.

Pro und Kontra Komposit

Wie alles im Leben haben natürlich auch Kompositfüllungen Vor- und Nachteile, wobei die Vorteile eindeutig überwiegen. Dennoch möchten wir Ihnen die Nachteile nicht vorenthalten, damit Sie sich, bevor Sie sich für ein bestimmtes Füllungsmaterial entscheiden, ein klares Bild machen können.

Die Vorteile

- **Ästhetik:** Unbestreitbar liegt der größte Vorteil der Kompositfüllungen in der Schönheit, denn Komposits sind in allen erforderlichen Farben verfügbar. Mit der entsprechenden Erfahrung können in vielen Fällen annähernd unsichtbare, das heißt wirklich zahnfarbene Füllungen erstellt werden.

- **Substanzschonung:** Für Kompositfüllungen muss nur eben so viel vom Zahn weggeschliffen werden, damit Karies vollständig entfernt werden kann. Die gesunde Zahnsubstanz kann dank der Klebetechnik vollständig erhalten bleiben. Beim Ersatz von abgebrochenen Zahnecken oder bei keilförmigen Mulden an

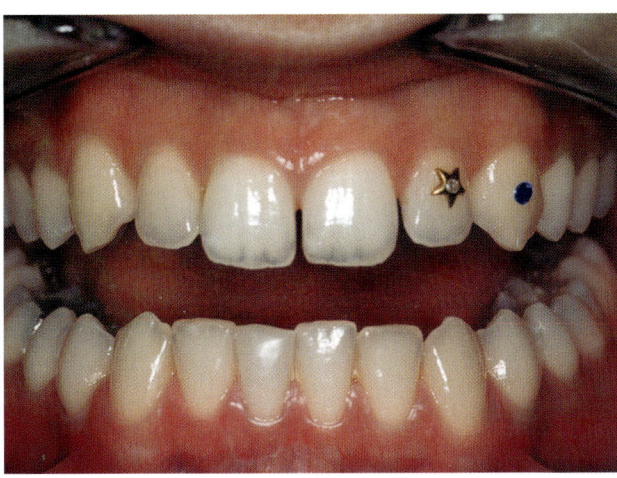

Abb. 7.12: Weiterer Einsatz von Komposits: Aufkleben von Zahnschmuck

Zahnhälsen muss außer einer eventuellen Anschrägung der Ränder keine weitere Zahnsubstanz entfernt werden. Komposit hält durch die Klebetechnik bombenfest und kann auch in ganz dünnen Schichten aufgetragen werden – heute ist es das Material der Wahl bei der Erstversorgung von kleinen und mittelgroßen Defekten. Ferner können bei Backenzähnen gesunde, aber gefährdete tiefe Zahnfurchen zusammen mit jeder Füllungsmaßnahme versiegelt und geschützt werden. Darin unterscheidet sich diese Art einer „sanften Behandlung" von allen anderen heute bekannten Behandlungsverfahren.

Die Kosten

Kompositmaterialien sind recht preiswert. Im Gegensatz zu allen indirekten Behandlungsverfahren (Kronen, Inlays, Veneers etc.) entfallen teure Zahntechnikerarbeiten. Auf der anderen Seite erfordern Komposits wegen der anspruchsvollen Verarbeitung einen recht hohen Zeiteinsatz des Zahnarztes, wodurch die vorgenannten Kostenvorteile an Gewicht verlieren können.

- **Einsatzspektrum:** Komposits können mit Ausnahme sehr seltener Fälle von Unverträglichkeit neben allen anderen Materialien (Amalgam, Gold, Keramik) verwendet werden. Moderne Kompositsysteme sind für Schneidezähne und Backenzähne gleichermaßen geeignet und entsprechen in Härte und Abriebfestigkeit in etwa natürlichem Zahnschmelz.

Die Nachteile

- **Schwierige Verarbeitung:** Komposits müssen in Schichttechnik aufgetragen werden, da sie bei der Aushärtung leicht schrumpfen. Dabei ist schon aufgrund der oft leicht klebrigen Materialbeschaffenheit vor der Aushärtung ein dichtes Anbringen wesentlich schwieriger als z. B. das Einstopfen von Amalgam. Weiterhin muss der Zahn vom Beginn des Bondings bis zum Ende der Materialschichtung völlig trocken gehalten werden. Dies gelingt in vielen Fällen nur sicher durch das Anlegen von Kofferdam, was einige Übung erfordert und zusätzlichen Zeitaufwand bedeutet.

- **Plaqueanlagerung:** An den Kompositfüllungen lagern sich Zahnbeläge (Plaque) leichter an als an anderen Materialien. Bei ausreichender Zahnpflege (siehe entsprechendes Kapitel) stellt dies jedoch kein Problem dar.

- **Empfindlichkeit:** Manche Kompositfüllungen führen zu einer größeren Empfindlichkeit des Zahnes. Meist sind aber Verarbeitungsfehler die Ursache.

- **Gegenanzeigen:** Bei Kunststoffunverträglichkeiten und nicht darstellbaren Defekten unterhalb des Zahnfleisches sind Kompositfüllungen nicht angezeigt.

79

Allgemeine Richtlinien

Für welches Füllungsmaterial Sie und Ihr Zahnarzt sich entscheiden, hängt von vielen verschiedenen Faktoren ab. Es gibt jedoch einige allgemeine Richtlinien, die Sie bei Ihrer Entscheidung berücksichtigen sollten. Bedenken Sie, dass für alle Materialien das Folgende gilt:

● Unter den Belastungen im Mund werden kleinste Mengen von Substanzen freigesetzt.

● Nach Möglichkeit sollte die Anzahl verschiedener Metall-Legierungen im Mund möglichst gering sein.

● Bei bekannter Allergie gegen einen der Bestandteile der Füllungsmaterialien, sollte dieses natürlich vermieden werden.

● Bei starken Knirschern sollte man in einigen Fällen auf Keramik im Kaudruckbereich verzichten, da Keramik härter als Schmelz ist und zu Problemen im Gelenkbereich führen könnte.

● Gelegentlich kann eine Entscheidung für oder gegen ein bestimmtes Füllungsmaterial erst während der Behandlung getroffen werden, da auch eine Abhängigkeit von der Kariesausdehnung und somit der restlichen Zahnhartsubstanz besteht.

● Tendenziell ist durch die Klebetechnik die Möglichkeit, ein auch ausgedehntes Loch noch mit einer Füllung zu versorgen, größer geworden. Jedoch dürfen auch hier bestimmte Grenzen nicht überschritten werden, um den Zahn vor Frakturen zu schützen.

Es bleibt also Folgendes festzuhalten: Eine genaue Indikation, welches Füllungsmaterial letztlich zum Einsatz kommen soll, kann nur im Einzelfall entschieden werden und ist abhängig von verschiedenen Faktoren wie Allergien, Zähneknirschen (Bruxismus), Lochgröße, bereits existierenden Füllungen etc.

Das Keramikinlay

Welche Füllungswerkstoffe gibt es?
Die biologische Verträglichkeit
Die Ästhetik
Die Passgenauigkeit

Was ist ein Keramikinlay?
Pro und Kontra Keramikinlay

Ein Inlay ist eine Einlagefüllung, die meist dann nötig ist, wenn die Außen- und die Innenwand des Zahnes erhalten sind, die Kaufläche und die dem davor und dem dahinterliegenden Zahn zugewandten Seiten aber zerstört sind. Die Versorgung solcher, meist kariöser Defekte im Seitenzahnbereich kann der Zahnarzt mit verschiedenen Materialien durchführen. Die Unterschiede liegen nicht nur in der chemischen Beschaffenheit der Werkstoffe, sondern es gibt auch wesentliche Unterschiede in ihrer Anwendung.

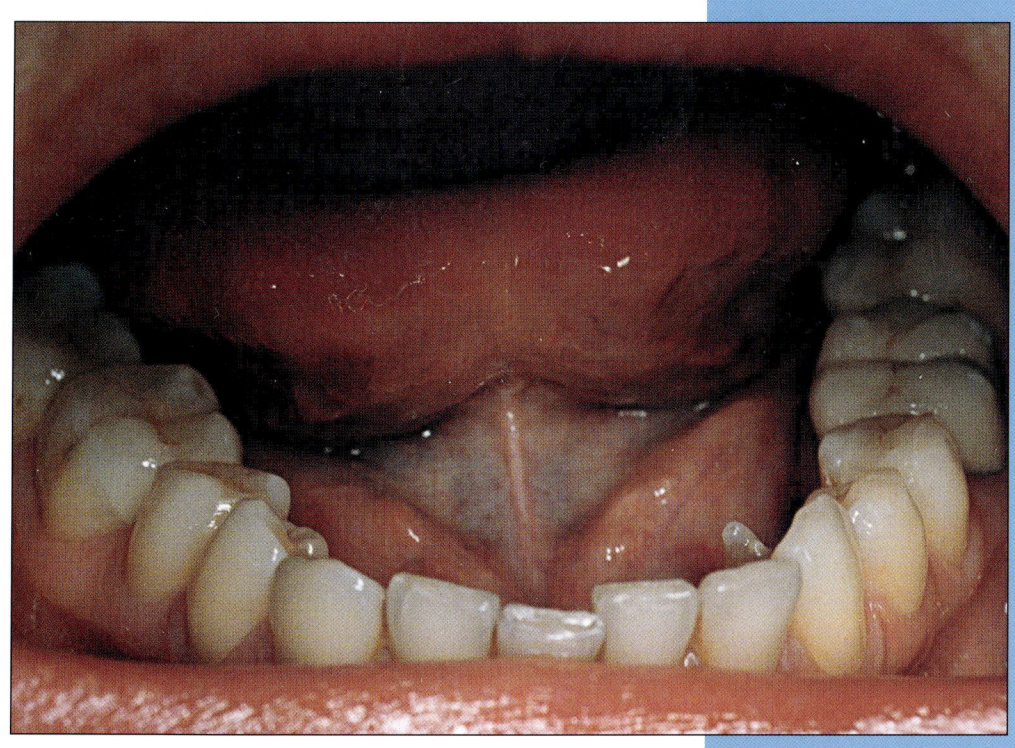

von

**Dr. Dr. Norbert Schmitz-Koep,
Köln**

Welche Füllungs-werkstoffe gibt es?

Allen Füllungswerkstoffen ist eigen, dass ein qualifizierter Zahnarzt grundsätzlich aus jedem einzelnen eine dauerhafte und funktionstüchtige Wiederherstellung eines Zahnes gewährleisten kann. Sowohl für das teuerste Verfahren als auch für das preiswerteste gilt dasselbe: Durch nachlässige oder zu hastige Verwendung hat eine Füllung eine Lebensdauer von nur wenigen Monaten.

Zudem ist ganz klar, dass das Interesse des Patienten an einer guten Zahnhygiene das Langzeitergebnis nachhaltig positiv beeinflusst.

Hinweis

Es sei an dieser Stelle ausdrücklich betont, dass dieses Kapitel keine erschöpfende Abhandlung zum Thema Füllungswerkstoffe darstellen will. Natürlich kann man zu diesem Thema leicht einige 100 Seiten füllen, allerdings ist der Patient danach auch nicht klüger. Daher soll es hier nur darum gehen, Ihnen eine Art Orientierungskompass für das Gespräch mit Ihrem Zahnarzt an die Hand zu geben. Neue Entwicklungen und Tendenzen können aktuell im Internet (z. B. Zahnportal von **www.qualimedic.de***) nachgelesen werden.*

Die biologische Verträglichkeit

Die biologischen Qualitäten dieser Werkstoffe sind jedoch höchst unterschiedlich. Ohne im Detail auf die teilweise im Stile eines Religionskrieges geführte Debatte an dieser Stelle einzugehen, sei für den Patienten Folgendes festgehalten:

- Amalgam ist in seiner biologischen Verträglichkeit im Mund höchst umstritten und sollte bei Kindern und Schwangeren keine Anwendung mehr finden.

- Hochgoldhaltige Legierungen sind grundsätzlich sehr gut verträglich. Es gibt in Einzelfällen Allergien auf Bestandteile dieses Stoffgemisches.

- Die Kunststofffüllungen und die Keramikinlays, die mit Klebern, welche diesen Kunststoffen verwandt sind, eingesetzt werden, sind grundsätzlich gut verträglich. Es sind jedoch auch hier immer wieder vereinzelte Allergien beschrieben worden, nicht auf die Keramik, die praktisch biologisch neutral ist, sondern auf die Kunststoffe. Vermieden werden können sie durch eine gute Aushärtung des Materials. In der Alltagspraxis ist dies heute bei sachgerechter Anwendung die Regel.

Die Ästhetik

Zur Ästhetik der einzelnen Werkstoffe gibt es keine diversen Meinungen. Hierüber hat es auch unter Wissenschaftlern nie Streit gegeben. Im Gegensatz zum Amalgam sind Zähne nicht silberfarben oder bei schlechter Oberflächenpolitur gar schwarz. Goldfarben sind sie auch nicht. In Sachen Ästhetik sind damit also die zahnfarbenen Kunststoffe und durch ihre Transparenz und ihre glasierte Oberfläche noch mehr die Keramiken die erste Wahl.

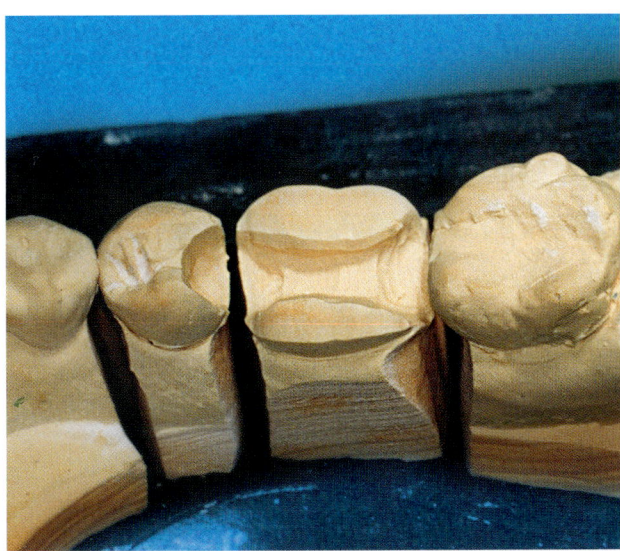

Abb. 8.1: Zahntechnisches Modell zur Herstellung der Inlays

Die Passgenauigkeit

Während Kunststoffe und Amalgam überwiegend als direkte Verfahren zur Anwendung kommen, das heißt der Zahn sofort nach der Entfernung von Karies im Mund mit dem Werkstoff wiederhergestellt wird, gehören Gold- und Keramikinlays zu den so genannten indirekten Techniken, die nach der Zahngestaltung abgeformt und auf dem Gipsmodell im Labor erstellt werden. Die indirekten Verfahren sind in aller Regel nicht nur passgenauer, sondern können auch hinsichtlich Zusammenbissverhältnissen und Nachbarschaftsbeziehungen besser vorbereitet werden.

In der unten stehenden Tabelle finden Sie eine Übersicht der Eigenschaften, die die verschiedenen Werkstoffe ausmachen. Sie soll als grober Anhaltspunkt zur Orientierung dienen. Als Voraussetzung gilt immer, dass Ihr Zahnarzt in all diesen Techniken ausreichend Erfahrung hat.

Aus dieser Tabelle geht klar hervor, dass Keramik viele Vorteile bietet. Doch hier ist es wie überall in der Welt: Schönheit und Qualität haben ihren Preis.

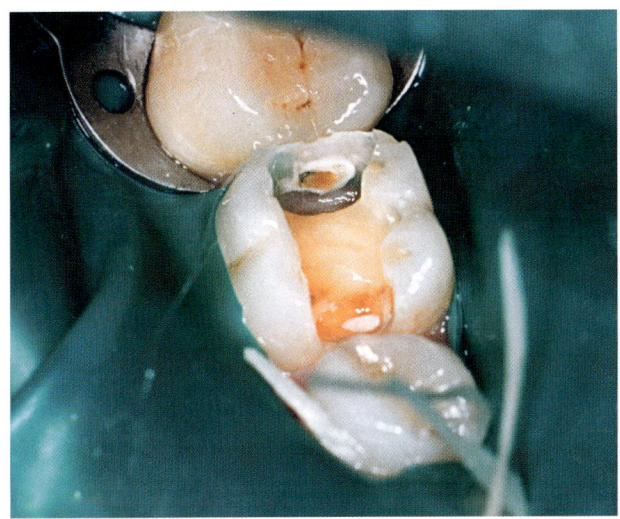

Abb. 8.2: Unter Kofferdamtechnik wird der kariöse Zahn behandelt.

Was ist ein Keramikinlay?

Ist der Körper, der nach Anfertigung im Labor eingesetzt wird, aus Keramik, so spricht man von einem Keramikinlay. Die Einsetztechnik der Keramik erlaubt heute auch Formgebungen der Keramikinlays, die mit der Goldgusstechnologie bisher nicht möglich waren, so dass die Formgebung sich

Werkstoff	Passgenauigkeit	Langlebigkeit	Ästhetik	Preis
Amalgam	xx	xx	o	o
Kunststoffe	xx	x	xx	x
Goldguss	xxx	xxx	o	xx
Keramik	xxx	xx	xxx	xxx

nicht mehr an so strenge Regeln halten muss. Oft ist daher auch ein schonenderer Umgang mit der gesunden Zahnsubstanz des Patienten möglich.

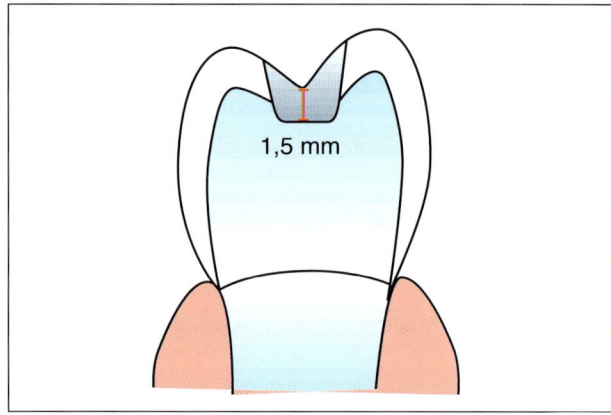

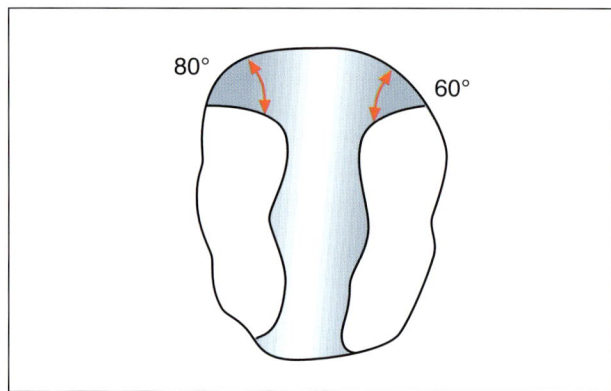

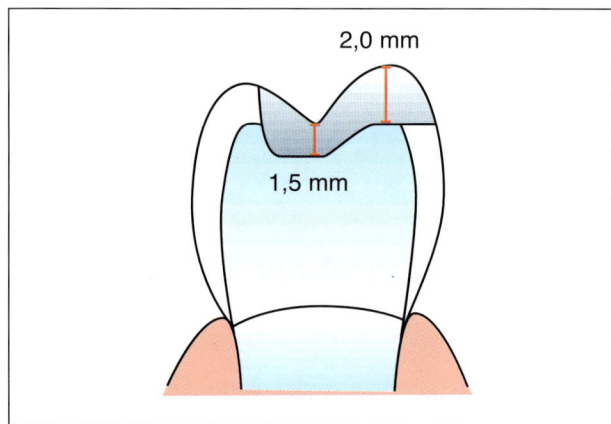

Abb. 8.3–8.5 (oben): Gestaltungskriterien für Keramikinlays: Schichtstärke mindestens 1,5 mm und Vermeidung von scharfen Winkeln.
Abb. 8.6 und 8.7 (rechts): Keramikinlay bzw. Overlays sind nicht nur ästhetisch gelungen, sondern bilden durch ihre glatte Oberfläche auch eine Lösung, die nur wenig Belaganlagerung erlaubt.

Pro und Kontra Keramikinlay

Auch bei einem modernen Keramikinlay gibt es Vor- und Nachteile gegenüber alternativen Füllungswerkstoffen, die wir an dieser Stelle aufführen möchten, um es dem Patienten zu ermöglichen, sich ein genaues Bild zu machen und seine Entscheidung über den Füllungswerkstoff auf fundierte Füße zu stellen.

Die Vorteile

● Keramik zeichnet sich durch eine biologisch hervorragende Verträglichkeit aus.

● Die Ästhetik ist überragend. Der Zahn kann so wiederhergestellt werden, dass es selbst für den Fachmann kaum zu erkennen ist.

● Der Zahnarzt ist bei korrekter Anwendung der Technik durch die vorgeschriebene Benutzung des Kofferdams zur Präzision gezwungen.

● Die Präparation kann vor dem Einsetzen durch Zahnarzt und Zahntechniker auf dem Modell kontrolliert werden.

● Durch die glasierte Oberfläche können sich auf dem Inlay nur sehr wenig Bakterien anlagern.

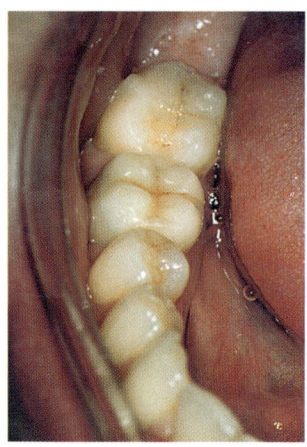
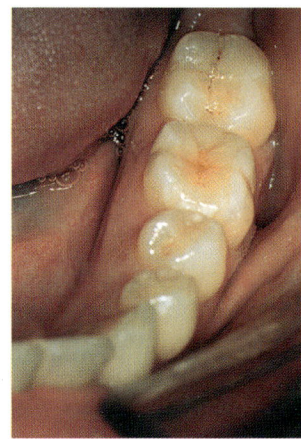

Die Nachteile

- Der hohe Aufwand vor allen Dingen beim Einsetzverfahren und in der Zahntechnik fordert einen hohen Preis.

- Durch das Einsetzverfahren kann es bei ca. 3–10 Prozent der Fälle für einige Tage bis zu einigen Wochen zu einer Kälte-/Wärme- oder einer Aufbissempfindlichkeit kommen.

- Da die Keramik hart und spröde ist, kann bei der Anprobe nur die Passung und nicht der Zusammenbiss kontrolliert werden. Die Kontrolle des Zusammenbisses ist erst nach definitivem Einkleben möglich.

- Bei tiefgehenden Defekten in den Zahnzwischenräumen kann Keramik oft gar nicht angewendet werden, da es an vorhandenem Zahnschmelz mangelt.

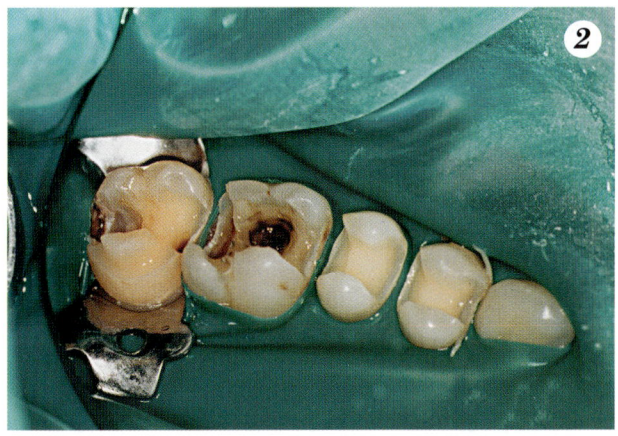

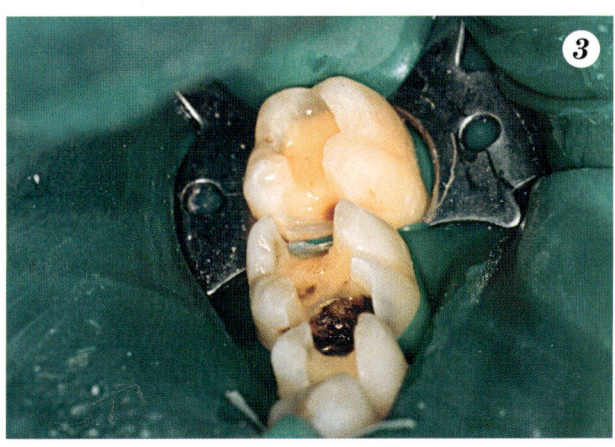

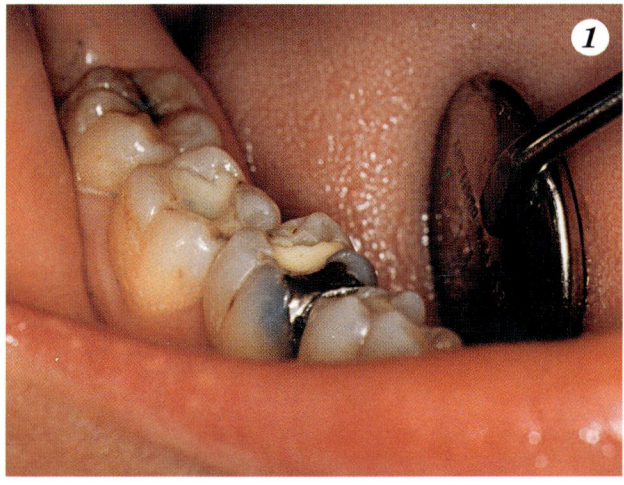

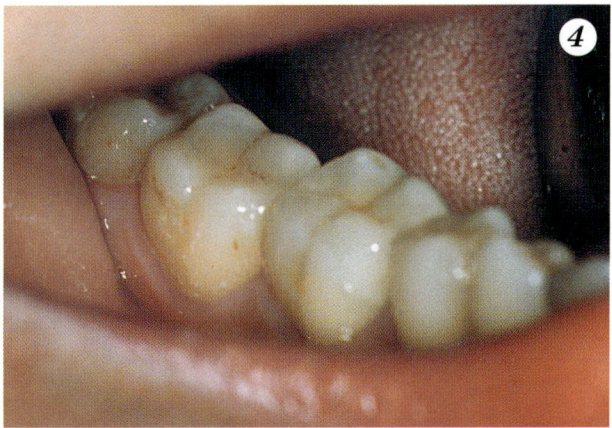

Ein Fallbeispiel

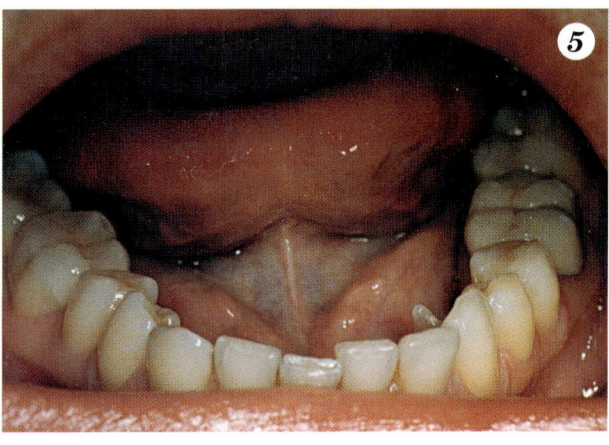

Abb. 8.8–8.12: 1. Die alten Füllungen sind völlig unzureichend. 2. Die Zähne werden unter Kofferdam präpariert. 3. Die dunklen Stellen sind kariös. 4. Die fertigen Inlays 5. Das Ergebnis erfüllt auch ästhetisch hohe Anforderungen.

Veneer –
Keramische
Verblendschalen

Was ist ein Veneer?
Die Nachteile der Veneertechnik
Die Anwendungsbereiche
Wann ein Veneer nicht ratsam ist

Das Veneer-Verfahren
Die Vorbereitung
Die Befestigung

Die Zeit nach der Behandlung

In den letzten Jahren sind Aspekte der Ästhetik stärker in den Blickpunkt von Zahnärzten und Patienten gerückt. Diese Entwicklung ist auch in anderen Bereichen der Medizin zu beobachten. In den 1960er- beziehungsweise 1970er-Jahren genoss ausschließlich die Jacketkrone den sagenumwobenen Ruf, das geeignete Mittel zu einer optischen Veränderung des Frontzahnbereiches zu sein. Obwohl nur wenige Patienten damals echte Jacketkronen eingesetzt bekamen und nur wenige Zahnärzte und Techniker mit dieser Vollkeramik wirklich vertraut waren, wurde dies in aller Regel mit einem hohen Verlust an eigener Zahnsubstanz und einer eher nur mäßigen Passform erzielt.

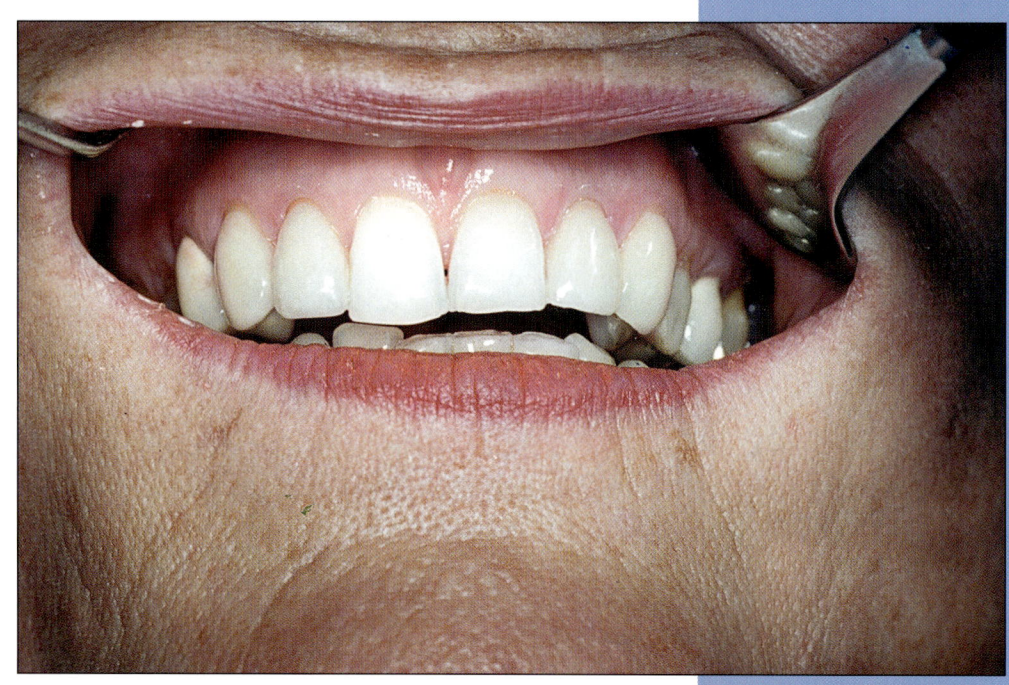

von

Dr. Dr. Norbert Schmitz-Koep,
Köln

Seit Entwicklung der Säureätztechnik zur Befestigung und der gestiegenen Leistungsfähigkeit von Keramiken ist in der Versorgung der Frontzähne ein Quantensprung eingetreten. Es ist heute möglich, mit geringem Substanzverlust eine hervorragende Ästhetik zu verbinden – gemeint ist die Keramikverblendschale oder das so genannte Veneer. Voraussetzung ist jedoch eine gute Mundhygiene und eine gute Abstimmung zwischen Zahnarzt und Zahntechniker.

Was ist ein Veneer?

Das Veneer ist eine Verblendschale, die vor die lippenwärts gerichtete Fläche eines Zahnes geklebt wird. Sie umfasst die Abbisskante des Zahnes und erstreckt sich rechts und links in die Zwischenräume zu den Nachbarzähnen. Durch ein Veneer können Form und Farbe eines Zahnes erheblich verändert werden.

In der Frühzeit der Veneertechnik wurden vorwiegend Verblendschalen aus Kunststoff befestigt, heute jedoch bestehen praktisch alle guten Veneers aus Keramik. Dieses Material bietet eine Reihe von Vorteilen:

● **Ästhetik:** Wie kein anderer Werkstoff ist Keramik in der Lage, die Zahnstruktur und vor allen Dingen die Transparenz eines natürlichen Zahnes zu imitieren.

● **Oberfläche:** Dank der glasierten Oberfläche ist Keramik sehr hart, nimmt keine Verfärbungen an und bietet Bakterien wenig Raum zur Ablagerung.

● **Zahnhals:** Da kein Metall verwendet wird, gibt es keine „dunklen" Ränder am Übergang von Werkstück zu Zahn. Das Ergebnis ist ein optisch nahtloser Verlauf von Veneer zu Zahnhals.

● **Haftung:** Durch Verwendung moderner Kompositkleber kann die Farbe des Einsetzzements individuell eingefärbt werden. Der Verbund zwischen einer entsprechend vorbehandelten Veneerinnenfläche aus Keramik und dem angeätzten Schmelz ist sehr fest und innig.

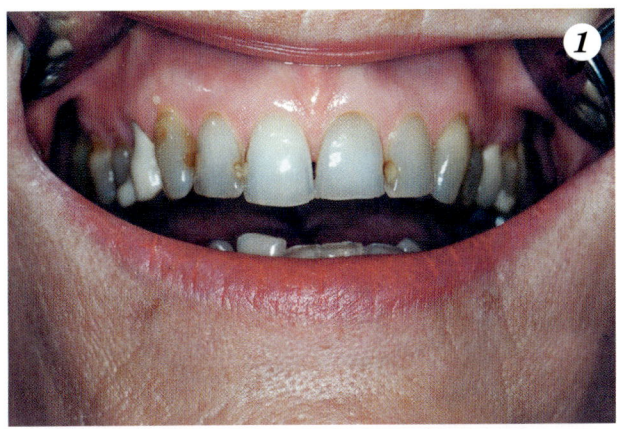

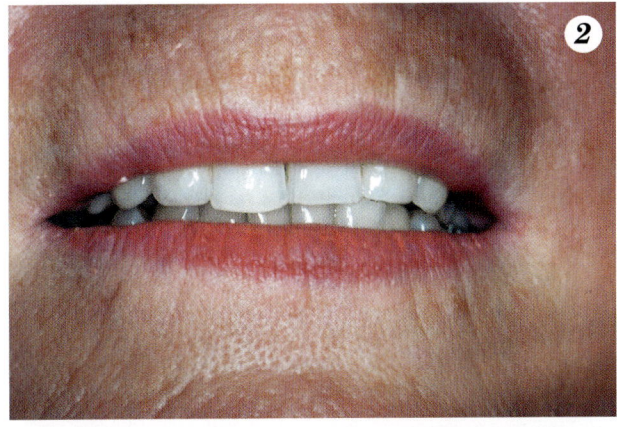

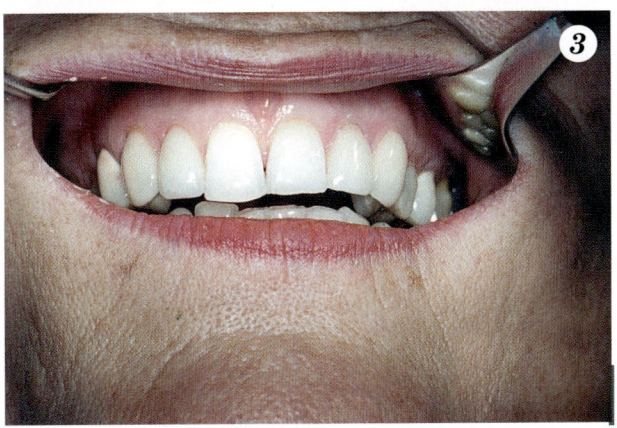

Abb. 9.1–9.3: 1. Der Oberkiefer der Patientin vor der Behandlung mit Veneers.
2. und 3. Nach dem Einsetzen der Veneers sehen die Zähne wieder perfekt aus. (Die mittleren Schneidezähne sind unbehandelt.)

87

- **Geringer Substanzverlust:** Da es möglich ist, geringe Schichtstärken mit guter Farbwirkung herzustellen, entspricht der Substanzverlust am Zahn nur einem Bruchteil dessen einer Kronenpräparation.

Die Nachteile der Veneertechnik

Wie alles im Leben hat auch die Veneertechnik zwei Seiten, wobei die Vorteile die Nachteile bei weitem aufwiegen, doch sollen letztere keineswegs verschwiegen werden. Daher wollen wir Sie an dieser Stelle nennen:

- **Empfindlichkeit:** Aufgrund des besonderen Einsetzverfahrens kommt es – allerdings in sehr wenigen Fällen – zu einer vorübergehenden Empfindlichkeit des behandelten Zahnes gegen heiß und kalt oder zu leichten Beschwerden beim Abbiss. In der überwiegenden Mehrzahl der Fälle klingt diese Empfindlichkeit nach einigen Tagen und in hartnäckigen Fällen innerhalb weniger Wochen ab.

- **Komplizierte Zahntechnik:** Das Veneer erfordert einen besonders qualifizierten Zahntechniker mit einem Talent für Farbgestaltung. Trotz einer Schichtstärke von nur wenigen Zehntelmillimetern muss er mit einer Reihe von Keramikbränden ein optimales Ergebnis erzielen. Es gibt praktisch keine Möglichkeit zur Korrektur.

- **Qualifiziertes Einsetzen:** Auch der Einsetzvorgang des Veneers ist technisch anspruchsvoll und zeitaufwändig. Die Auswahl der passenden Zementfarbe sowie das spannungsfreie Aufpassen erfordern Erfahrung und können nicht unter Zeitdruck geschehen.

- **Kosten:** Aus den oben genannten Gründen ergibt sich praktisch gezwungener Maßen, dass die Verarbeitung von Keramikverblendschalen keine preiswerte Technologie ist.

Die Anwendungsbereiche

Es gibt zahlreiche Defekte und Diagnosen, in denen Veneers erfolgreich eingesetzt werden können. Zu ihnen gehören:

- Jeder Zahn, der durch Nervkanalbehandlungen oder durch den Alterungsprozess eingedunkelt beziehungsweise verfärbt ist, eignet sich grundsätzlich für die Behandlung mit Veneers.

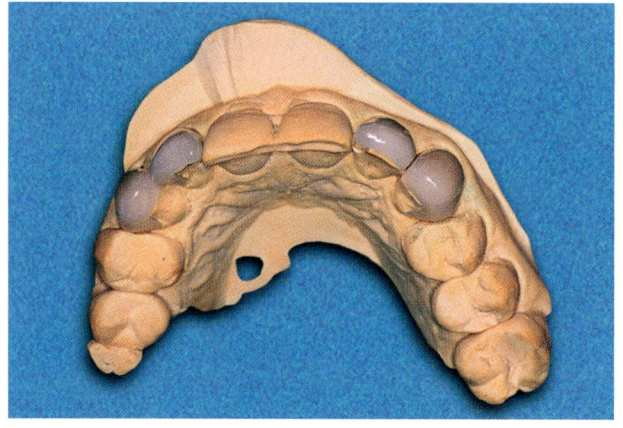
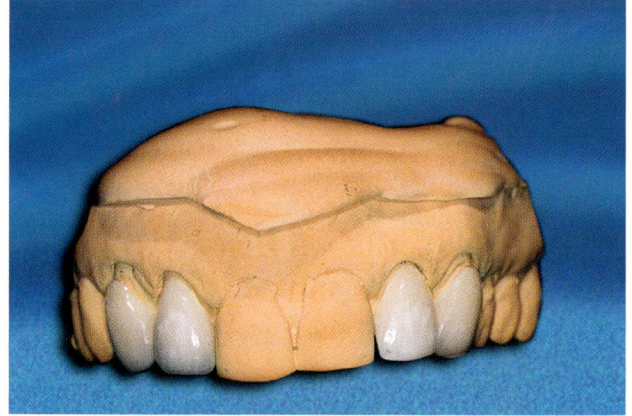

Abb. 9.4 und 9.5: Die fertigen Veneers auf dem Kontrollmodell vor dem tatsächlichen Einsetzen.

- Zahnfehlstellungen in einem mittleren Ausmaß können durch Veneers korrigiert werden.

- Ein eventueller Lückenstand von Zähnen kann bis zu einem gewissen Grade abgemildert oder vollständig behoben werden.

- Zähne, die durch einen Unfall geschädigt sind, können ohne zu großen weiteren Substanzverlust wiederhergestellt werden (siehe Abb. 9.6–9.9).

- Angeborene Schmelzdefekte und Zahnmissbildungen sind gut zu rekonstruieren.

- Unästhetische kleinere Füllungen an den Frontzähnen können korrigiert werden (siehe Abb. 9.10–9.13).

In der Anfangszeit der Veneertechnologie galten die folgenden beiden Punkte als Ausschlussdiagnose für diese Restaurationen. Doch nach Jahren der erfolgreichen Anwendung hat sich herausgestellt, dass gerade diese Defekte erfolgreich mit Veneers therapiert werden können, auch wenn sie tatsächlich selten vorkommen.

- Korrektur von ungünstigen Zusammenbissverhältnissen,

- Schutz der eigenen Substanz vor Bisskräften: Abrasion.

Einen weiteren Anwendungsbereich bildet eine Sonderform des Veneers, das so genannte Mini-Veneer. Bei Unfällen oder unglücklichem Aufbeißen auf versteckte Nahrungsbestandteile wie Kerne oder Steine

Abb. 9.6–9.9: Nach einem schweren Verkehrsunfall, der mit erheblichen Substanzverlusten an kariesfreien Zähnen verbunden war, wurden die Zähne mit Veneers versorgt.

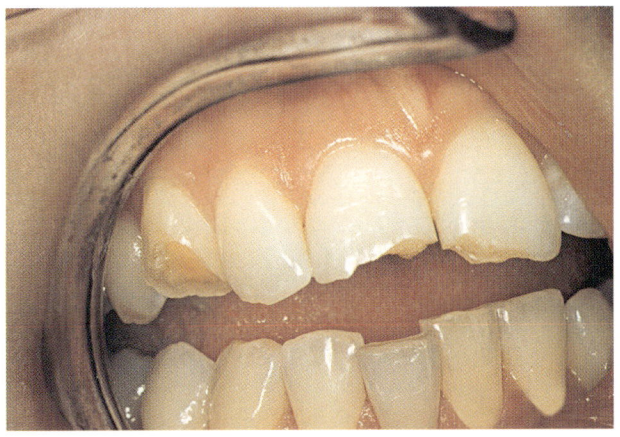

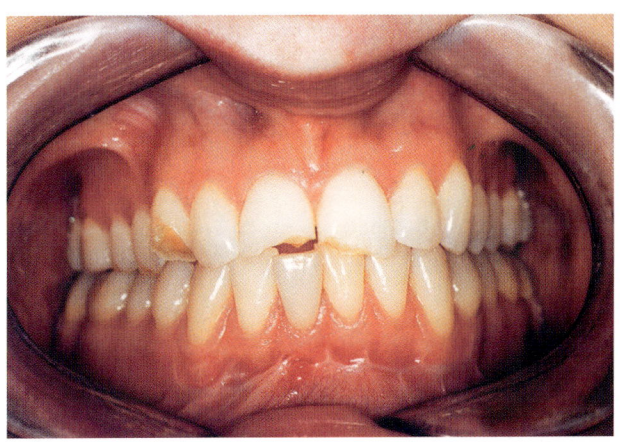

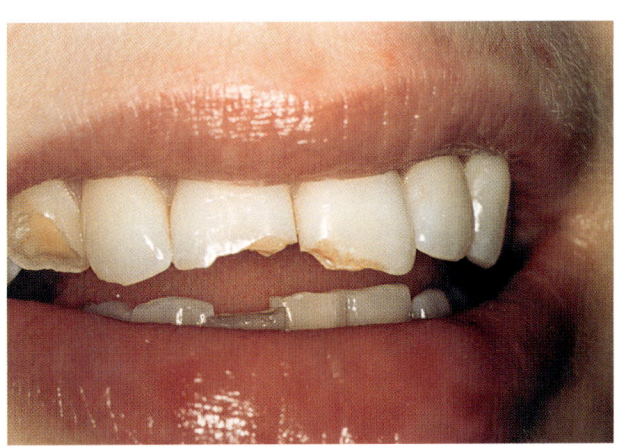

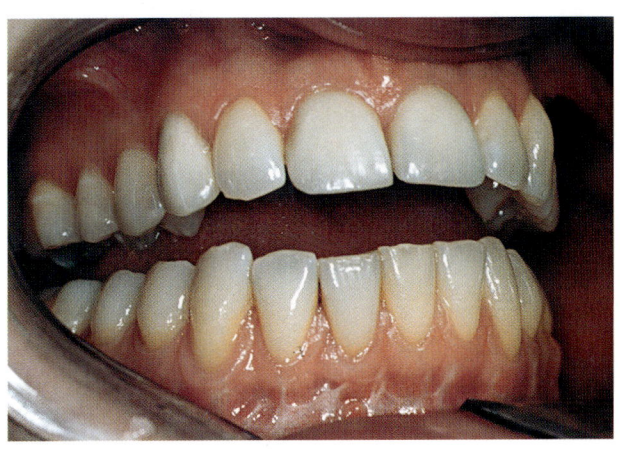

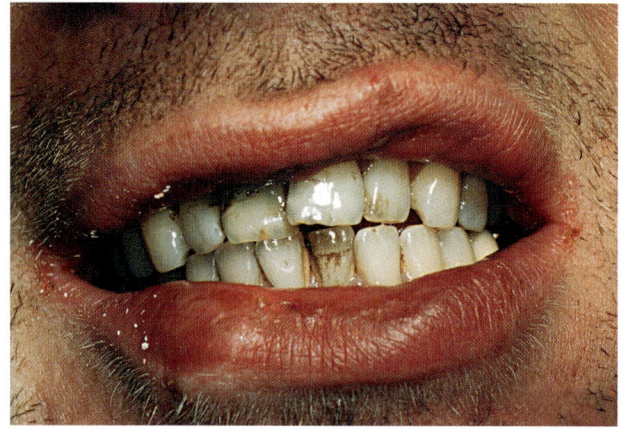

Abb. 9.10–9.13: Nach einer Sportverletzung wurden die Schneidezähne mit Veneers versorgt.

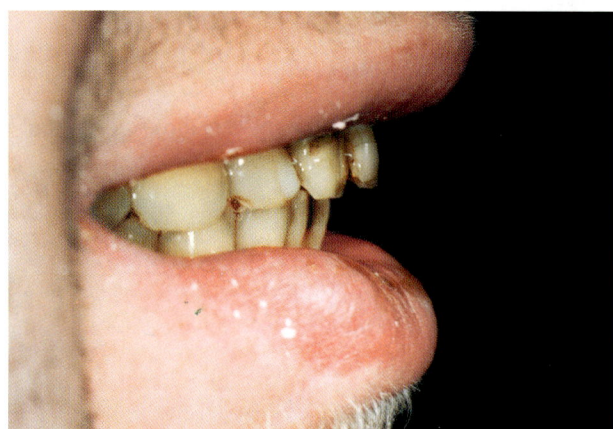

wird oft nur ein kleiner Teil des Zahnes abgesplittert. Am zahnschonendsten ist es dann, nur das fehlende Areal mit einem Mini-Veneer zu ersetzen. Dies ist für einen Zahntechniker oft eine enorme Herausforderung, denn er muss die Farbwirkung des kleinen Ersatzstückes vor allen Dingen auch in den hauchdünnen Randzonen exakt an den beschädigten Zahn anpassen. Aber dank der modernen Technik und viel Geduld ist auch dies heute mit durchaus zufrieden stellendem Erfolg möglich.

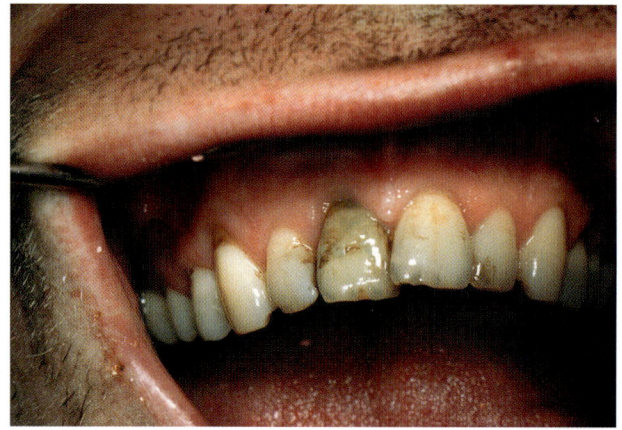

Patientenfrage: Ich habe eine künstliche Ecke an einem der Schneidezähne. Gibt es Möglichkeiten, dass diese Ecke dauerhaft hält, ohne dass ich immer Angst haben muss, dass sie abgeht?

Antwort des Experten: Die neuen Kunststoffe sind mit Säure-Ätztechnik angewendet viel härter als die früheren Materialien. In besonders belasteten Zonen kann man auch ein so genanntes Veneer anwenden.

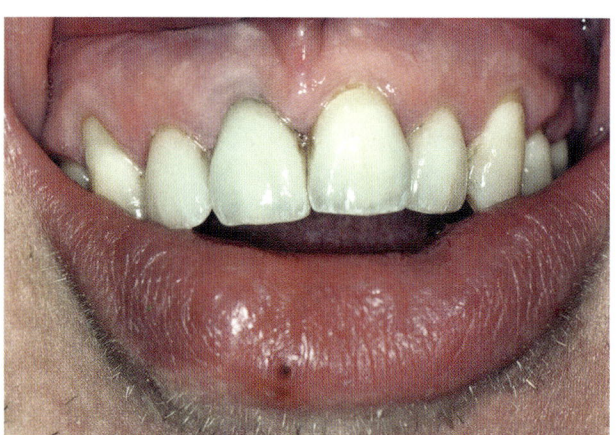

Wann ein Veneer nicht ratsam ist

Es gibt nur wenig Gründe, die gegen das Einsetzen eines Veneers sprechen. Grundsätzlich ist ein Veneer in den meisten oben genannten Fällen nicht nur möglich, sondern auch ratsam. Es gibt jedoch Situationen, in denen man sich eher für eine Krone entscheiden sollte, diese seien im Folgenden genannt:

● Das zwingend vorgeschriebene Einsetz-verfahren von Veneers ist die so genannte Säure-Ätztechnologie. Wo allerdings kein Schmelz vorhanden ist, da kann auch keine Säure-Ätztechnologie erfolgreich sein. Ist also die Zahnsubstanz zu stark zerstört, ist die Einsatzmöglichkeit des Veneers limitiert, und es bietet sich nur noch eine Krone an.

● Kann man den Schmelz nicht ausreichend anätzen, wie dies zum Beispiel beim kindlichen Milchzahn der Fall ist, so ist die Anwendung dieser Technik ebenfalls nicht sinnvoll.

● Auch schlechte Angewohnheiten wie zum Beispiel das Nägelkauen sprechen gegen das Einsetzen eines Veneers, wenn Sie nicht sicherstellen können, dass Sie sich mit dem neuen Veneer gleichzeitig das Nägelkauen abgewöhnen können.

● Wenn Sie zu denjenigen gehören, die – durchaus imponierend – eine Bierflasche locker mit den Zähnen öffnen können, sollten Sie sich im Vorfeld entscheiden, ob Sie lieber auf das Veneer oder auf den anerkennenden Applaus in geselliger Runde verzichten, denn gewaltsame Abbiss-aktionen schädigen die Veneers.

Das Veneer-Verfahren

Das Einsetzen eines Veneers setzt sich aus mehreren Schritten zusammen, die wir hier in ihrer Chronologie vorstellen möchten. Da aber bei einem Veneer, wie bereits erwähnt, nicht nur die Arbeit des Zahnarztes, sondern auch die Fähigkeiten des Zahntechnikers von enormer Wichtigkeit sind, werden wir die an ihn gestellten Anforderungen in ei-

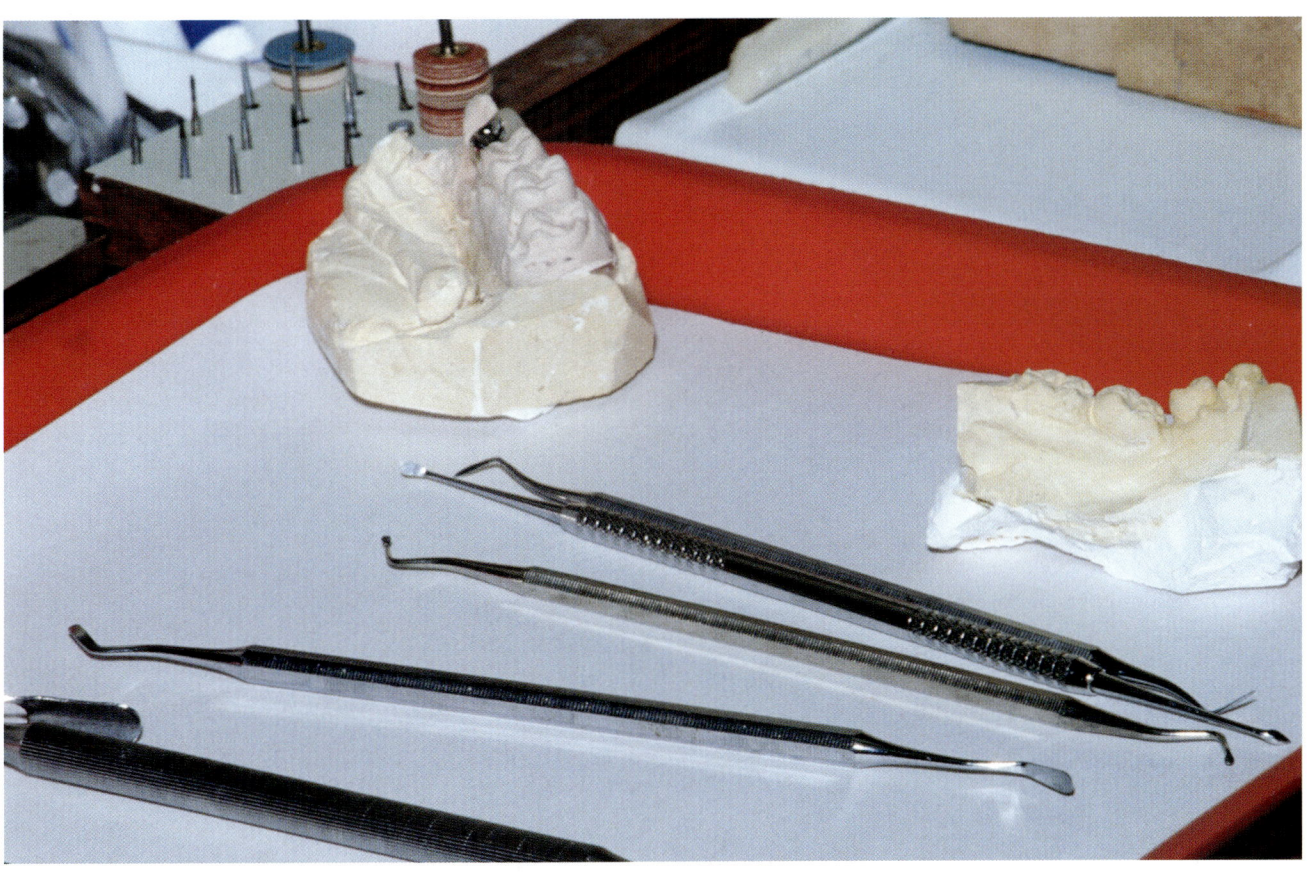

Abb. 9.14: Das Einsetzen eines Veneers erfordert feinste Zahnarzttechnik.

nem gesonderten Kapitel „Die Arbeit im Zahnlabor" darstellen. Doch zunächst wollen wir hier das Veneer-Verfahren erläutern, wie es sich aus der Zusammenarbeit zwischen Zahnarzt und Patient darstellt.

Die Vorbereitung

Die Modellanalyse

Im Vorfeld der Behandlung wird an einem Gipsmodell der Bezahnung überprüft, inwiefern die geplante Behandlungsmaßnahme bei dem einzelnen Patienten durchführbar ist. Dieser Arbeitsschritt wird als Modellanalyse bezeichnet. Zugleich kann dem Patienten durch eine Studie die spätere Situation vor Augen geführt werden. So kann ihm die Entscheidung erleichtert werden und er weiß besser, was auf ihn zukommt. In einigen Fällen kann man auch anhand einer computertechnisch bearbeiteten Fotografie des Patienten die Maßnahme sowie ihr entsprechendes Ergebnis optisch demonstrieren. Obgleich dies sehr eindrucksvoll sein kann und häufig auch zu Werbezwecken eingesetzt wird, so bleibt dies doch ohne eine handfeste Modellanalyse tatsächlich nur eine Spielerei, die dem Patienten häufig etwas verspricht, was dann im Ergebnis wegen der Nachbarzähne oder des Zusammenbisses nicht gehalten werden kann. Also: Lassen Sie sich durch moderne Computertechnik nicht blenden und denken Sie daran: Gute Voranalyse bringt gutes Endergebnis!

Die Behandlung: Abformung

Ist im Vorfeld alles geklärt, kann der entsprechende Zahn vorbereitet werden: Nach einer lokalen Betäubung wird er mit besonders feinen Diamantschleifkörpern zur Aufnahme des späteren Veneers gestaltet. Auch hier kommt die gute Vorstudie dem Zahnarzt zu Hilfe, da je nach zu erzielendem Effekt einzelne Flächen nur ganz gering oder etwas stärker reduziert werden müssen. Zur Darstellung des Überganges zum Zahnfleisch wird oft ein kleiner Faden in den Saum eingelegt. Nach der Fertigstellung der gewünschten Form wird eine Abformung genommen, im Volksmund gerne als Abdruck bezeichnet. Anschließend wird ein Provisorium hergestellt, um den bearbeiteten Zahn zu schützen und den Patienten optisch wiederherzustellen. Aufgrund der sehr geringen Schichtstärken und der Tatsache, dass die Oberfläche des bearbeiteten Zahnes wegen des Einsetzvorganges beim späteren Veneer chemisch möglichst nicht vorbehandelt werden sollte, sind solche Provisorien für den Patienten mit Behutsamkeit zu benutzen. Aus den soeben genannten Gründen sollte auch jeder Zahnarzt darauf achten, dass der Zeitraum zwischen der Abformung und dem Einsetzen des fertig gestellten Veneers möglichst kurz gehalten werden sollte.

Die Befestigung

Bevor die im Zahnlabor hergestellten Veneers eingeklebt werden, muss der Zahnarzt verschiedene Kontrollschritte vornehmen.

Die Kontrolle

Als erstes erfolgt eine Einprobe des einzelnen Veneers im Hinblick darauf, wie der Keramikkörper am Zahnstumpf des Patienten anliegt und ob er an allen Seiten passt. Hierbei muss vor allem darauf geachtet werden, dass sich das Veneer allseits spannungsfrei aufsetzten lässt.

Im zweiten Arbeitsschritt überprüft der Zahnarzt die Nachbarschaftsbeziehung dieses Keramikkörpers mit anderen einzusetzenden Veneers oder Naturzähnen. Auch hier ist die spannungslose Passung wichtig. Der hauchdünne Keramikkörper ist vor dem Zementieren wie ein sprichwörtliches „rohes Ei" zu behandeln.

Als letzten Schritt kontrolliert man die Farbe. Diese ist oft besonders schwierig zu bewerten, da die dünne Schichtstärke des Veneers sowohl Verfärbungen des Stumpfes durchschimmern lässt als auch die Einsetzzemente in ihrer Farbwirkung erheblich modifiziert werden können, so dass eine gewisse Bandbreite der Bewertung für das gleiche Veneer übrig bleibt. Am besten ist es, wenn Zahnarzt und Zahntechniker gemeinsam die Farbe beurteilen. Der Einsetzzement (Komposit), für den sich der Zahnarzt entschieden hat, wird durch Vaseline an der Lichthärtung gehindert und so kann dann das Veneer unter relativ realitätsnahen Bedingungen von Patient und Behandler im Munde bewertet werden.

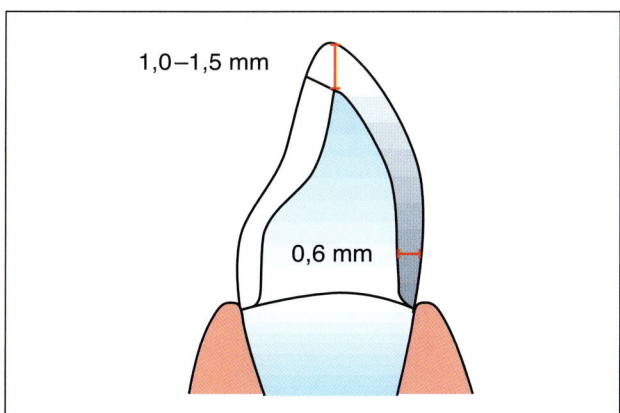

Abb. 9.15: Die empfohlene mittlere Schichtstärke eines Veneers

Die Vorbereitung des Veneers

Nach der Anprobe wird das Veneer unter Wasserdampf gereinigt. Anschließend wird die Keramik auf der Innenfläche angeätzt und dann mit Wasser abgespült. Dieser Schritt vergrößert die Oberfläche und schafft somit mehr Möglichkeiten zur Anhaftung des Klebers. Die so vorbehandelte Fläche wird mit einem Silan-Haftvermittler behandelt. Jetzt sind am Veneer alle Vorbedingungen zum Einkleben getroffen.

Die Vorbereitung des Zahnes

Der Zahnstumpf wird mit Bimsstein enthaltendem Wasser gereinigt und anschließend trocken gelegt. Die auf diese Weise präparierte Fläche des Zahnes wird mit einer ca. 30%-igen Phosphorsäure etwa 20 Sekunden lang angeätzt und dann ausgiebig mit Wasser abgesprüht. Für die Haftung ist jetzt von entscheidender Bedeutung, dass diese so vorbehandelte Fläche nicht mehr mit Speichel in Berührung kommt, sondern zügig mit einem Haftvermittler hauchdünn bestrichen wird. Dieser letzte Schritt wird auch an der Innenseite des vorbereiteten Veneers durchgeführt.

Das Einsetzen

Nach Anmischen des zuvor ausgewählten Befestigungskomposits wird das Veneer dünn ausgestrichen und mit einem sanften Druck langsam an seinen definitiven Platz gebracht. Anschließend werden überquellende grobe Zementreste entfernt. Wichtig ist eine saubere Trennung des Veneers und seines Klebers von den Nachbarzähnen mit dünnen Plexistreifen, um ein Aneinanderkleben von mehreren Veneers und verklebte Zahnzwischenräume zu verhindern. Da alle modernen Komposits lichthärtend sind, besteht in der Regel Zeit genug, das Veneer in aller Ruhe an seinen Platz zu bringen, eh man durch den Einsatz einer speziellen Lampe den Erhärtungsvorgang auslöst.

93

In aller Regel wird jedes Veneer einzeln befestigt. Auch hier sind die Beziehungen zu den Nachbarzähnen von besonderer Bedeutung. Da der Zement eine sehr zahnähnliche Farbe hat, muss immer wieder der spannungsfreie Sitz des nächsten Veneers überprüft werden, da schon kleinste Spuren im Zahnzwischenraum die Passung stören könnten.

Die Endbearbeitung

Schließlich werden die Veneers gründlich von ihren Zementresten befreit und poliert. Besondere Sorgfalt wird nochmals auf den Zusammenbiss und die Gleitfunktionen des Patienten gelegt.

Die Zeit nach der Behandlung

Die Veneertechnik ist für den Zahnarzt wahre Feinarbeit, für den Zahntechniker häufig eine anspruchsvolle Herausforderung, für den Patienten und seine Zähne aber eine eher schonende und nicht sehr tiefgreifende Behandlung. Dennoch sollten Sie die folgenden Regeln in den ersten Tagen nach der Befestigung eines Veneers beherzigen:

- Nehmen Sie in den ersten 48 Stunden nur relativ weiche Nahrung zu sich.

- Vermeiden Sie extreme Temperaturen (heiß und kalt).

- Verschieben Sie den Genuss von hochprozentigem Alkohol erst mal auf das nächste Wochenende.

- Vermeiden Sie aggressive Mundspülungen.

- Stellen Sie sich erneut in der Praxis vor, wenn Sie Probleme mit dem Zusammenbiss haben. Es kann sich dabei um ein vermeintliches Druckgefühl handeln, dass nach wenigen Tagen von alleine verschwindet. Das Veneer kann aber auch einer geringfügigen Korrektur bedürfen.

Qualitätskompass für den Patienten

- *Ist eine Modellstudie durchgeführt worden?*

- *Hat der Zahntechniker die Farbe des Zahnes vor der Bearbeitung bestimmt?*

- *Hat der Zahntechniker die Farbe des Zahnes nach der Bearbeitung nochmals kontrolliert?*

- *Wird das Veneer auf seine Passung kontrolliert?*

- *Wird der Befestigungszement individuell ausgesucht und ausgetestet?*

- *Werden mehrere Veneers einzeln eingesetzt (ca. 2 Stunden)?*

- *Wird einige Tage nach dem Zementieren eine Feinpolitur mit Endkontrolle vorgenommen?*

Die Krone aus Metall- oder Vollkeramik

Die metallkeramische Verblendkrone
Pro und Kontra Metallkeramik
Die individuelle Krone
Dauerhaftigkeit und Bruchrisiko
Sonderform: Metallkeramik-Krone mit keramischem Randbereich

Die Vollkeramik-Krone
Die wichtigsten Gestaltungskriterien
Gegenanzeigen

Neue Tendenzen
Computergestützte Verfahren zur Herstellung von Zahnersatz

Metallkeramische Verblendkronen gelten inzwischen als Regelversorgung beim Ersatz von Einzelkronen und Brücken. Daneben haben sich zur Wiederherstellung von Zähnen oder Kronen vollkeramische Systeme etabliert.

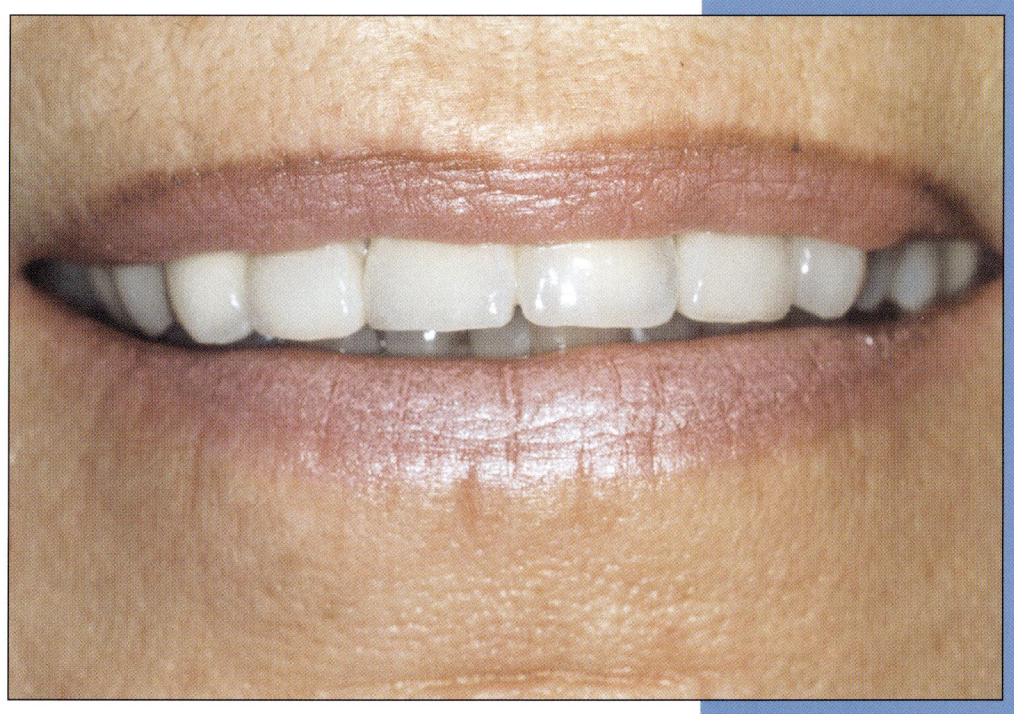

von
Dr. Sabine Hessabi,
Baden-Baden
und
Dr. Dr. Norbert Schmitz-Koep,
Köln

In den letzten drei Jahrzehnten haben sich vor allem zwei Systeme zur Herstellung von festsitzendem Zahnersatz und Kronen etabliert. Zum einen war dies der Siegeszug der **metallkeramischen Verblendkrone,** die sich heute als die Regelversorgung bei der Indikation Einzelkrone und Brückenersatz durchgesetzt hat.

Und zum anderen war dies eine lange, oft mühevolle und von vielen Rückschlägen begleitete Weiterentwicklung von so genannten **vollkeramischen Systemen,** die ohne ein Untergerüst aus Metall einen Zahn mit einer Krone wiederherstellen sollen. Erst seit den frühen 1990er-Jahren zeichnet sich hier eine verlässliche, ästhetisch sehr befriedigende und dauerhafte Technologie ab. Wie immer in der Medizin ist es jedoch so, dass es in erheblichem Maße von der persönlichen Erfahrung des Anwenders abhängt, wie erfolgreich eine Technik routinemäßig in der Alltagspraxis verwandt werden kann.

> **Patientenfrage:** *Mein Zahnarzt will mir eine Krone ohne Metall anpassen. Das ist teurer, aber ist es denn auch besser?*
>
> **Antwort des Experten:** *Vom Standpunkt der Ästhetik kann eine moderne Vollkeramik-Krone heute exzellente Ergebnisse erzielen. Sie ist in der zahntechnischen Herstellung zwar teurer, oft ist dieser Preis aber gerechtfertigt.*

Die metallkeramische Verblendkrone

Die heute bewährteste und routinemäßig durchgeführte Maßnahme zur naturnahen Wiederherstellung eines Zahnes ist die metallkeramische Verblendkrone. Sie verfügt über ein Metallgerüst, möglichst aus einer so genannten Hochgoldlegierung, auch Aufbrennlegierung genannt, und einer mehrschichtigen Dentalkeramik, der Verblendung, wie der Zahntechniker sagt. Für die Anfertigung eines solchen Zahnersatzes ist ein sehr hohes zahntechnisches Können erforderlich, denn durch das Metallgerüst wird die natürliche Transparenz und Transluzens eingeschränkt und dies lässt sich nur durch ausreichende Erfahrung im Umgang mit Keramik vermindern. Dafür ist es notwendig, dass der Zahnarzt dementsprechend mehr Substanz am Zahnstumpf abträgt, damit ausreichend Platz für Metall und Keramik vorhanden ist. Um zu einem guten Ergebnis zu gelangen, ist eine Wandstärke des Metallgerüstes von mindestens 0,4 Millimetern und eine Stärke der Keramik von 0,8–1,0 Millimetern erforderlich. Diese erforderlichen Mindeststärken erklären den größeren Abtrag gesunder Zahnsubstanz durch den Zahnarzt. Die Herstellung einer metallkeramischen Verblendkrone wird im Kapitel „Die Arbeit im Zahnlabor" gesondert dargestellt.

Pro und Kontra Metallkeramik

Die metallkeramische Verblendkrone verfügt über eine Reihe von Vorteilen, die wir an dieser Stelle kurz nennen möchten:

● Sie stellt den Zahn optisch befriedigend bis sehr gut wieder her.

● Das Verfahren ist sehr erprobt und sicher.

● Die Kosten sind vertretbar.

● Der Substanzverlust des Zahnes ist höher als bei einer Vollgold-Krone, jedoch geringer als bei einer Vollkeramik-Krone.

● Das Metallgerüst kann mit einer sehr guten Passform gearbeitet werden.

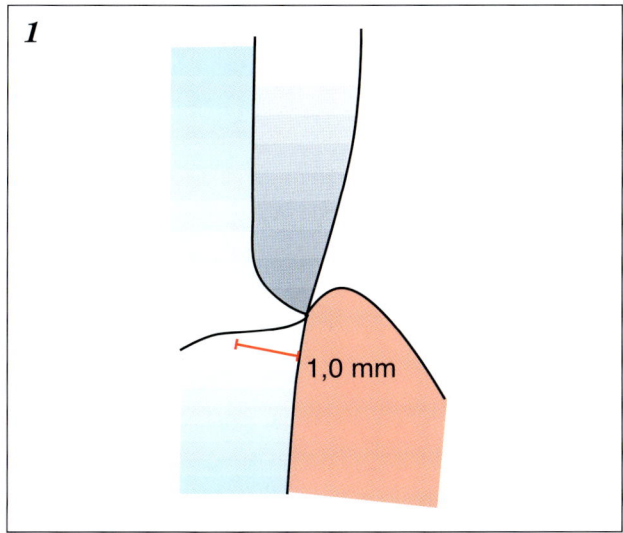

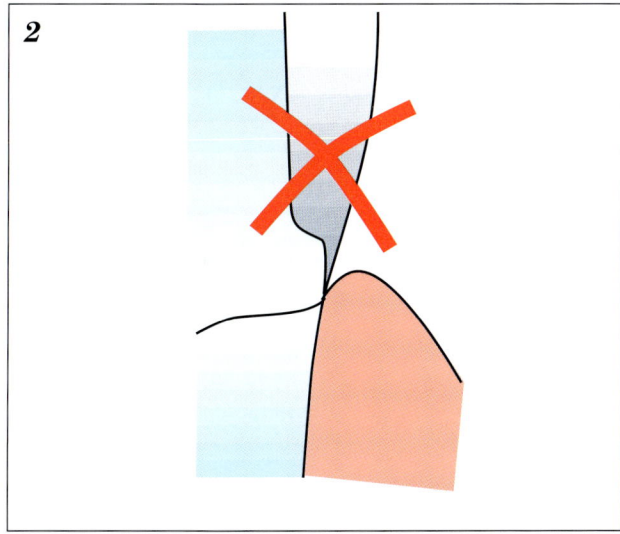

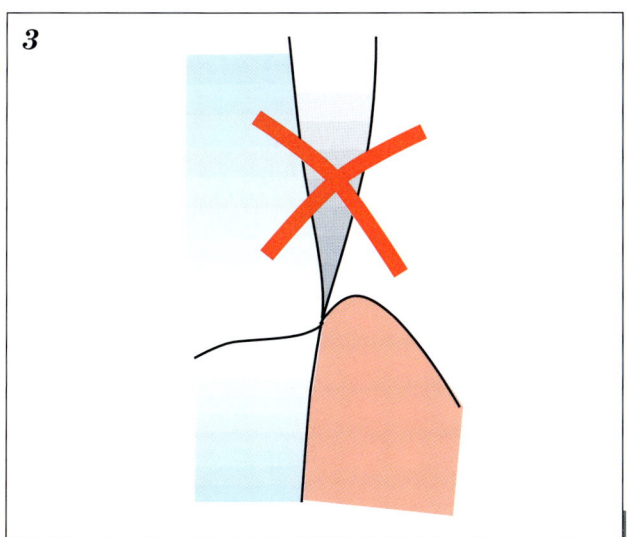

Abb. 10.1: Für Keramikverblendung geeignete Präparation
Abb. 10.2 und 10.3: Tangentiale Präparationsformen sind für eine Aufbaukeramik bis zum Präparationsrand ungeeignet.

Die Nachteile der metallkeramischen Verblendkeramik liegen zum größten Teil im ästhetischen Bereich:

- Die Ränder von Metallkeramik-Kronen haben tendenziell eine dunklere Farbe.

- Das Metallgerüst ist schwierig abzudecken.

- Das Licht kann nicht durch die Krone hindurch scheinen.

- Bei bestimmten Lichtverhältnissen ist die Krone als solche erkennbar.

- Die Metallkeramik kann Sprünge und Frakturen erleiden.

Den Möglichkeiten, durch technischen Aufwand bei der Anfertigung der Krone und speziell beim Auftragen der Keramik die Ästhetik positiv zu beeinflussen, sind jedoch fast keine Grenzen gesetzt. Ziel des Brennvorgangs im Keramikofen ist es, eine möglichst dichte, spannungsfreie und glasartige Oberfläche zu erzielen.

Die individuelle Krone

Die Unterschiede der verschiedenen Verfahren und ihrer Anwender liegen darin, ob die Keramik eher geschichtet wird, um eine möglichst optimale Farbwirkung zu erzielen, oder ob die Farbwirkung eher durch ein Aufmalen erzeugt wird. Als generelle Tendenz ohne Betrachtung des Einzelfalles sei erwähnt, dass durch die Schichttechnik eher naturgetreuere Kronen erzeugt werden. Es ist sogar möglich, nicht nur die Grundfarbe des Zahnes zu imitieren, sondern auch die vielen anderen markanten Farbpunkte, die ein Zahn besitzen kann. Dies können Kalkflecken (weiße Flecken im Zahnschmelz), braune Risse im Zahn (Sprünge im Zahn-

97

schmelz) oder unterschiedliche Orangetöne im Zahnhals sein. Doch ist diese individuelle Zahnfarbbestimmung meist mit einem höheren Kostenaufwand verbunden, davor schrecken leider noch die meisten Patienten zurück. Dabei kann man die individuelle Zahnfarbe mit der Metalliclackierung am Auto oder mit einem Designerkleid vergleichen. Eine individuell verblendete Krone passt sich besser an die natürlichen Nachbarzähne an. Je seltener der Patient seinen Zahnersatz bemerkt, umso schneller akzeptiert er den Fremdkörper.

Ist die Farbe jedoch nicht perfekt bestimmt, muss bei der Schichttechnik in erheblichem Maße Keramik abgetragen und neu aufgetragen werden, um bei der Einprobe eine Zufriedenheit aller Beteiligten zu erreichen.

Die individuelle Krone

- *Fragen Sie Ihren Zahnarzt, ob er Anschauungsmodelle besitzt, die den Unterschied zwischen einer normalen und einer individuellen Krone verdeutlichen!*

- *Fragen Sie Ihren Zahnarzt, ob er einen Zahntechniker, speziell einen Keramiker, zur Zahnfarbbestimmung zu Rate zieht, denn nur er kennt das zum Patienten passende Keramikschichtsystem mit den möglichen Farbvariationen!*

- *Fragen Sie Ihren Zahnarzt, zu welcher Tageszeit die Zahnfarbe bestimmt wird! Wird die Arbeit vor allen Dingen zur gleichen Tageszeit eingesetzt?*

Auch ein Zahn im nichtsichtbaren Bereich kann mit einer individuellen Krone versehen werden.

Dauerhaftigkeit und Bruchrisiko

Metallkeramische Kronen sind auf ihre Verweildauer im Mund gut untersucht. Bei metallgestützten Kronenrändern und einer Hochgoldlegierung für das Metallgerüst sind nach zehn Jahren Verweildauer über 94 Prozent der Kronen noch im Mund und in Funktion. Voraussetzungen für dieses ausgezeichnete Ergebnis sind jedoch das richtige Design des Untergerüstes und die korrekte Verwendung von Metalllegierungen und Dentalkeramiken, die in ihrem Verhalten, speziell bei Erhitzung und Abkühlung zu einander passen. Ebenso muss der Zahnstumpf für die Aufnahme der Krone korrekt vorbereitet sein. Auch hier ist das Endergebnis immer nur so gut wie das schwächste Glied in der Werkstoffkette.

Sonderform: Metallkeramik-Krone mit keramischem Randbereich

Wie bereits erwähnt ist der tendenziell dunkle Rand ein Nachteil der Metallkeramik-Krone. Sogar dem Laien fällt er häufig als künstlich und unnatürlich auf. Speziell mit einer anatomisch korrekten umlaufenden Randgestaltung um den Zahnstumpf kann einem frühzeitigen Rückzug des Zahnfleisches gut vorgebeugt werden, dennoch ist diese Zone stets sehr delikat. Wird die Keramik zu dick aufgetragen – man spricht von Überkonturierung – so sind bakterielle Ablagerungen und Entzündungen die Folge.

Einer der Wege aus diesem Dilemma ist die Gestaltung einer Keramikschulter. Hierbei wird das Metallgerüst gekürzt und der

Randbereich am Übergang zum Zahnstumpf ausschließlich in Keramik ausgeführt.

Die Vorteile

● Der optische Eindruck der kritischen Randzone wird entscheidend verbessert.

● Der Zahnarzt wird zu besonderer Präzision bei Präparation und Abformung genötigt.

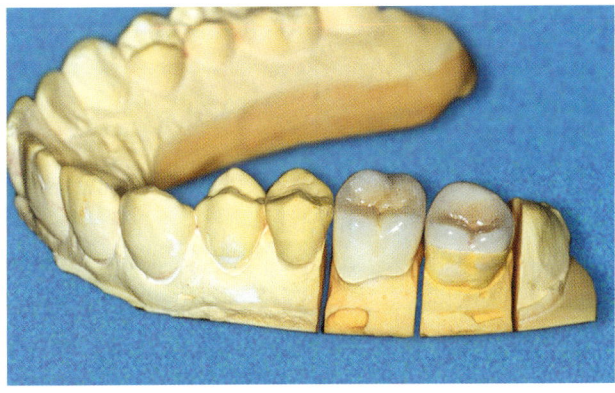

Abb.10.4: Vollkeramische Krone und vollkeramische Teilkrone in Presstechnik

Die Nachteile

● Es muss eine besondere Keramikmasse verwendet werden.

● In der Randregion besteht erhöhte Bruchgefahr.

● Der technische Aufwand ist höher.

● Die Kosten sind höher.

● In diesem Randbereich muss mehr gesunde Zahnsubstanz abgeschliffen werden.

Die Vollkeramik-Krone

Die Anforderungen der Patienten und Zahnärzte an Ästhetik – speziell in der Frontzahnregion – hat die Zahntechniker und die Industrie immer wieder veranlasst, nach Möglichkeiten zu suchen, ohne Metall Kronen aus reiner Keramik herzustellen.

Historisch betrachtet beginnt diese Entwicklung mit der Porzellan-Jacketkrone und wird dann durch die Jacketkrone mit Aluminiumoxidkern weitergeführt. In den 1980er-

und 1990er-Jahren wurde schließlich eine erhebliche Anzahl von Systemen entwickelt, die einen neuen Ansatz aufzeigt. Bevor die Keramik schichtweise aufgebrannt wird, wird ein Keramikuntergerüst aus einer Presskeramik gefertigt. Hierdurch wird grundsätzlich eine höhere Festigkeit der Krone erreicht. Mittlerweile gibt es sogar vorsichtige Ansätze hin zur vollkeramischen Brücke.

Trotz aller Euphorie über diese modernen Entwicklungen muss man sich dessen bewusst sein, dass all diese Kronen vom Schritt der Präparation bis hin zur Anfertigung und Eingliederung empfindlicher sind als die metallkeramische Verblendkrone. Daher ist diese nach wie vor die Regelversorgung. Aber gerade ambitionierte Zahnärzte mit höheren ästhetischen Ansprüchen sind mit den neuen Systemen zuverlässig in der Lage, ihren Patienten Frontzähne einzugliedern, die selbst vom Fachmann nur bei genauem Hinsehen unter entsprechender Beleuchtung als Kronen erkannt werden können.

Auch eine Anwendung dieser vollkeramischen Kronen im **Seitenzahnbereich** ist mittlerweile grundsätzlich möglich. Es stellt sich jedoch hier oft die Frage, ob unnötige Frakturrisiken eingegangen werden sollen,

99

da auch mit einer metallkeramischen Verblendkrone sehr gute Ergebnisse erzielt werden können.

Die Herstellung und der Einsatz vollkeramischer Kronen sind mit Sicherheit komplizierter und schwieriger als die Verwendung metallkeramischer Kronen. Es sollten dringend gewisse Gestaltungskriterien eingehalten werden, wenn „Metallfreiheit" das Ziel ist.

Die wichtigsten Gestaltungskriterien

- Es muss möglich sein, eine einheitlich um den Zahn laufende ca. 1 Millimeter breite Stufe am Zahn als Präparationsgrenze zu gestalten.

- Scharfe Ecken und Kanten müssen unbedingt vermieden werden. Alles muss gerundet sein.

- Die abzuschleifende Zahnsubstanz ist abhängig von den Belastungen beim Zusammenbiss: Zu wenig Keramik ist schlecht, zu viel Keramik bei einem zu kurzen Stumpf ist ebenfalls schlecht. Der ideale Mittelwert liegt bei 1,5–2,5 Millimetern Schichtstärke.

- Der Zahnstumpf sollte noch mindestens zwei Drittel der gesamten Höhe der Krone ausmachen.

- Die Krone sollte auf jeden Fall mit Hilfe von klebenden Zementen eingesetzt werden.

Werden diese Kriterien eingehalten, so ist heute eine ästhetisch hoch befriedigende und auch sichere Versorgung von Seitenzähnen mit Vollkeramik-Kronen ohne weiteres möglich.

Gegenanzeigen

Wie oben ausgeführt, kann die Vollkeramik-Krone ihre Vorteile nur dann zur anhaltenden Zufriedenheit des Patienten entfalten, wenn sie wirklich professionell und unter Einhaltung der genannten Gestaltungskriterien eingesetzt wird. Es gibt aber auch andere Gründe, die gegen die Verwendung von vollkeramischen Kronen sprechen:

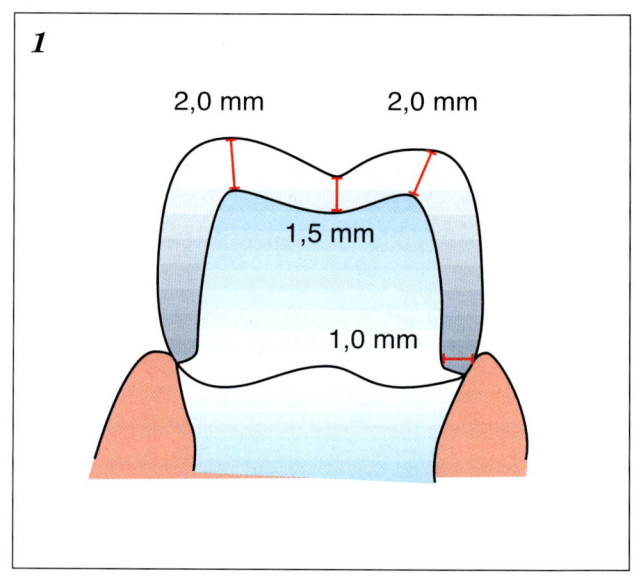

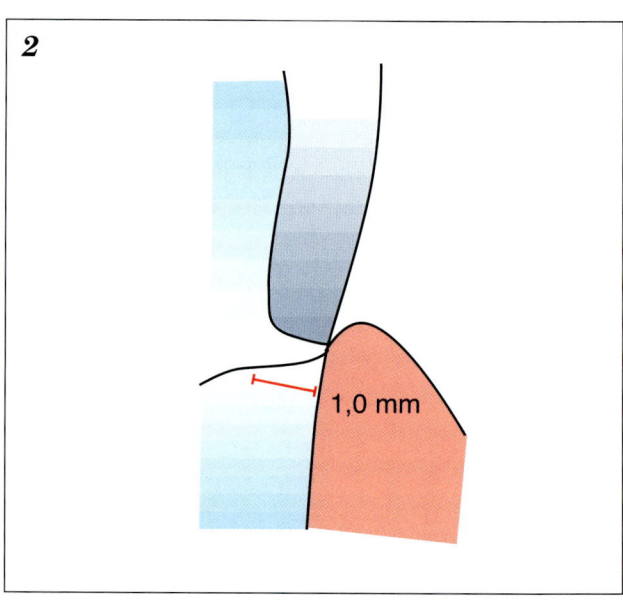

Abb. 10.5 und 10.6: Präparationskriterien für die Anfertigung von vollkeramischem Zahnersatz

- **Zähneknirschen (Bruxismus):** Presst der Patient seine Zähne extrem stark aufeinander oder knirscht er, das heißt übt er bewusst oder unbewusst hohe Kräfte beim Seitwärtsgleiten aus, so ist er nicht gerade ein idealer Kandidat für vollkeramische Kronen. Man kann die Anwendung solcher Systeme aber auch nicht vollständig verneinen, weil es manchmal gelingen kann, gerade durch die Verwendung von Vollkeramik die Kräfte über Flächen abzuleiten, die hierfür besonders geeignet sind.

- **Unzureichende Mundhygiene:** Ein Patient mit unzureichender Mundhygiene eignet sich tatsächlich eher schlecht für jede Art von Zahnersatz. Aber die Vollkeramik mit ihren hohen Anforderungen an die Abformtechnik schließt sich hier völlig aus.

- Bestimmte **Bissanomalien,** wie beispielsweise der so genannte Tiefbiss, machen die Verwendung einer vollkeramischen Krone unmöglich.

- Da die Zahnstümpfe stärker präpariert werden müssen und damit ein hoher Verlust gesunder Zahnsubstanz verbunden ist, kann es bei **jüngeren Patienten** Probleme mit der Vitalerhaltung der Zähne geben, denn zu diesem Zeitpunkt nimmt die Pulpa (Zahnnerv) innerhalb der Zahnkrone noch einen sehr großen Raum ein.

- Bei bereits **älteren Patienten,** bei denen sich unter Umständen durch eine vorausgegangene parodontale Erkrankung der Kieferknochen bereits sehr weit zurückgebildet hat, so dass die im Vergleich zur Zahnkrone deutlich grazilere Zahnwurzel zu sehr frei liegt, sind auch oft die speziellen Anforderungen an die oben genannten Präparationsformen nur bedingt zu realisieren.

Neue Tendenzen

In jüngster Zeit sind so genannte Zirkoniumoxid-Keramiken in Entwicklung, von denen man sich verspricht, dass die Keramik widerstandsfähiger gegen Scherbelastungen ist und somit weniger frakturgefährdet. Dieses Material hat eine vielfach höhere Festigkeit als die Presskeramiken. Dadurch ergeben sich neue Perspektiven hin zu metallfreien Brücken im Seitenzahnbereich.

Computergestützte Verfahren zur Herstellung von Zahnersatz

Ein kurzes Wort zu den computergestützten Verfahren, die zur Herstellung von Zahnersatz in der Zahnheilkunde bisher entwickelt worden sind. In der Laienpresse sind immer wieder Berichte zu lesen, bei deren Lektüre der Patient den Eindruck bekommen muss, dass der Einsatz solcher Systeme einen Quantensprung in der Zahnheilkunde bedeute und man nun als Patient schleunigst sehen sollte, dass der eigene Zahnarzt an dieser segensreichen Entwicklung durch Kauf und Anwendung eines solchen Gerätes teilnimmt.

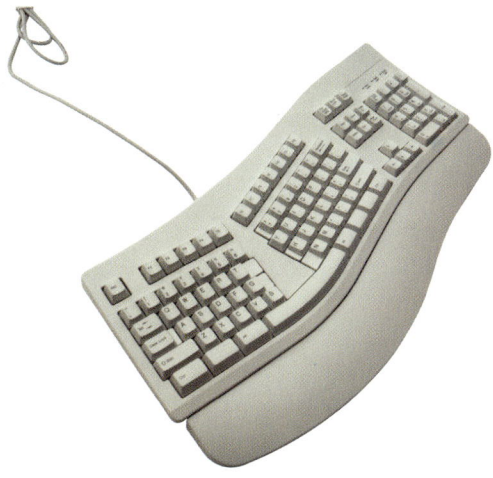

Abb. 10.7: Auch hier steht die modernste Technik im Dienste des Patienten.

Sieht man sich diese Systeme genauer an, so kann man feststellen, dass es zwei grundsätzlich verschiedene Gerätetypen gibt. Zum einen wird der Zahn zunächst optisch mit einer Kamera im Mund in seiner Gestaltungsform erfasst und dann fräst eine mit dem Rechner verbundene Schleifapparatur aus einem Block, meist aus Keramik, das herzustellende Werkstück heraus. Bei der zweiten Gruppe wird der Zahn konventionell abgeformt, und die Form des Zahnes wird auf dem hergestellten Modell im Labor mechanisch oder digital gestützt abgetastet.

Die tragende Idee aller Konzepte ist die Verwendung von industriellen Fertigungsmethoden und Industriewerkstoffen mit optimierten Eigenschaften, um die manuelle Zahntechnik zu ersetzen, die bisher nur von individuellen Handgriffen geprägt war.

Zudem gibt es da die Vision der Entwickler, die Wartezeit auf den Zahnersatz von einigen Tagen auf nur eine Stunde zu verkürzen und die Anfertigung sozusagen „chair-side" durchzuführen. Was auf den ersten Blick überzeugend wirkt, hat jedoch bei genauerem Hinsehen noch erhebliche Schwachpunkte.

Die mit optischen Verfahren mittels Kamera operierenden Systeme kranken in ihrer Alltagstauglichkeit an verschiedenen Ecken: Für einen Zahnarzt sind die Kriterien zur Beurteilung eines Zahnersatzkörpers wie eines Inlays oder einer Krone vor allem:

● Passform,
● Zusammenbiss,
● Ästhetik.

Bei allen drei Stichworten gerät das mit Hilfe des Computers gefräste Inlay ins Hintertreffen gegenüber den konventionellen Verfahren. Sicher ist, dass auch exakt das gefräst wird, was optisch festgehalten wurde. Das Problem ist nur, dass das optische Verfahren wegen möglicher Reflexionen unpräziser ist als die Abformung mit gängigen Abformmassen. Es wird also etwas ganz genau nach Vorlage hergestellt, die Vorlage aber ist nicht exakt erfasst. Selbst für sehr versierte Anwender von computergestützten Systemen ist es sehr schwierig, eine ähnlich genaue Passung zu erzielen, wie sie nach Herstellung eines Werkstückes durch den Zahntechniker routinemäßig zu erreichen ist. Die ersten Geräte konnten den Zusammenbiss gar nicht berücksichtigen, die neue Generation nimmt zumindest die groben Verhältnisse wahr.

Und schließlich ist die Ästhetik eines Körpers aus einem Block sicher der Wirkung eines geschichteten und individualisiert hergestellten Werkstückes unterlegen.

Trotzdem ist der Ansatz vielversprechend und er ist es wert, an entsprechend ausgerüsteten Abteilungen der Zahnkliniken weiterverfolgt zu werden. Sicher werden in der Zukunft noch optimierte Geräte die Anwendung erleichtern.

In erheblich günstigerem Licht erscheint dagegen die zweite Gruppe der Computer CAD/CAM sowie die mechanisch abtastenden Laborgeräte.

Sie beginnt erst im Labor mit der Erfassung des Zahnstumpfes. Allerdings bringt sie deutlich mehr Geräteaufwand ins Labor, der am Ende natürlich vom Patienten auch bezahlt werden muss. Der Vorteil aber ist, dass mit diesen Verfahren Kronenuntergerüste aus industriell gefertigter Keramik hergestellt werden können, die dann konventionell mit Keramikmassen verblendet werden. Es entsteht eine vollkeramische Krone mit einem besonders harten keramischen Innenkern. Gerade von den oben schon erwähnten Zirkoniumoxid-Keramiken mit ihrer hohen Biegefestigkeit und Bruchzähigkeit wird in dieser Hinsicht noch viel Positives erwartet.

Die Arbeit im Zahnlabor

Anfertigung im Schichtverfahren auf einem feuerfesten Stumpf

Anfertigung mittels Maltechnik

Brücken in Vollkeramik

Kronen in Metallkeramik

Unabhängig davon, ob es sich um eine keramische Verblendschale oder um die Anfertigung einer Krone aus Metall- oder Vollkeramik handelt – eine gute Teamarbeit und Abstimmung zwischen Zahnarzt und Labortechniker sind für ein befriedigendes Endresultat unerlässlich.

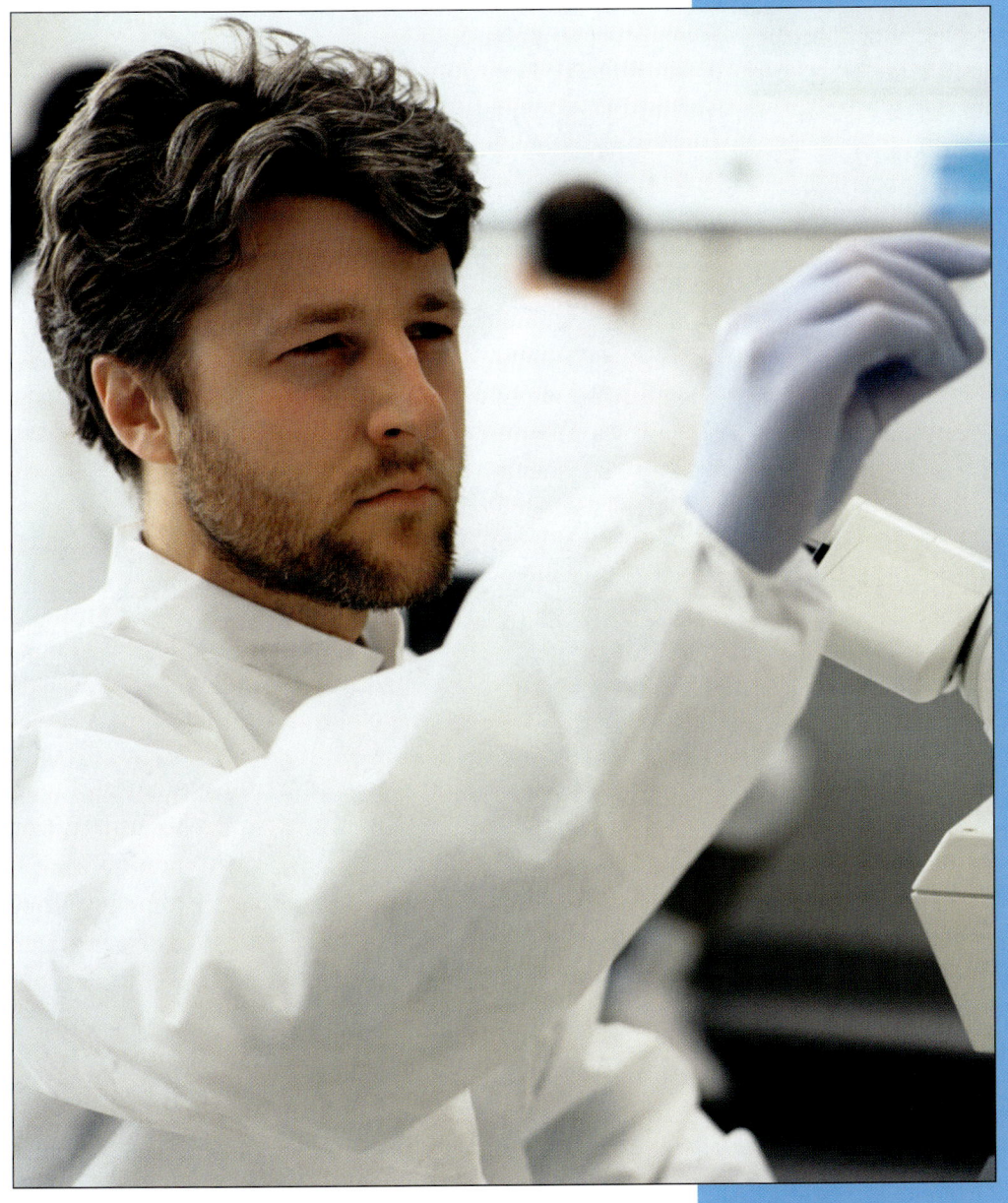

von
Zahntechniker
S. Helbing, Köln

103

In Anbetracht der vielen Möglichkeiten, die die Versorgung mit Vollkeramik beeinflussen, ist die erste zu bewältigende Hürde die Kommunikation zwischen Zahnarzt und Zahntechniker. Als bewährtes Kommunikationsmittel dient der Laborauftragszettel, der auch als Technikerzettel bezeichnet wird. Er hat folgenden Inhalt und Anhang:

- Farbanalyse: Es handelt sich hierbei um eine Farbnahme des zu versorgenden Zahnes vor und nach der Präparation durch den Zahntechniker in Zusammenarbeit mit Zahnarzt **und** Patient; im Idealfall sollte die Farbanalyse in der Praxis stattfinden, weil hier auch die fertige Arbeit eingesetzt wird.

- Gebiss-Registrat

- Genaue Abformung des zu versorgenden Kiefers

- Gegenkiefermodell

- Aufwachsstudie

- Harmonie zwischen Lippen, Zahnfleisch und Zahnstellung, die durch ein Foto oder eine Computeranalyse dokumentiert wird.

Die Vollkeramik ist in ihrer Struktur (einfach ausgedrückt) sehr schwach, unter der geringsten Zug- oder Druckbelastung würde sie brechen. Sie muss bei ihrer Verarbeitung (auf einem feuerfesten Stumpf) und der definitiven Situation (Befestigungszement) im Mund abgestützt werden. Daraus resultieren verschiedene Herstellungsverfahren, die im Folgenden erläutert werden:

Die Anfertigung auf einem feuerfesten Stumpf (im Schichtverfahren): Die Indikation dieser Technik liegt in der Versorgung mit Veneers, vollkeramischen Inlays und Teilkronen.

Die Herstellung einer Keramikrestauration durch die Maltechnik: Anwendung findet dieses Verfahren in der Anfertigung von Veneers, Inlays, Teilkronen und zusätzlich in der preiswerteren Kronenversorgung.

Eine weitere Möglichkeit ist die Schichttechnik auf einem Vollkeramikgerüst, die die Versorgung mit Brücken ermöglicht; des Weiteren kann die Schichttechnik bei Teilkronen, Kronen und Veneers angezeigt sein.

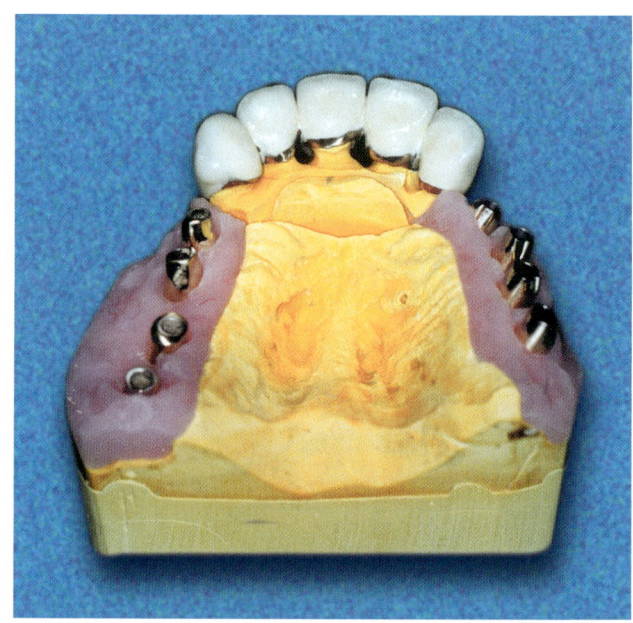

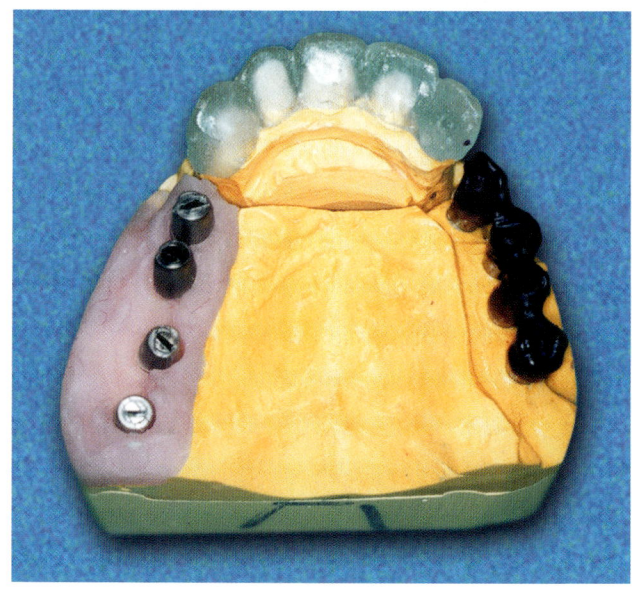

Abb. 11.1 und 11.2: Das Modell wird aus der Abformung entfernt.

Anfertigung im Schicht-verfahren auf einem feuerfesten Stumpf

Als erstes wird die Abformung mit einem so genannten Oberflächen-Entspanner behandelt. Dies dient dem Zweck, den Gips exakt ohne Mikroblasenbildung an der Oberfläche in die Abformung einfließen zu lassen.

Anschließend wird ein Meistermodell mit einem Superhartgips der Klasse IV hergestellt. Der Zahntechniker arbeitet es in ein Sockelsystem ein, welches das Fundament des Modells bildet. Dank dieses Sockelsystems kann er einzelne Zähne entfernen und zurücksetzen, ohne deren jeweiligen Bezug zum Restzahngebiss zu verändern.

Nach der Aushärtung des Gipses wird das Modell aus der Abformung entfernt. Anschließend wird der zu versorgende Zahn aus dem Sockelsystem entfernt. Auf die präparierte Fläche wird mit Wachs oder einem Lack eine dünne Schicht (Distanzschicht für Befestigungszement) aufgetragen, und zwar so, dass bis zum Rand der Präparation maximal ein Abstand von 1 Millimeter bestehen bleibt.

Nun fertigt der Zahntechniker eine Küvette zum exakten Dublieren des Meisterstumpfes an. Diese so genannte Dublierküvette benötigt er, um den feuerfesten Stumpf herzustellen. Dieser angefertigte Stumpf muss anschließend im Ofen bei ca. 1060 °C entgast werden, um eventuelle Verunreinigungen, wie z. B. Ammoniakgase, im Stumpfmaterial zu beseitigen. Die genaue Temperatur ist vom jeweiligen Hersteller des Materials abhängig. Sobald der Stumpf abgekühlt ist, wird er an die entsprechende Stelle in das Sockelsystem zurückgesetzt, auf seinen exakten Sitz überprüft und gegebenenfalls korrigiert. Anschließend erfolgt ein so genannter Isolationsbrand. Dieser ist zum einen notwendig, um zu verhindern, dass der feuerfeste Stumpf die feuchte Keramikmasse aufsaugt, und zum anderen um die Stumpfoberfläche sauber zu versiegeln. Als Isoliermasse eignet sich eine stark verdünnte Mischung der Keramikmasse. Nun erfolgen die farb- und formgebenden Keramikbrände auf dem Stumpf mit abschließendem Glanzbrand, der eine Versiegelung nach außen hin darstellt.

Jetzt gilt es, den Stumpf im Sockelsystem in Bezug auf seine benachbarten Zähne und seine Stellung zum Gegenkiefer zu überprüfen. Dann wird die feuerfeste Masse mit Hilfe von Sandstrahlmittel (Aluminiumoxid) entfernt; es ist dabei darauf zu achten, dass das Objekt nur mit Al_2O_3 der Größe 50 Nanometer und einem Druck von maximal 2 bar abgestrahlt wird. Das durch einen Dampfstrahler abschließend gereinigte Veneer wird auf den Meisterstumpf zurückgesetzt und seine exakte Passung wird abermals kontrolliert.

Um die Kontaminierung beispielsweise eines Veneers zu vermeiden, erfolgt das für den Verbund zum Zahnschmelz notwendige Anätzen erst unmittelbar vor dem endgültigen Einsetzen.

Anfertigung mittels Maltechnik

Durch das große Keramiksortiment mit verschiedenen Massen für unterschiedliche Opaleszenz, Transparenz und Opazität ergeben sich im Schichtverfahren im Gegensatz zur Maltechnik, bei der solche Effekte mit Malfarben erzielt werden müssen, höhere Farbgestaltungsmöglichkeiten.

In der Maltechnik wird das Objekt vollanatomisch in Wachs auf dem Meistermodell angefertigt und mit einem Wachsstab, der als Gusskanal dient, mittels feuerfester Masse in eine Küvette eingebettet. Mit Hilfe eines speziell auf die Keramik abgestimmten Pressofens wird die Keramik, die in Form von Pellets (Kügelchen) vorliegt, in die auf 950 °C vorgewärmte Küvette gepresst. Zwar sind diese Pellets in mehreren unterschiedlichen Transparenzen und Schneidezahn farbenen Nuancen erhältlich, können aber nicht miteinander kombiniert werden.

Das mittels Al_2O_3 (Glanzperlen) ausgebettete und gereinigte Objekt wird auf den Meisterstumpf eingepasst und auf seine Beziehungen zu den Nachbarzähnen, auch im Gegenkiefer, kontrolliert, anschließend wird ein Kontrollstumpf (aus lichthärtendem Kunststoff) in der ausgesuchten Zahnfarbe hergestellt. Bei anderen Systemen werden die Gipsstümpfe auf der Präparationsfläche mit der entsprechenden Zahnfarbe eingefärbt. Hier zeigt sich ein Vorteil gegenüber dem Schichtverfahren, da die Farbnachahmung hier sehr vereinfacht ist. Denn beim Schichtverfahren ist eine Farbkontrolle beim Anfertigen nicht möglich, im Gegenteil: Die Farbe wird eher noch durch das weiße Stumpfmaterial verfälscht.

Allerdings wird bei der Maltechnik die Farbe nicht ausschließlich durch die Keramikmassen erzielt, wie dies beim Schichtverfahren der Fall ist, sondern hauptsächlich durch das Auftragen von speziellen auf die Keramik abgestimmten Malfarben, was sich nachteilig auf die Farbe auswirkt, da sie der Keramik ihre Transparenz nehmen.

Die Malfarbe wird mittels eines sehr weichen Pinsels in die Keramikoberfläche einmassiert und anschließend im Ofen gebrannt, dieser Vorgang wird so lange wiederholt, bis die gewünschte Farbe erreicht ist, die Kontrolle erfolgt auf dem Farbstumpf.

Sollte bei der Einprobe festgestellt werden, dass die Farbe noch nicht dem Ideal entspricht, so kann das Objekt jederzeit im Keramikofen nachgebessert werden. Ein weiterer Vorteil in der Handhabung mit dieser Technik gegenüber dem Schichtverfahren auf einem feuerfesten Stumpf ist, dass die im Schichtverfahren hergestellte Keramik bei einem Malfarbenkorrekturbrand in sich zusammenschrumpfen würde, da hier der stützende Stumpf bereits entfernt wurde.

Aber gleichgültig, mit welcher Technik der Zahntechniker arbeitet, für beide Techniken benötigt er ein absolutes, sicheres Farbgefühl.

Brücken in Vollkeramik

Eine vollkeramische Restauration kommt immer dann in Frage, wenn der Patient höchste Anforderungen an seinen Zahnersatz stellt. Ästhetik, Biokompatibilität und Akzeptanz des Fremdkörpers stellen die Säulen einer solchen Versorgung dar. Die Herstellung von Brücken im Front- und Seitenzahnbereich aus einer Vollkeramik war bislang nur mit einem, unter Beachtung der heutigen Anforderungen an Festigkeit, Ästhetik und Biokompatibilität, eher minderwertigen Erfolg zu verbuchen. Ein auf das bisherige aus der Maltechnik bekannte Pressverfahren aufbauendes Verfahren ermöglicht heute aber den Einsatz von Vollkeramik in der Front- und Seitenzahnbrückenversorgung. Die Indikation dieses Systems erstreckt sich über dreigliedrige Brücken im Frontbereich bis hin zur prämolaren breiten Brückenversorgung im Seitenzahnbereich. Eine mögliche Versorgung von einzelnen Seiten- und Frontzahnkronen mit diesem System wird vorausgesetzt. Wie aber sieht die Herstellung einer solchen Brücke genau aus?

Im ersten Schritt wird eine Wachsstudie angefertigt. Sie soll dem Patienten auch als Entscheidungshilfe über Zahnform und Zahnstellung (insbesondere für die Ausgleichung von Stellungsfehlern) dienen. Nun wird eine Abformung genommen. Diese wird mit einem Oberflächen-Entspanner behandelt, damit der Gips exakt und ohne Mikroblasenbildung an der Oberfläche in die Abformung einfließen kann. Anschließend wird ein Meistermodell mit einem Superhartgips der Klasse IV in einem Sockelsystem, welches das Fundament des Modells bildet, hergestellt. Dank dieses Sockelsystems ist der

Zahntechniker in der Lage, einzelne Zähne zu entfernen und zurückzusetzen, ohne deren Bezug zum Restzahngebiss zu verändern.

Nach Aushärtung des Gipses wird das Modell aus der Abformung entfernt. Auf den Zahnstümpfen des Modells wird das Brückengerüst aus rückstandslos verbrennbarem Wachs hergestellt. Der Zahntechniker sollte diese Modellation äußerst sauber durchführen, um ein unnötiges Beschleifen des später gepressten Gerüstes zu vermeiden. Es würde dadurch zu einer negativen Wärmeentwicklung führen. Ist das Beschleifen dennoch notwendig, sollte es daher unbedingt unter Wasserkühlung erfolgen. Schließlich wird es nach dem oben bereits dargestellten Schichtverfahren verblendet (Verblendkeramik).

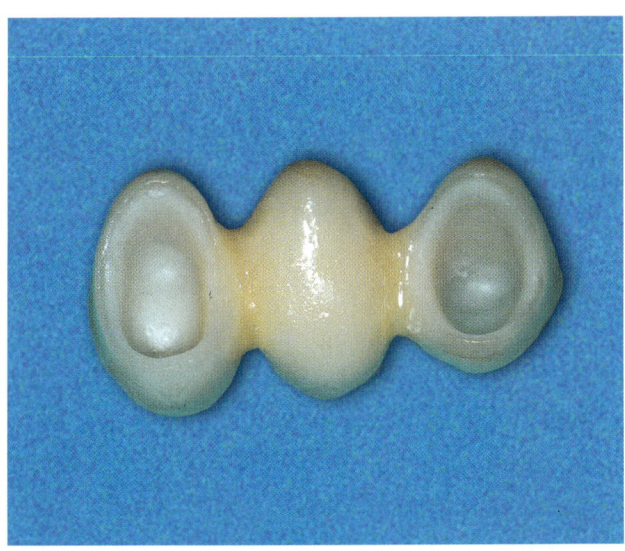

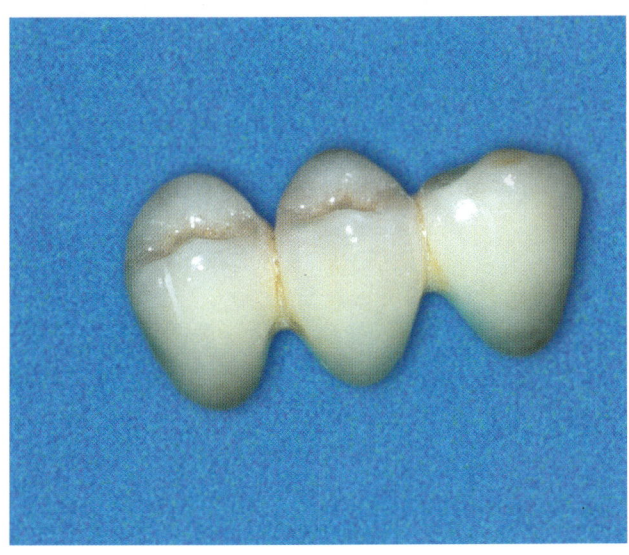

Abb. 11.3 und 11.4: Diese vollkeramische Brücke wurde in Presstechnik erstellt.

Kronen in Metallkeramik

Zu Beginn wird der Stumpf mit einem Speziallack überzogen, dadurch wird die Oberfläche gehärtet. Anschließend erfolgt der Auftrag eines Distanzlackes, dieser schafft den Freiraum für den zur Befestigung der Krone benötigten Zement bei der Einsetzung der Arbeit durch den Zahnarzt im Mund.

Nun erfolgt die Modellation des Käppchens aus Wachs oder Kunststoff, das den Zahnstumpf vollständig umschließt (ähnlich dem Fingerhut, der die Fingerkuppe umhüllt) und eine einheitliche Wandstärke aufweist. Danach wird die Modellation in eine Gießform mit feuerfestem Material (Einbettmasse) eingebettet. Nach Aushärtung der Einbettmasse erfolgt eine langsame und kontrollierte Erwärmung der Gießform im Ofen. Dabei wird die Wachsmodellation vollständig verbrannt und hinterlässt eine Hohlform. Bei etwa 800–950 °C ist der Aufheizprozess (Vorwärmprozess) abgeschlossen. Die Legierung wird nun in einem separaten Ofen auf eine Temperatur, die 100–150 °C über dem Liquiduspunkt liegt, erhitzt. Anschließend wird die Legierung je nach Verfahren in die Hohlform gegossen. Die am häufigsten verwendeten Verfahren sind:

● **Vakuum-Druckguss:** Hier erfolgt der Guss unter einem Druck von 3 bar, einem Vakuum und dem Prinzip der Anziehungskraft.

● **Schleuderguss:** Hier macht man sich die Zentrifugalkraft zu Nutze. Die Legierung wird durch Schleudern in einer Schleuder mittels Zentrifugalkraft in die Hohlform geschossen beziehungsweise gepresst.

Was ist eine Legierung?

Eine Legierung besitzt keinen Schmelzpunkt, sondern einen Schmelzintervall, denn sie besteht aus unterschiedlichen Materialien mit unterschiedlichen Schmelzpunkten. Die Schmelze beginnt bei dem Metall mit dem niedrigsten Schmelzpunkt, dies stellt den Schmelzbeginn dar, den so genannten Soliduspunkt. Sind alle Bestandteile der Legierung geschmolzen, ist das Schmelz-Ende erreicht, diesen Punkt bezeichnet man als Liquiduspunkt. Der Bereich von Soliduspunkt bis Liquiduspunkt wird als Schmelzintervall bezeichnet.

Im Gegensatz zu einer nicht aufbrennfähigen Legierung sind die Vorwärmtemperatur der Gießform (800–950 °C) und die Gießtemperatur des Metalls (1250–1400 °C) erhöht. Das liegt daran, dass die Keramik bei einer Temperatur von circa 950 °C auf die Legierung gebrannt wird, dabei darf sich die Legierung, also das Käppchen, nicht verformen. Der Liquiduspunkt sollte also mindestens 300 °C über der Brenntemperatur der Keramik liegen.

Nach der vollständigen Abkühlung auf Zimmertemperatur wird die Einbettmasse vom Gussobjekt entfernt. Anschließend wird das Käppchen auf den Musterstumpf aufgepasst. Abschließend erfolgt ein Beschleifen der Oberfläche mit speziellen Fräsen. Dadurch wird eine gleichmäßig angeraute Oberfläche geschaffen, ein wichtiger Arbeitsgang für das Verbundsystem Metall / Keramik. Das Käppchen ist nun für das Auftragen der Keramik vorbereitet.

Die Keramik selbst wird in einem Keramikofen gebrannt, und dieser Brand erfolgt in folgenden Schritten:

1. Oxydbrand: dient der chemischen Verbindung zwischen Metall und Keramik.

2. Opakerbrand: Das Metall wird mit einer opaken (nicht durchscheinenden) Paste abgedeckt. Der Opaker besitzt bereits den Grundton der Zahnfarbe.

3. Jetzt wird die Keramik in ihren Bestandteilen aufgeschichtet, das heißt zuerst der Zahnhals, dann das Zahndentin und zum Schluss der Zahnschmelz. Anschließend erfolgt der Brand im Ofen.

4. Zuletzt erfolgt der Glanzbrand. Er verleiht der Keramik den natürlichen Glanz und dient der Oberflächenversiegelung.

Zu der modernsten Technologie gehören niedrig schmelzende Keramiken, die nur 680–800 °C zur Sinterung benötigen. Man verspricht sich von diesen neueren Keramiktypen eine bessere Ästhetik und Transparenz (Lichtdurchlässigkeit). Durch den höheren Temperaturabstand zum Schmelzintervall der Metalllegierung wird auch der Metallverbund geringer belastet. Auf dem Vormarsch sind die neuesten niedrig schmelzenden Keramiken, die es sogar ermöglichen, metallgestützte und metallfreie Kronen mit dem gleichem Material zu verblenden. Es ist sogar möglich, ein Veneer, eine Krone und eine Brücke mit der gleichen Schichttechnik zu verblenden. Dadurch kann eine besonders hochwertige Ästhetik unabhängig vom Zahnerhaltungszustand erreicht werden. Für den Patienten bedeutet dies eine Vereinheitlichung der Materialien in seinem Mund.

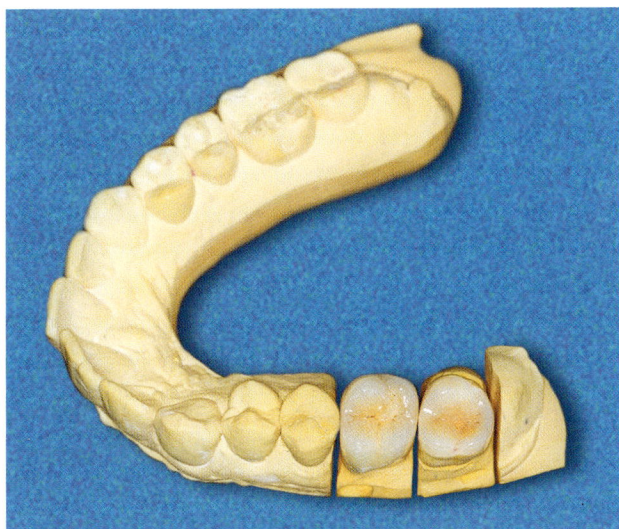

Abb. 11.5: Vollkeramische Kronen in Presstechnik mit Maltechnik

Qualitätskompass für den Patienten

● *Bestimmt der Zahntechniker gemeinsam mit Zahnarzt und Patient die Zahnfarbe?*

● *Wird die Zahnfarbe sowohl am unbeschliffenen als auch am beschliffenen Zahn genommen?*

● *Wird der Patient in den Arbeitsprozess eingebunden? Bekommt er eine Wachsstudie zu sehen, die auf einem Gipsmodell erstellt wurde und die seine momentane Mundsituation darstellt, um die spätere Zahnform und Zahnstellung erkennen zu können?*

● *Nutzt der Zahnarzt bei starken Stellungsanomalien die Wachsstudie auch als Hilfsmittel für die Präparation?*

● *Werden Malfarben- und Glanzbrand zusammen mit dem Patienten durchgeführt? Ein anhängendes Praxislabor ist hier von großem Vorteil, dadurch werden unnötige Wege erspart und der Zahnarzt kann als kompetenter Berater jederzeit hinzugezogen werden.*

Zahnimplantate

Die Verwendung künstlicher Zahnwurzeln, so genannter Zahnimplantate, hat sich in den vergangenen Jahren als eine sichere Methode zum Ersatz fehlender Zähne durchgesetzt. Übereinstimmend wird über längere Zeiträume von Erfolgsquoten berichtet, die bei über 90 Prozent liegen.

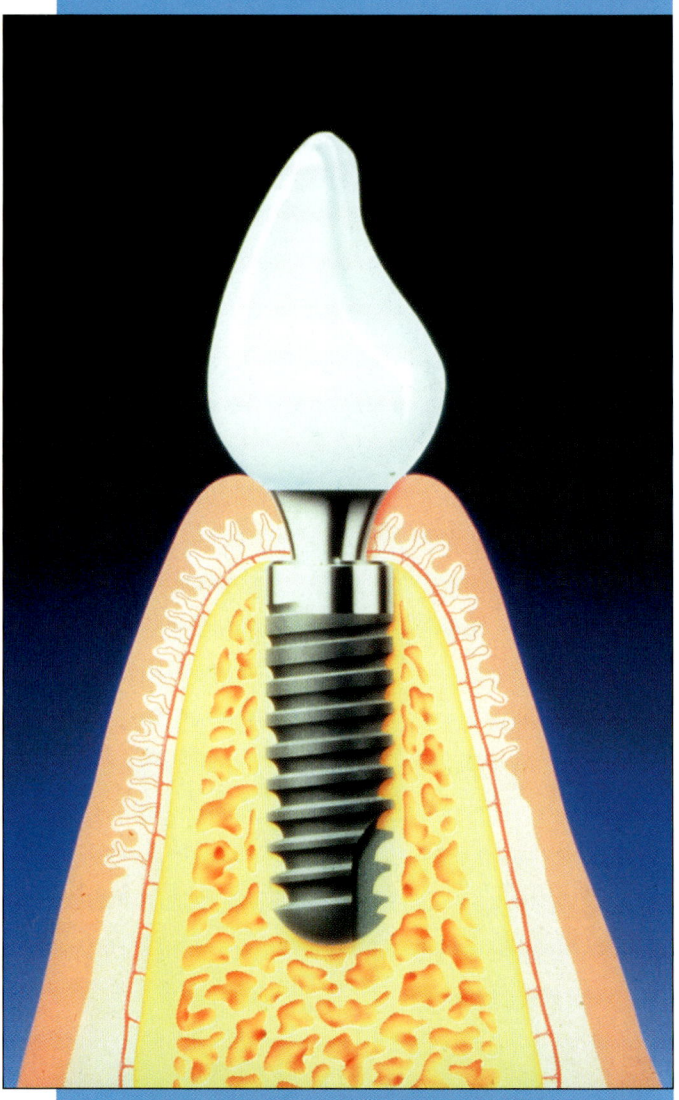

von

Dr. Dr. Stefan Berg, Köln

In den weitaus meisten Fällen heilen Zahn-implantate nicht nur reizlos im Kieferkno-chen ein, sondern es sind nach zehn Jahren mehr als 90 Prozent der Implantate noch am Ort und in voller Funktion. Daher sind die künstlichen Zahnwurzeln aus der heutigen Zahnheilkunde nicht mehr wegzudenken und ergänzen zunehmend andere Formen der prothetischen Versorgung, wie zum Bei-spiel Brücken und Teilprothesen.

Zahnimplantate haben das Spektrum für den Patienten und den Zahnarzt erheblich erweitert. Durch den Einsatz von Implanta-ten werden die Kauleistung, das ästhetische Aussehen und damit letztendlich auch die Lebensqualität erheblich verbessert. Man kann wieder sicher essen, sprechen, lachen und sich unter Mitmenschen zeigen. Die Speisen können wieder ausreichend zerklei-nert werden, wodurch verschiedene Erkran-kungen des Magen-Darm-Traktes vermie-den werden.

Außerdem wirken Zahnimplantate struktur-erhaltend auf den Kieferknochen. Sie wir-ken also einem möglichen Kieferschwund entgegen oder lassen ihn langsamer voran-schreiten als bei einem nicht oder unphysio-logisch belasteten Knochen.

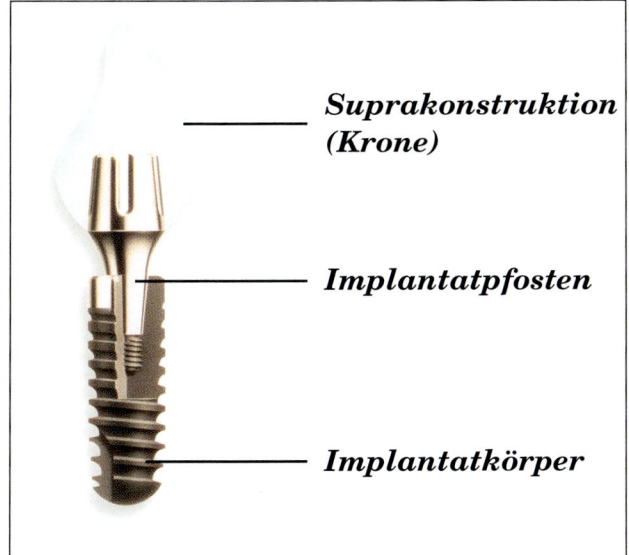

Suprakonstruktion
(Krone)

Implantatpfosten

Implantatkörper

Abb. 12.1: Aufbau eines Zahnimplantates am Beispiel des Ankylos-Implantatsystems

Was ist ein Implantat?

Ein Zahnimplantat ist eine künstliche Zahn-wurzel aus einem biologisch verträglichen Material. Ein enossales Zahnimplantat wird hierbei direkt in den Kieferknochen einge-pflanzt, was die besten Langzeitergebnisse garantiert. Wenn im Folgenden von Implan-taten die Rede ist, beziehen wir uns immer auf enossale Zahnimplantate.

Das Implantat besteht in der Regel aus meh-reren Einzelteilen:

- **Implantatkörper:** wird im Knochen ver-ankert

- **Implantatpfosten:** verbindet den Im-plantatkörper mit der Suprakonstruktion

- **Suprakonstruktion:** prothetischer Auf-bau (Krone, Brücke, Teleskop, Steg)

Viele Implantate bestehen heute aus Titan. Titan hat eine äußerst hohe Gewebeverträg-lichkeit, man nennt dies „biokompatibel". Andererseits hat es die nötigen biomechani-schen Eigenschaften, um kleine bruchfeste Implantatkörper herstellen zu können. Die-se ideale Kombination ist eine wesentliche Voraussetzung für gute Langzeitergebnisse.

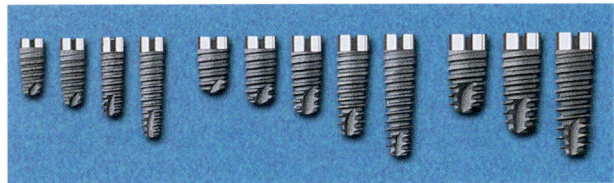

Abb. 12.2: Implantate gibt es in unter-schiedlichen Längen und Durchmessern.

Im Laufe vieler Jahrzehnte wurden die unterschiedlichsten Implantatdesigns entwi-ckelt. Hinreichend bewährt und durchgesetzt haben sich vor allem Schrauben- und Zylin-derimplantate. Diese werden in unterschied-lichen Längen und Durchmessern angeboten, um den individuellen Erfordernissen der einzelnen Patienten gerecht zu werden.

Die Oberflächen der Implantate können mit speziellen Verfahren behandelt werden, um die Einheilung in den Kieferknochen zu verbessern. Die Implantatoberfläche wird entweder angeraut oder mit speziellen Beschichtungen versehen. In beiden Fällen soll eine Vergrößerung der Knochenkontaktfläche angestrebt und so eine höhere Stabilität erreicht werden. Eventuell kann hierdurch auch die Einheilzeit verkürzt werden.

Bei einer gelungenen Einheilung spricht man von Osseointegration. Das Implantat steht hierbei stabil in direktem Kontakt zum Kieferknochen. Um eine möglichst sichere Osseointegration zu gewährleisten, lässt man die Implantate in der Regel eine bestimmte Zeit unterhalb der Schleimhaut im Kieferknochen einheilen. Diese Zeitspanne beträgt im Unterkiefer drei und im Oberkiefer sechs Monate. Man spricht hierbei von gedeckter Einheilung oder zweizeitigem Vorgehen. Zweizeitig deshalb, weil die Implantate in einem kleinen zweiten Eingriff freigelegt werden müssen, damit sie anschließend die Schleimhaut überragen und mit der Suprakonstruktion versorgt werden können.

Im Folgenden werden wir immer von einer gedeckten Einheilung oder zweizeitigem Vorgehen ausgehen, da die Autoren dieses Behandlungsschema seit vielen Jahren in ihren Praxen routinemäßig anwenden, um den Behandlungserfolg im Sinne der Patienten zu optimieren.

Wissenschaft und Medizin entwickeln sich ständig weiter. Neue Implantatoberflächen, veränderte Implantologiekonzepte oder neue knöcherne Wachstumsfaktoren führen bereits heute, in speziellen Einzelfällen, zu verkürzten Einheilzeiten mit guten Erfolgsraten.

Wenn die individuellen patientenspezifischen Voraussetzungen gegeben sind, können unter Umständen auch die folgenden Vorgehensweisen zur Anwendung gelangen:

- **Sofortimplantation:** Unmittelbar nach der Zahnentfernung wird der Implantatkörper eingebracht.

- **Verzögerte Sofortimplantation:** Das Implantat wird circa zwölf Wochen nach der Zahnentfernung eingebracht, um Entzündungen abheilen zu lassen.

- **Spätimplantation:** Das Implantat wird in knöchern ausgeheilte Kieferabschnitte eingebracht.

- **Einzeitige Spätimplantation (offene Einheilung):** Der Implantatpfosten ragt hierbei direkt in die Mundhöhle.

- **Zweizeitige Spätimplantation (gedeckte) Einheilung:** Das Implantat heilt unterhalb der Schleimhaut ein und wird später mit den Implantatpfosten versehen.

Expertentipp

Seien Sie skeptisch, wenn von neuen „Wunderoberflächen für Implantate" oder von neuen „Schnellwachstumsfaktoren für Knochenersatz" die Rede ist. Statt auf effekthaschende werbende Berichte zu vertrauen, sollten Sie sich von Ihrem Zahnarzt in Ruhe beraten lassen. Er überweist Sie bei Bedarf an einen erfahrenen Implantologen.

Vorteile und medizinische Indikationen

Durch die Zuhilfenahme von Implantaten erweitern sich die Möglichkeiten des Zahnarztes erheblich. Er kann in vielen Fällen seinen Patienten wieder einen festsitzenden Zahnersatz bieten. In anderen Fällen kann ein herausnehmbarer Zahnersatz durch Implantate stabil abgestützt werden. Doch können Implantate nicht nur fehlende Zähne ersetzen, sie bieten auch eine Reihe von Vorteilen gegenüber herkömmlichen Behandlungsmethoden, die wir an dieser Stelle kurz skizzieren möchten.

Erhaltung der eigenen Zahnsubstanz

Während der Vorbereitung auf eine Brücken- oder Kronenversorgung müssen gesunde Nachbarzähne beschliffen werden. Dadurch geht gesunde Zahnsubstanz verloren. Bei der Bearbeitung eines Zahnes besteht ferner das Risiko einer Schädigung des Zahnnervs. Dies würde eine Wurzelkanalbehandlung nach sich ziehen! Durch eine Implantation kann der Verlust gesunder Zahnsubstanz verhindert werden, da die Nachbarzähne nicht beschliffen werden müssen.

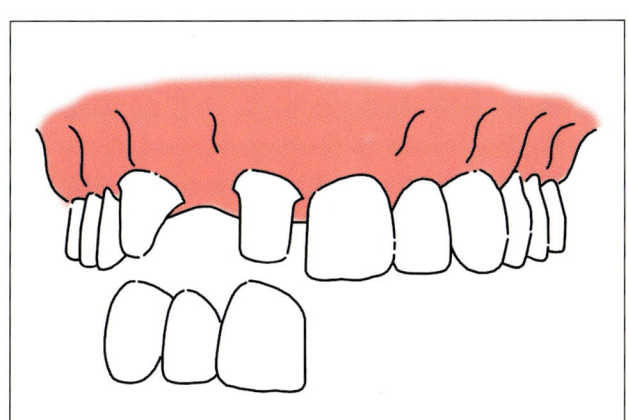

Abb. 12.3: Dank der Implantologie kann eigene Zahnsubstanz weitgehend erhalten bleiben.

Schutz vor Über- und/oder Fehlbelastung eigener Zähne

Fehlen Zähne, so werden die verbliebenen Zähne zwangsläufig vermehrt belastet. Brückenpfeiler müssen so erhöhte Kaukräfte aufnehmen, die vorher auf mehrere Zähne verteilt wurden. Auch Ankerzähne und Haltezähne für Prothesen werden vermehrt belastet, zum Teil auch unphysiologisch, und können sich so frühzeitig lockern. Dies fällt besonders negativ ins Gewicht, wenn der Zahnhalteapparat durch Parodontose bereits geschwächt ist und es so noch schneller zu einer Lockerung kommen kann, was letztendlich zum Verlust des Zahnes führt. Einer solchen Kettenreaktion können Implantate entgegenwirken.

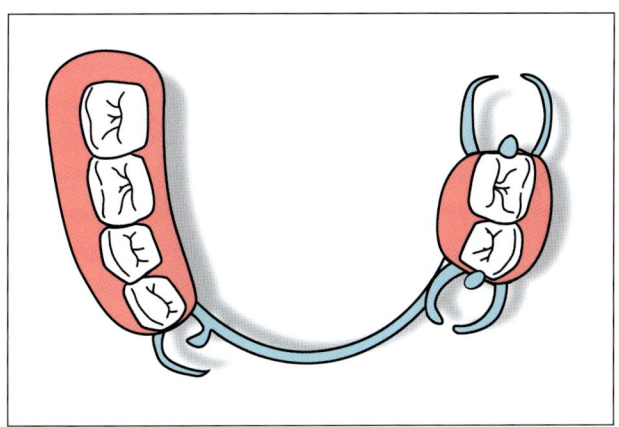

Abb. 12.4: Herkömmliche Halteelemente können gesunde Zähne belasten.

Verbreitertes Anwendungsspektrum für festsitzenden Zahnersatz

Dank des Einsatzes von Implantaten ist es in vielen Fällen wieder möglich, festsitzenden Zahnersatz im Patientenmunde zu integrieren. Festsitzender Zahnersatz ist in Bezug auf die Belastungsfähigkeit dem herausnehmbaren Zahnersatz meist überlegen. Er führt zu weniger Fremdmaterial in der Mundhöhle, somit zu deutlich erhöhtem Tragekomfort und zu glatteren, besser hygienezugänglichen Strukturen.

Erhalt des Kieferknochens

Ähnlich wie Muskeln, die nicht mehr trainiert werden, schwindet auch der Kieferknochen bei Nichtgebrauch. Implantate belasten den Kieferknochen wieder physiologisch, das heißt sie stimulieren den Knochen in ähnlicher Weise wie die eigenen Zähne. So wird der Knochenabbau gestoppt oder verlangsamt. Unphysiologische Belastung des Kiefers durch den Druck von schlecht sitzenden Prothesen kann dagegen den Knochen schneller schwinden lassen. Der völlige Verlust des Prothesenhalts kann die Folge sein.

Verbesserter Prothesenhalt

Bei zahnlosen Ober- und Unterkiefern lagert die Prothese auf der Mundschleimhaut, die den Kieferknochen bedeckt. Da die Schleimhaut eindrückbar ist, kann es zu zwei sehr unerfreulichen Effekten kommen.

Der Knochen wird durch die Kauarbeit unphysiologisch belastet und abgebaut. Damit ist ein Verlust an so genannter „fester Schleimhaut" verbunden, die sich in der Region des ehemaligen Zahnhalteapparates befindet und mit dem darunter liegenden Knochen fest verwachsen ist. Durch die relative Zunahme der „mobilen Schleimhaut" können Muskelkräfte, die beim Kauen und Sprechen auftreten, die Prothese mehr und mehr lockern. So entsteht ein Teufelskreis aus Knochenabbau und ungünstigen Schleimhautverhältnissen, der bis zur völligen Haltlosigkeit der Prothese führen kann.

Implantate dagegen durchbrechen diesen Teufelskreis und können die Prothese wieder sicher stabilisieren. Durch eine möglichst frühzeitige Implantation lässt sich häufig ein Eingriff zum Knochenaufbau am Kiefer vermeiden.

Verminderung allergischer Reaktionen

Prothesenkunststoffe und Metalllegierungen können für den Patienten sehr belastende Allergien auslösen. Das Material der Wahl, um Allergien zu vermeiden, ist Titan – und Implantate sind heute fast ausschließlich aus Titan. Durch implantatgestützten Zahnersatz ist die Verwendung allergener Materialien häufig einzuschränken.

Erleichterte Mundhygiene

Umfangreiche Brückenkonstruktionen und Prothesenhalterungen schaffen häufig schwer zu reinigende Schmutznischen mit ihren bekannten negativen Konsequenzen. Implantate hingegen können ähnlich gepflegt werden wie die eigenen Zähne.

Weniger Unverträglichkeiten

Eine Prothese kann psychogene Probleme (Schluckbeschweren, Angst, Unsicherheit etc.) oder funktionelle Beschwerden (Würgereiz, Geschmacksverlust im Gaumenbereich, Sprachstörungen) auslösen. Hier führen oft schon wenige Implantate zu einer starken Verminderung der bestehenden Beschwerden.

Welche Zahnärzte implantieren?

Implantationen werden nicht in jeder Zahnarztpraxis durchgeführt. Mittlerweile hat sich jedoch ein Fünftel der Zahnarztpraxen auf die Versorgung ihrer Patienten mit Zahnimplantaten eingestellt.

In einigen Zahnarztpraxen werden sowohl das Einbringen des Implantats als auch die prothetische Versorgung durchgeführt. In vielen Fällen erfolgt die Überweisung des Patienten jedoch an einen spezialisierten Zahnarzt, Fachzahnarzt für Oralchirurgie oder Facharzt für Mund-, Kiefer- und Gesichtschirurgie. Diese führen die Einpflanzung des Implantats durch. Die anschließende prothetische Versorgung erfolgt dann wieder beim Hauszahnarzt des Patienten.

Während früher sehr oft die chirurgischen Aspekte die Implantologie beherrschten, nämlich die Frage nach dem Knochenangebot, so sind es in jüngerer Zeit immer stärker prothetische Aspekte: Wo sollen später Kronen integriert werden, wie wird der Übergang zwischen Krone und Zahnfleisch aussehen und wie ist der Zahnersatz auf den Implantaten optimal – vom Zusammenbiss aus betrachtet – zu konstruieren? Verfolgt man diese für den Patienten und sein späteres Leben relevanten Punkte konsequent, so

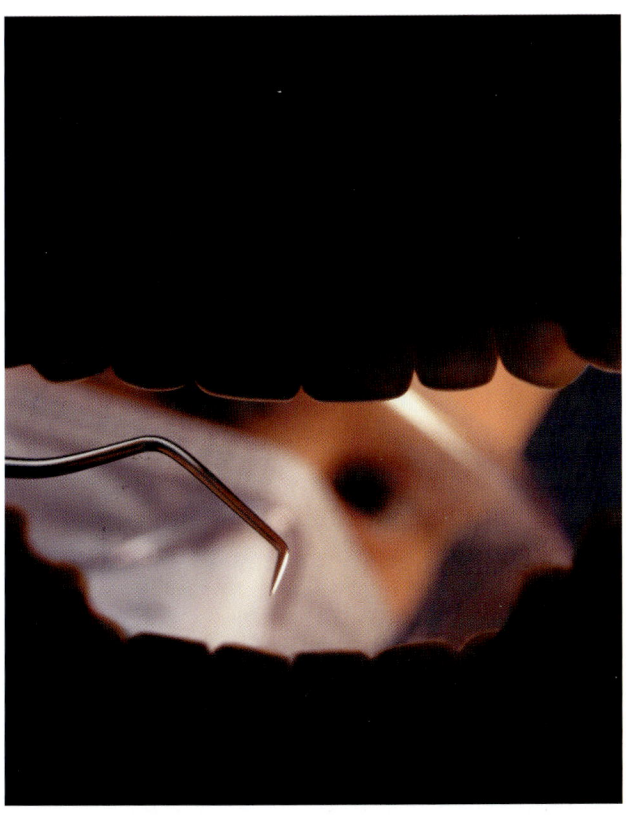

Abb. 12.5: Vertrauen Sie Ihrem Zahnarzt?

Zehn Fragen an den Zahnarzt

Diese Fragen sollten Sie sich und Ihrem Zahnarzt vor einer Implantation nicht ersparen, damit es später keine vermeidbaren Probleme gibt.

- *Kommt für mich eine Implantation in Frage?*
- *Welchen anderen herausnehmbaren oder festsitzenden Zahnersatz gibt es für mich als Alternative?*
- *Wie viele Implantationen führen Sie in etwa aus? Wie viel Erfahrung mit Implantaten haben Sie?*
- *Haben Sie Fotos ähnlicher Behandlungen, die ich mir ansehen kann?*
- *Wie schätzen Sie in meinem Fall den Schwierigkeitsgrad ein?*
- *Werde ich nach der Operation Schmerzen haben?*
- *Muss ich nach der Operation besondere Verhaltensmaßregeln beachten?*
- *Welchen Implantattyp benutzen Sie? Wie lange gibt es dieses System schon?*
- *Wie schätzen Sie den zeitlichen Aufwand für die einzelnen Behandlungsschritte und die Gesamtbehandlungszeit ein?*
- *Können Sie mit bitte eine detaillierte Kostenübersicht erstellen?*

wird man häufig gezwungen sein, auch in Positionen, die anfangs nicht über ein optimales knöchernes Angebot verfügen, Implantate zu setzen. Da die Chirurgie die Anforderungen der Prothetik immer mehr berücksichtigt, werden heute häufiger Verfahren eingesetzt, die durch Anwendung von Membranen oder durch Knochenersatzmaterial zunächst ein geeignetes Knochenbett schaffen. Ebenso hat sich der so genannte Sinuslift von einer früher seltenen Maßnahme zu einer regelhaft routinemäßig durchgeführten Operation entwickelt. Auf die genannten Knochenersatzverfahren werden wir später ausführlicher eingehen!

Durch die höheren Ansprüche in Chirurgie und Prothetik kommt es immer häufiger zu Kooperationen zwischen implantatchirurgisch und implantatprothetisch versierten Zahnärzten. Die erhöhten Fallzahlen kommen schlussendlich dem Patienten zugute.

Die Voraussetzungen

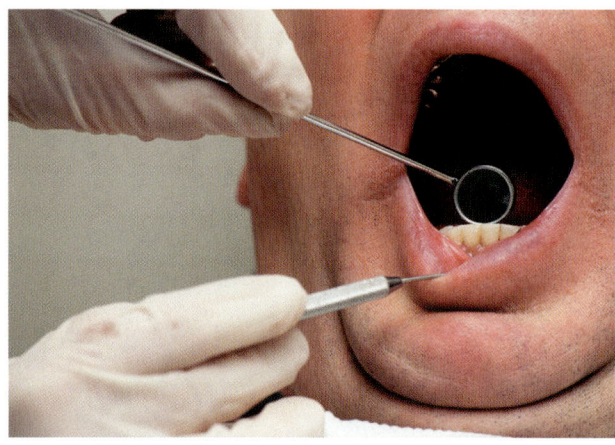

Abb. 12.6: Zunächst muss durch umfangreiche Untersuchungen festgestellt werden, ob ein Implantat überhaupt möglich ist.

Allgemeine Voraussetzungen

Da es sich bei einer Implantation um einen Wahleingriff handelt, sollten bestimmte Allgemeinerkrankungen ausgeschlossen sein:

- schwere Herz- und Kreislauferkrankungen,
- Knochenerkrankungen, die die Qualität des Implantatlagers einschränken,

- schwere oder nicht eingestellte Stoffwechselerkrankungen (Diabetiker),
- Bluterkrankungen (Gerinnungsstörungen, Leukämie etc.),
- Bestrahlungstherapie, Chemotherapie und Einnahme bestimmter Medikamente. Ihr Zahnarzt sollte Ihr Krankheitsbild und die Therapie genau kennen, um Sie optimal zu beraten.

Lokale Voraussetzungen

Vor der Implantation sind oft Vorbehandlungen nötig, um optimale Bedingungen für die spätere Implantation zu gewährleisten. Dazu zählen im Einzelnen:

- Entfernung nicht zu erhaltender Zähne,
- Behandlung von kariösen Zähnen,
- intensives Hygienetraining,
- Behandlung einer bestehenden parodontalen Erkrankung (Parodontitis),
- Behandlung eines bestehenden Kiefergelenkproblems.

Die Vorbereitung

Zunächst sollte eine allgemeine Anamnese erhoben werden, um mögliche Erkrankungen, die eine Implantation ausschließen, festzustellen und gegebenenfalls zu therapieren. In einem nächsten Schritt sind die örtlichen Voraussetzungen in der Mundhöhle zu untersuchen und zu bewerten. Hierzu gehört die Inspektion der Restbezahnung, der Schleimhaut und des Kieferknochens sowie des Zusammenbisses.

Kommt eine Implantation in Frage, muss eine Röntgenaufnahme, in der Regel ein so genanntes Orthopantommogramm (OPG), angefertigt werden. Hierdurch erhält man zwingend notwendige Hinweise auf das knöcherne Implantatlager, anatomisch wichtige

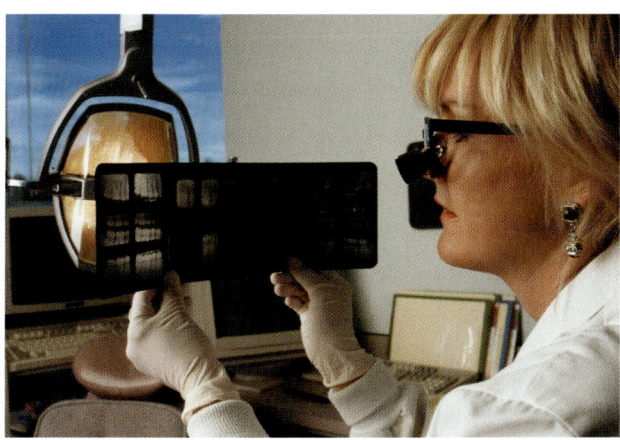

Abb. 12.7: Eine Röntgenuntersuchung klärt die örtlichen Gegebenheiten.

Strukturen (Nerv, Kieferhöhle etc.) und eventuell vorhandene krankhafte Prozesse des Knochens. In schwierigen Situationen lassen sich weiterführende Informationen durch eine Computertomographie (CT) erhalten. Die so erhobenen Daten können heute in Computern aufbereitet und mit Hilfe bestimmter Praxisprogramme individuell ausgewertet werden, um die Implantation zu optimieren. Die genaue Implantatposition, die Implantatlänge sowie die Achsneigung lassen sich bereits im Vorfeld planen. Wie immer ist auch dieser Qualitätsgewinn mit höheren Kosten verbunden.

Ergeben die klinische und radiologische Untersuchung günstige Voraussetzungen für eine Implantation, so steht im Vorfeld zunächst ein Hygienetraining, in dem der Patient alle notwendigen Pflegetechniken erlernen kann. Notwendige Zahnsanierungen und Parodontaltherapien ergänzen die Vorbereitung.

Anschließend werden Ober- und Unterkiefer abgeformt und Planungsmodelle aus Gips erstellt. Anhand eines so genannten Wax-up-Modelles, das vom Zahnarzt und gegebenenfalls vom Zahntechniker analysiert wird, kann der künftige Zahnersatz simuliert wer-

den. Hierbei wird der geplante Zahnersatz exakt 1:1 in Wachs erstellt. Unter Zuhilfenahme dieses Modells werden nicht nur Anhaltspunkte für den späteren Zusammenbiss des Patienten gewonnen, sondern auch wichtige Erkenntnisse über ästhetische Fragestellungen geklärt. Die genaue Anzahl der erforderlichen Implantate und ihre exakte Position lassen sich so sicher planen.

Schließlich dienen die Modelle auch als Vorlage für die später noch erwähnte Operationsschablone. Diese Schablone – möglichst eine exakte Kopie des späteren Zahnbogens in einem transparenten sterilisierbaren Material – ist beim Einbringen der Implantate eine wichtige Hilfe für den Chirurgen.

Für den Einheilungszeitraum der Implantate bis zur Freilegung kann bereits ein provisorischer Zahnersatz vorbereitet werden, um eine weitest mögliche ästhetische und funktionelle Versorgung in diesem Zeitraum sicherzustellen.

Liegen alle Ergebnisse dieser Voruntersuchungen vor, erfolgt eine Endbesprechung mit dem Patienten. Hier sollten auch mögliche Alternativen angesprochen werden.

Welches Implantatsystem?

Nach mehr als 30 Jahren zahnärztlicher Implantologie haben sich klare Standards herauskristallisiert, nach denen Zahnarzt und Patient ein Implantatsystem bewerten können:

- langjährige kontinuierliche Produktentwicklung bei erhaltener Kompatibilität der einzelnen Produktteile,

- Weiterentwicklung des Standardproduktes für fortgeschrittene Behandlungsfälle,

117

- konstantes Schulungsangebot für Anwender,

- Erhebung statistischer Daten über die Verweildauer der Implantate,

- Auswahl an verschiedenartigen prothetischen Aufbaulösungen,

- mehrjährige Garantie aufs Material,

- ausreichende Verbreitung des Implantatsystems und gutes Vertriebsnetz.

Die chirurgische Implantation

Im Folgenden wird die Vorgehensweise anhand eines zweizeitigen, gedeckt einheilenden Implantatsystems mit angerauter Oberfläche besprochen. Nach der Freilegung wird der Implantatpfosten im Implantatkörper über eine Konusverbindung fixiert, was eine hohe Stabilität gewährleistet.

Es versteht sich von selbst, dass der Eingriff nicht immer stereotyp verläuft. Zum einen

unterscheiden sich die Patienten, zum anderen gibt es auch Unterschiede, je nachdem, ob beispielsweise ein Einzelzahn durch ein Implantat ersetzt wird, eine Vielzahl von Implantaten in einen teilbezahnten Kiefer gesetzt wird oder aber eine Implantation in einem zahnlosen Kiefer zum besseren Prothesenhalt vorgenommen wird. Auch die Frage, ob ein knöchernes Implantatlager ergänzt oder neu aufgebaut werden muss, ist von Bedeutung.

Vorsicht!

Eine hohe Qualität des Produktes bedingt auch einen angemessenen Preis. Eine konstante Weiterentwicklung des Implantatsystems und eine rigorose Qualitätskontrolle führen nicht alle Hersteller konsequent durch, bei all dem Aufwand an Planung und Behandlung wird oft am falschen Ende gespart.

Praxistipp

In unseren Praxen favorisieren wir ein Implantatsystem mit aufgerauter Oberfläche des Implantatkörpers. Die Verbindung zwischen Implantatpfosten und Implantatkörper erfolgt über ein Konussystem. Dieses stellt nach unserer Erfahrung eine sehr stabile Verbindung dar, die gerade bei ausgedehnteren und komplizierteren implantatgestützten Versorgungen eine gute Gewähr für langfristige Stabilität bietet.

Patientenfrage: Wie kann ich erfahren, ob in meinem Falle eine Implantation angezeigt ist?

Antwort des Experten: Bei jedem Zahnverlust und bei allen umfangreichen Zahnersatzbehandlungen, so genannten totalen Rehabilitationen, gehören heute auch die Möglichkeiten der Implantologie zu den Eckpfeilern einer Beratung, die ein Zahnarzt dem Patienten vorstellen sollte. Diese Technologie wird nicht für jeden in Frage kommen, aber für viele Patienten ist eine fundierte Beratung der erste Anstoß zu einer späteren Behandlung.

Die Einbringung des Implantats

Grundsätzlich werden Implantationen routinemäßig unter sterilen Bedingungen durchgeführt, um eine höchstmögliche Keimfreiheit zu gewährleisten.

Normalerweise erfolgt der Eingriff völlig schmerzfrei in lokaler Betäubung. Bei ausgedehnteren Implantationen und/oder größeren begleitenden operativen Maßnahmen kann eine kontrollierte Betäubung oder eine Intubationsnarkose indiziert sein. Sobald die Betäubung wirkt, wird das Zahnfleisch vorsichtig eröffnet. Mit exakt aufeinander abgestimmten Vorbohrern wird möglichst schonend das Implantatbett im Knochen präpariert. Dies geschieht unter ständiger steriler Wasserkühlung, um eine Erhitzung und Schädigung des Knochens zu vermeiden. Zahlreiche Implantatsysteme verwenden deshalb innengekühlte Bohrer.

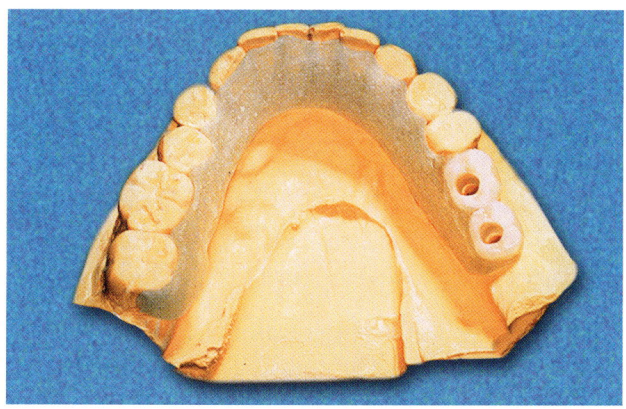

Abb. 12.8: Eine Operationsschablone

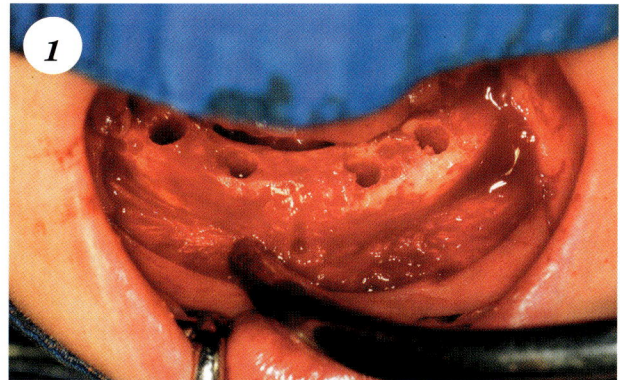

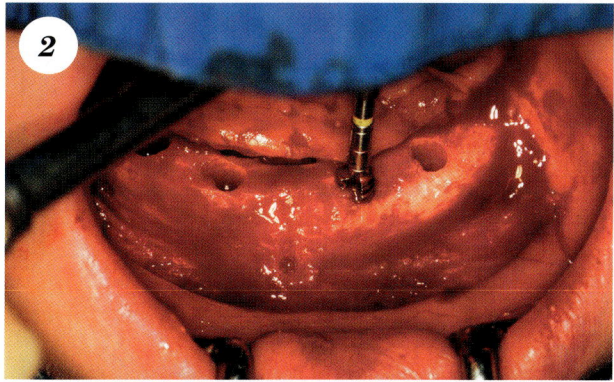

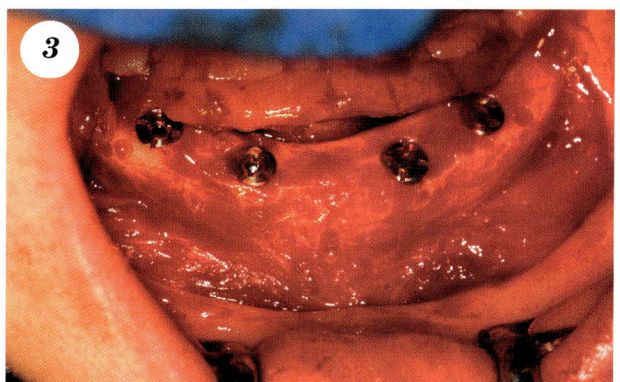

Abb. 12.9–12.11: 1. Vorsichtig werden Löcher in den Knochen gebohrt. 2. Der Knochen wird schonend für die Aufnahme des Implantates vorbereitet. 3. Es wurden vier Ankylos-Implantate eingesetzt.

Hier kommt die bereits erwähnte Operationsschablone zum Einsatz, mit deren Hilfe die zuvor am Modell ermittelte Position auf den Kiefer übertragen wird. Das entsprechende Implantat wird ausgewählt und vorsichtig eingeschraubt. Der Chirurg überprüft den festen Sitz, man spricht von primärer Stabilität, welche für die Osseointegration von ausschlaggebender Bedeutung ist. Anschließend wird das Zahnfleisch ver-

näht. Es erfolgt ein Abschlussröntgenbild zur Kontrolle und Dokumentation des Ergebnisses.

Verhaltensanweisungen für die Zeit nach dem Eingriff werden mit dem Patienten besprochen und auch schriftlich mitgegeben. Der Patient erhält die nötige Medikation und einen Kontrolltermin. Auffällig ist der im Vergleich mit anderen zahnchirurgischen

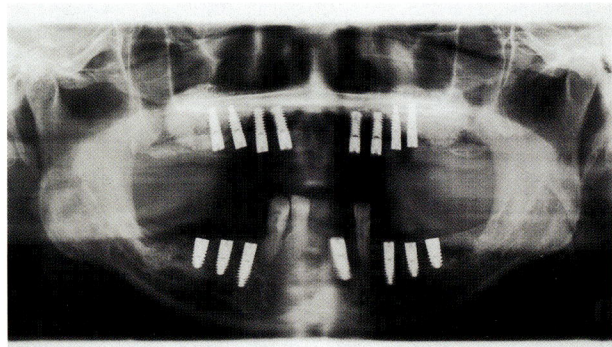

Abb. 12.12: Die Abschlusskontrolle der 15 Ankylos-Implantate erfolgt durch ein Röntgenbild.

Eingriffen geringe Bedarf an Schmerzmitteln. Nach acht bis zehn Tagen können die Fäden gezogen werden.

Die Zeit nach der Behandlung

Ein Implantat sollte während der Einheilungsphase von drei bis sechs Monaten nicht belastet werden, um eine gute Osseointegration zu erreichen. Während beim Einzelzahnersatz und im teilbezahnten Kiefer in der Regel eine ausreichende Kaufunktion durch die Restbezahnung möglich sein wird, ist die Situation bei zahnlosen Patienten besonders problematisch. Sie können sich in den ersten zwei bis drei Wochen nur durch Flüssig- oder Breikost ernähren. In den ersten Tagen nach dem Eingriff gelten jedoch für alle Patienten die gleichen Verhaltensregeln:

- Halten Sie die Nachsorgetermine bei Ihrem Implantologen unbedingt ein, auch wenn Sie keine Beschwerden haben.

- Essen Sie nicht, solange die Betäubung noch anhält.

- Sollte die Wunde noch schmerzen, nehmen Sie das mitgegebene oder verschriebene Schmerzmittel. Bitte nehmen Sie Ihre Medikamente nach Vorschrift ein.

- Vermeiden Sie schwere körperliche Anstrengungen: Sport, Sauna etc.

- Trinken Sie am Tag der Operation keinen Kaffee, keinen schwarzen Tee und keinen Alkohol. Verzichten Sie auch auf das Rauchen, für acht bis zehn Tage.

- Kühlen Sie die betroffenen Bezirke in den ersten Tagen mit feuchtkalten Umschlägen. Verwenden Sie jedoch keine Kühlkompressen.

- In den allerersten Tagen danach gilt: nur flüssige oder breiige Kost.

Häufig treten in den ersten Tagen nach der Operation Schwierigkeiten bei der Mundöffnung auf. Auch Schluckbeschwerden, Schwellungen und ein vermehrter Speichelfluss können auftreten. Der Speichel kann leicht gerötet sein. Der Körper reagiert oft mit fiebrigen Temperaturen. Diese Beschwerden verschwinden jedoch nach einigen Tagen und sind nicht bedrohlich.

Provisorischer Zahnersatz: In der Übergangszeit bis zur Freilegung der Implantate kann der Zahnarzt seinen Patienten gegebenenfalls mit einem provisorischen Zahnersatz versorgen.

Die Freilegungsoperation

Nach der Einheilzeit wird in einem kurzen schonenden Eingriff das Implantat freigelegt und mit einem Aufbau versehen, der durch das Zahnfleisch hindurchtritt.

Beim Ankylos-Implantatsystem handelt es sich um eine mechanisch hoch belastbare Konusverbindung. Über dieses Konussystem kann der Implantatpfosten sehr stabil mit dem Implantatkörper verbunden werden. Dies erspart dem Patienten lästige

Lockerungen der spätern Suprakonstruktionen (Brücke, Krone), welche auf dem Implantatpfosten befestigt werden.

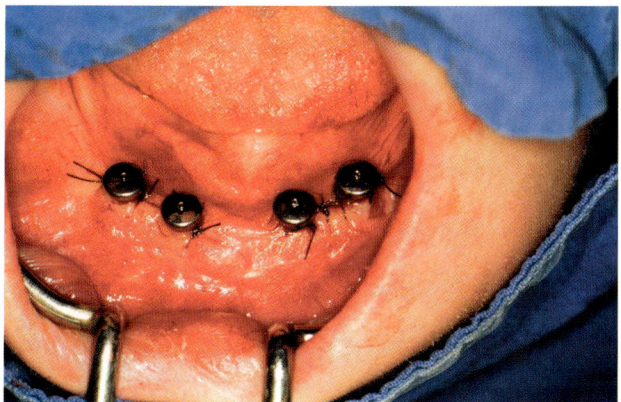

Abb. 12.13: Nach der Freilegung ragen die Aufbauten über die Schleimhaut.

Nach einer Zeit von 14 Tagen ist das Implantat dann für die Versorgung mit einer Krone geeignet. Es gibt jedoch auch Fälle, in denen unmittelbar nach der Freilegung mit der Abformung fortgefahren wird. Bei sehr anspruchsvoller Ästhetik spielen neben den Zähnen vor allen Dingen der Zahnfleischverlauf und die Lippenlinie eine entscheidende Rolle. Man spricht auch von „roter Ästhetik". Will man auch auf diesem Gebiet hohen Ansprüchen Genüge tun, so werden oft erst Provisorien auf den Implantaten eingesetzt, um den Zahnfleischverlauf zu modellieren.

Expertentipp

Gerade stark werbende Einrichtungen versprechen oft eine Implantation mit sofortiger Versorgung mit festsitzendem Zahnersatz in Vollnarkose nach dem Motto: Sie wachen auf und Ihre neuen Zähne sind schon im Mund. Gehen Sie unseriösen Angeboten unbedingt aus dem Wege. Nach der Lektüre dieses Kapitels wissen Sie, was von solchen Offerten zu halten ist.

Knochenersatz – Implantate trotz Kieferabbau!

Es gibt viele Ursachen, die zu einem Verlust an Kieferknochen führen können. Zu ihnen gehören beispielsweise Parodontose, Unfälle, schlecht sitzender Zahnersatz etc. Die Folge kann ein unzureichendes knöchernes Implantatlager sein. Soll dennoch implantiert werden, muss zuvor Knochen aufgebaut werden. Entweder verwendet man zum Aufbau des fehlenden Knochens Eigenknochen des Patienten (Knochentransplantation) oder es gelangen Knochenersatzmaterialien zur Anwendung.

Einsatz von Eigenknochen

Körpereigener Knochen ist sicherlich das beste Material, um verlorenen Knochen erneut aufzubauen. Bei kleineren Defekten kann meist genügend Material im Bereich der Mundhöhle gewonnen werden. Bei ausgedehnteren Defekten muss Knochen aus anderen Körperbereichen (Becken, Schädel) transplantiert werden. Die Knochenentnahme bedeutet natürlich für den Patienten einen Zweiteingriff – mit allen damit verbundenen Nachteilen (Schmerz, Schwellung, Defekt an der Stelle, an der der Knochen entnommen wurde, dem so genannten Spenderlager). Außerdem ist eine Knochenentnahme außerhalb der Mundhöhle häufig nur unter stationären Bedingungen möglich.

Einsatz von Knochenersatzmaterialien

Zur Vermeidung von Entnahmedefekten werden häufig Knochenersatzmaterialien eingesetzt. Diese sind ähnlich aufgebaut wie menschlicher Knochen. Hergestellt oder ge-

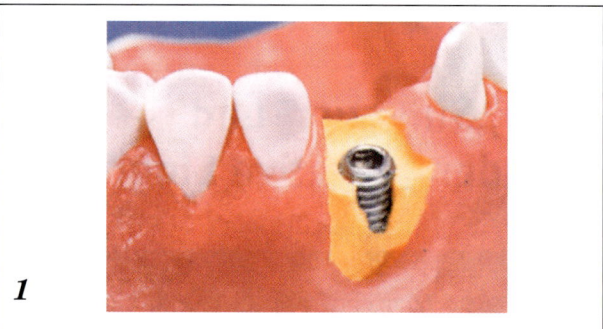

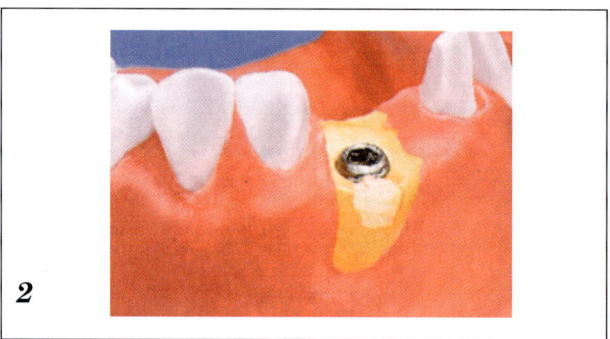

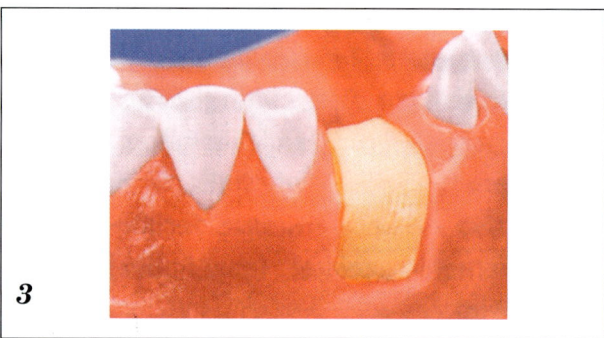

Abb. 12.14–12.16: 1. Einige Windungen des Implantates liegen nach dem Einsetzen noch frei. 2. Dieser kleine Defekt wird mit Knochenersatzmaterial aufgefüllt. 3. Zur besseren Regeneration trennt eine Membran den Knochen von der Mundschleimhaut.

wonnen werden sie aus Algen, Tierknochen oder rein synthetisch. Sie zeigen richtig angewendet exzellente Ergebnisse und werden im Laufe der Jahre häufig völlig im Knochen eingebaut und/oder abgebaut und durch eigenen Knochen ersetzt. Für eine erfolgreiche Anwendung der Ersatzmaterialien sollten die Knochendefekte eine gewisse Größe jedoch nicht überschreiten. Ersatzmaterialien können auch mit körpereigenem Knochen vermischt eingesetzt werden. Hierdurch kann der Entnahmedefekt im Spen-

derknochen reduziert werden. Die Industrie arbeitet außerdem an der Bereitstellung von Knochenwachstumsfaktoren. Es handelt sich um Proteine, die eine Knochenneubildung bewirken können.

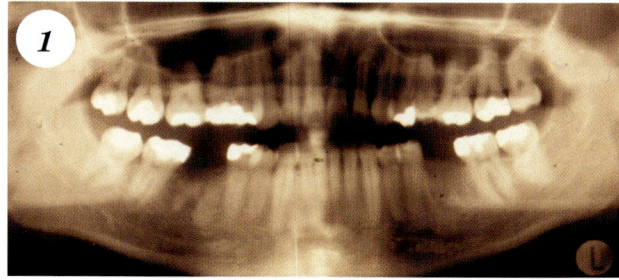

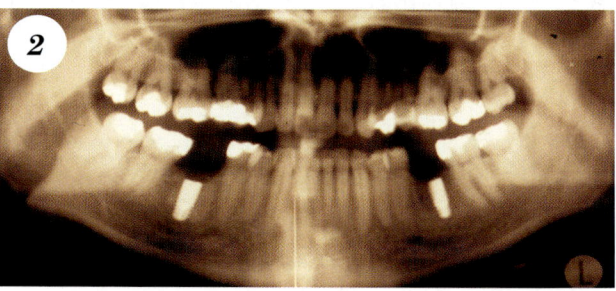

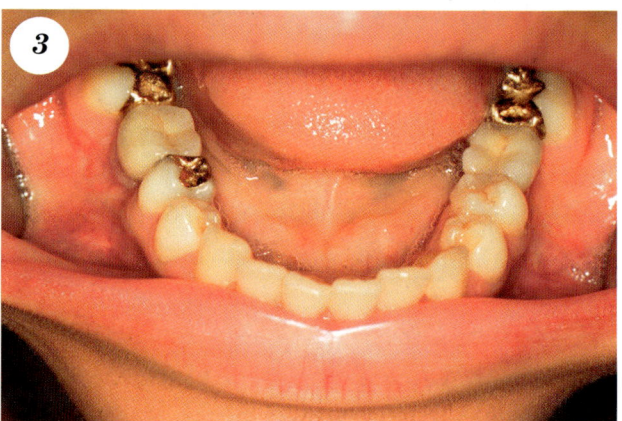

Abb. 12.17–12.19: 1. Das Zahnfach wird mit Ersatzmaterial aufgefüllt. 2. Nach drei Monaten werden die Implantate eingebracht. 3. Die Implantatversorgung ist abgeschlossen.

Knochenspreizung

Bei zu geringem horizontalem Knochenangebot kann der Kieferknochen operativ vorsichtig aufgedehnt werden, um ein ausreichendes Implantatlager zu gewährleisten. Dieses Verfahren wird auch als Bonesplitting bezeichnet.

Distraktionsosteogenese

Bei diesem Verfahren nutzt man die Fähigkeit des Knochens, kleine Substanzdefekte eigenständig zu überbrücken (ähnlich wie bei einem Knochenbruch). Ein Teil des Kieferknochens wird hierbei vorsichtig abgetrennt und leicht mobilisiert. Mit Hilfe einer während dieser Operation eingebrachten grazilen Apparatur kann das mobile Knochenteil jeden Tag gezielt leicht verschoben werden, wodurch die Knochenneubildung angeregt wird. Wurde ausreichend neuer Knochen gebildet, kann die Apparatur entfernt werden und die Implantation kann erfolgen.

Sinuslift / Sinusbodenelevation mit Augmentation

Im Seitenzahnbereich des Oberkiefers grenzt der Kieferknochen oberhalb der Wurzelspitzen an die Kieferhöhle. Wenn sich in dieser Region durch Zahnverlust und/oder Tragen einer schlecht sitzenden Prothese der Kiefer sehr stark zurückgebildet hat, besteht häufig zu wenig Knochenhöhe für Implantate. Es muss also das vertikale Knochenangebot (also die Höhe des verfügbaren Oberkieferknochens) verbessert werden. Nur so können Implantate ausreichend tief und damit fest genug im Knochen verankert werden.

Das Knochenangebot wird im Oberkiefer aber auch von Natur aus durch die Struktur der Kieferhöhle (Nasennebenhöhle/Sinus) in seiner Höhe begrenzt. Diese ist bei allen Menschen unterschiedlich groß. Bereits die natürlichen Zähne im Seitenzahnbereich ragen häufig mit ihren Wurzeln in die Kieferhöhle hinein, so dass sie im Wurzelspitzenbereich nur von der die Höhle/Sinus auskleidenden Schleimhaut und/oder einer sehr dünnen Knochenlamelle bedeckt sind. Wer-

den nun Zähne in diesem Bereich gezogen, wird zusätzlich noch Knochen abgebaut.

Falls durch Verlust von Seitenzähnen im Oberkiefer eine verkürzte Zahnreihe entsteht, sieht sich der Patient häufig damit konfrontiert, dass er einen herausnehmbaren Zahnersatz oder eine Teilprothese tragen muss. Diese Oberkieferteilprothese muss zur Stabilisierung meist durch einen über den Gaumen laufenden Bügel an der gegenseitigen Zahnreihe befestigt werden.

Um hier statt einer Teilprothese wieder festsitzenden Zahnersatz auf Implantaten einzugliedern, kann bei unzureichendem Knochenangebot zunächst sehr vorsichtig eine Anhebung des Kieferhöhlenbodens – ein so genannter Sinuslift beziehungsweise eine Sinusbodenelevation stattfinden. Dieser Eingriff im Oberkieferseitenzahnbereich erfolgt über einen operativen Zugang vom Mundvorhof aus. Es wird anschließend Kno-

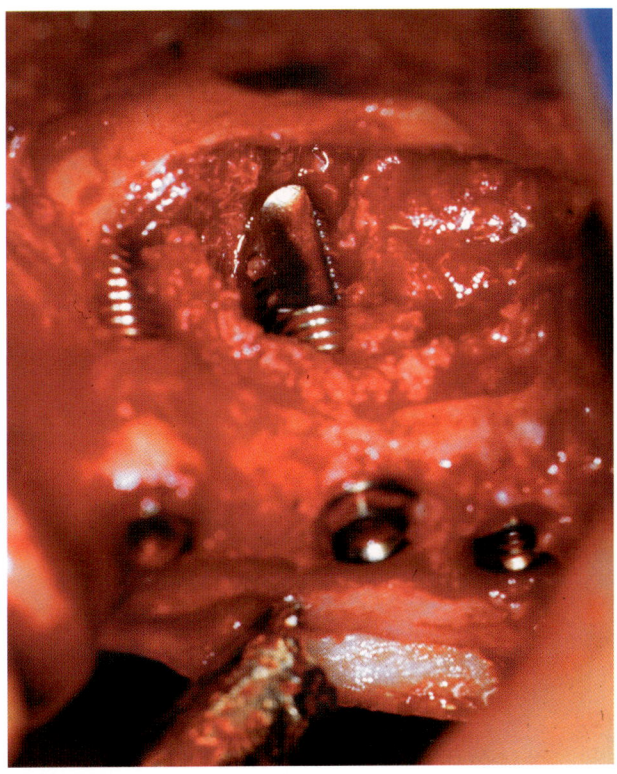

Abb. 12.20: Knochenersatzmaterial bei eingebauten Implantaten (Sinuslift)

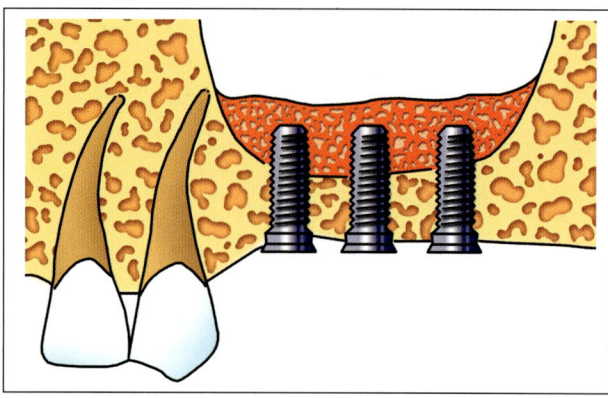 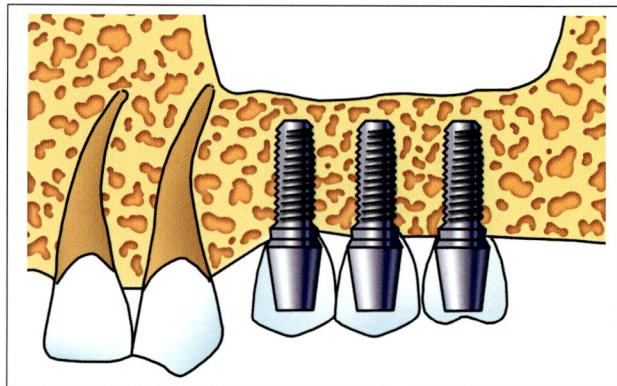

Abb. 12.21 und 12.22: 1. Können die Implantate nicht ausreichend tief im Knochen verankert werden, wird beim Sinuslift der untere Teil der Kieferhöhle mit Knochen aufgefüllt. Nach der vorgeschriebenen Einheilzeit haben die Implantate festen Halt.

chenersatzmaterial und/oder Eigenknochen eingebracht. Der Knochen dient nach seiner Einheilung als neues Implantatlager.

Ist noch eine gewisse Höhe an örtlichem Eigenknochen vorhanden, so können die Implantate zeitgleich mit der Sinusliftoperation eingebracht werden. Bei stark reduziertem Knochenangebot sollte zunächst nur die Sinusliftoperation mit Knochenaufbau stattfinden, da eine Primärstabilität der Implantate noch nicht gewährleistet ist. Nach ausreichender knöcherner Durchbauung des neuen Implantatlagers können dann später die Implantate gesetzt werden.

Vorausschauend ist, wenn man sich bei dem abzeichnenden Knochenabbau in dieser Region so frühzeitig zu einem solchen Eingriff

entschließt, dass noch ein endständiger Zahn vorhanden ist und sei er noch so stark geschädigt. Dieser kann bei einem festsitzenden Provisorium für einige Monate in der Einheilzeit des Sinusliftes noch gute Dienste leisten.

Die prothetische Versorgung – der Zahnersatz

Für die prothetische Versorgung, das heißt die Einbringung des Zahnersatzes, sind, nachdem die chirurgische Implantation abgeschlossen ist, noch weitere Schritte erforderlich, die wir an dieser Stelle im Einzelnen aufführen möchten.

Wie bereits erwähnt, ist eine sorgfältige Planung einer der Schlüssel zu einer erfolgreichen Implantation. Sind Planung und Ausführung deckungsgleich, so kann nach der Freilegung zügig mit der Realisation des Zahnersatzes begonnen werden. Bei komplexen Behandlungsfällen gibt es gelegentlich leichte Abweichungen zwischen Planung und Realisation, so dass jetzt der richtige Zeitpunkt für kleinere Korrekturen und Feineinstellungen der Zahnersatzplanung gekommen ist.

Abb. 12.23: Abschlusskontrolle eines Sinusliftes mit Implantaten

Erfahrungsbericht: Die Sinuslift-Patientin

Die 51-jährige Patientin Heike S. sucht auf Empfehlung hin unsere Praxis auf. Sie hat im Bekanntenkreis von einem neuen Verfahren gehört, das es ihr ermöglicht, auch im Oberkieferseitenzahnbereich wieder eigene Zähne zu erhalten. Frau S. ist beruflich und sozial stark engagiert. Nebenbei treibt sie viel Sport. Im Unter- und Oberkiefer trägt sie eine Teilprothese, die sie extrem stört und auch verunsichert.

Die klinischen und radiologischen Voruntersuchungen ergeben, dass für den Einsatz eines festen Zahnersatzes auf beiden Seiten des Oberkiefers eine Sinusliftoperation notwendig ist. Im Unterkiefer ist das Knochenangebot ausreichend, hier kann direkt implantiert werden. Der behandelnde Hauszahnarzt führt die notwendigen Vorbehandlungen durch und fertigt eine Operationsschablone und eine provisorische Versorgung für die Einheilzeit der Implantate an.

Die Sinusliftoperation mit Knochenaufbau sowie das Einsetzen der Implantate erfolgt ambulant in der chirurgischen Praxis unter Vollnarkose. Zwei Stunden nach der Operation und einer Abschlusskontrolle durch den Narkosearzt verlässt Frau S. die Praxis mit einer Begleitperson. Der Kieferchirurg hat entsprechend der Planung des Zahnarztes im Oberkiefer sechs und im Unterkiefer vier Implantate eingesetzt.

Nach drei Monaten werden die Implantate im Unterkiefer und nach acht Monaten im Oberkiefer freigelegt. Die Versorgung mit zahnfarbenen Keramikkronen wird durch den behandelnden Zahnarzt durchgeführt.

Endlich ist Frau S. die lästigen Teilprothesen los! In Beruf und Freizeit kann sie wieder unbeschwert lachen. Natürlich ist sie nicht nur froh, nun festsitzenden Zahnersatz zu haben, sondern auch, dass sie all die Eingriffe hinter sich hat, auch wenn die postoperativen Schmerzen tatsächlich nur halb so schlimm waren, wie sie sich ursprünglich vorgestellt hatte.

Abformung

Ein gut durchdachtes und konstruiertes Implantatsystem bietet dem Zahnarzt eine Vielzahl von Möglichkeiten, auf dem freigelegten Implantat prothetische Aufbauten zu verankern. Gemeinsam ist all diesen verschiedenen Behandlungsmethoden eine so genannte Abformung (von Laien gerne als Abdruck bezeichnet). Vom freigelegten Implantat wird dazu der Verschluss, der als Zahnfleischformer dient, abgeschraubt und ein exakt sitzender Abdruckpfosten wird aufgesetzt. Anschließend wird eine Abformung vom gesamten Kiefer genommen. Man kann hier unterscheiden zwischen Verfahren, bei denen die aufgeschraubten Pfosten ähnlich wie natürliche Zähne abgeformt werden, und Verfahren mit einem speziell für den Patienten hergestellten individuellen Abformlöffel. Er enthält spezielle Durchtrittsstellen für die Implantatpfosten. Beim Abnehmen des Abformlöffels aus dem Munde werden die Abdruckpfosten mittels kleiner Schrauben so entfernt, dass Pfosten und Löffel von der Abformmasse innig umfasst

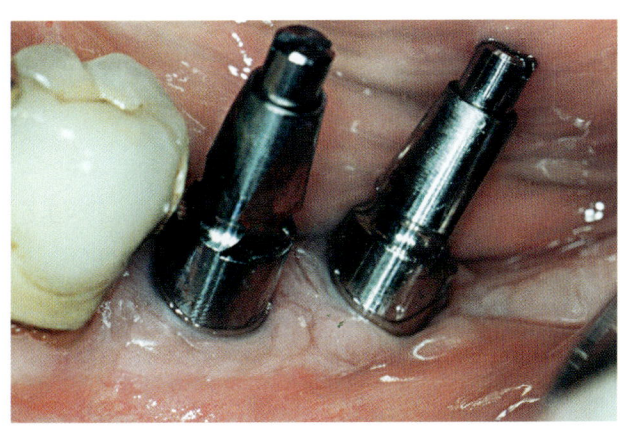

Abb. 12.24: Abdruckpfosten im Mund des Patienten

bleiben. Dieses Verfahren ist aufwändiger, aber auch präziser. Zudem erfordert es vom Patienten mehr Geduld, da der eigentliche Abformvorgang länger dauert. Danach wird die Verschlussschraube des Implantats wieder aufgesetzt.

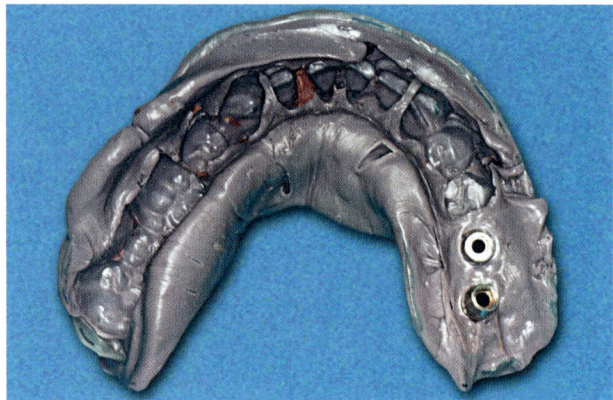

Abb. 12.25: Der fertige Abdruck kann zur weiteren Bearbeitung ins Zahnlabor.

Modellherstellung

Die so gewonnene Abformung wird vom Zahntechniker weiter verarbeitet. Es wird ein Modell hergestellt, bei dem nicht nur die Lage der Implantate exakt wiedergegeben wird, sondern auch die sie umgebenden Zahnfleischverhältnisse. Hier wird Silikon verwendet, um diese wiederzugeben. Sie dienen dem Zahntechniker als wichtige Orientierung.

Auswahl der Aufbaupfosten

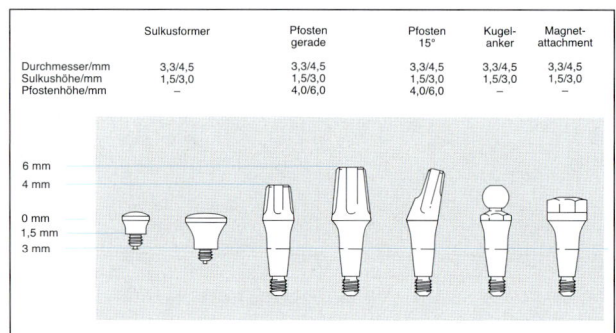

	Sulkusformer	Pfosten gerade	Pfosten 15°	Kugel-anker	Magnet-attachment
Durchmesser/mm	3,3/4,5	3,3/4,5	3,3/4,5	3,3/4,5	3,3/4,5
Sulkushöhe/mm	1,5/3,0	1,5/3,0	1,5/3,0	1,5/3,0	1,5/3,0
Pfostenhöhe/mm	–	4,0/6,0	4,0/6,0	–	–

Abb. 12.26: Unterschiedliche Aufbaupfosten des Ankylos-Implantatsystems

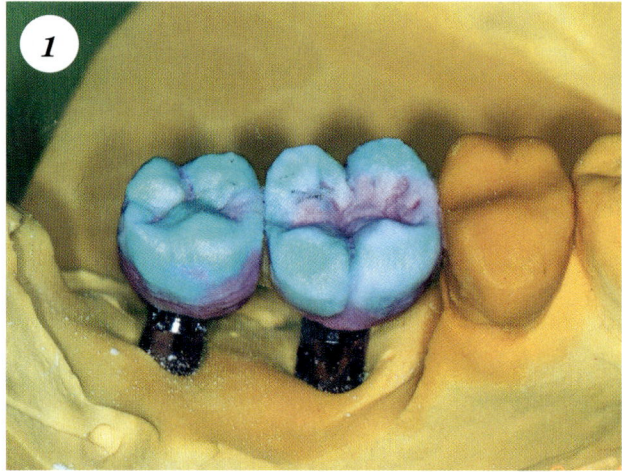

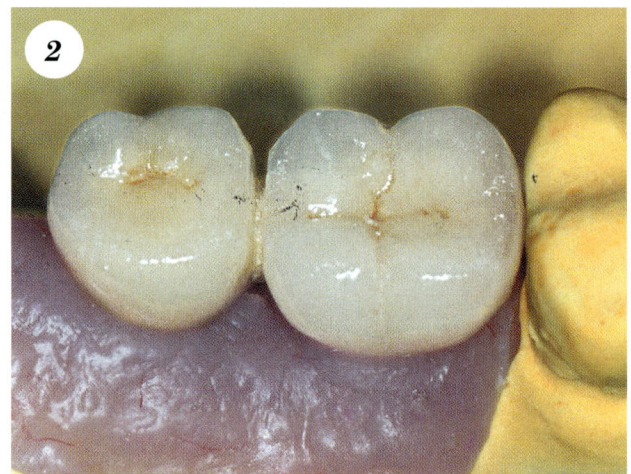

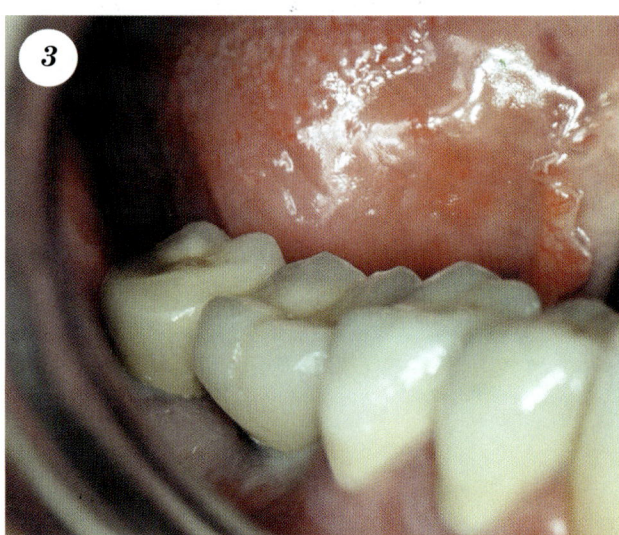

Abb. 12.27–12.29: 1. Der Zahntechniker erstellt das Modell. 2. Die Zahnfarbe wird im Interesse einer schöneren Ästhetik imitiert. 3. Die fertigen Implantate im Mund des Patienten

Im Rahmen der zahntechnischen Anfertigungsschritte erfolgt als nächstes die Auswahl der Aufbaupfosten. Hierbei spielen Implantatbreite, Höhe des Zahnfleischs über der Einsetzstelle und Achsenneigung der Implantate zueinander eine entscheidende Rolle. Gerade bei aufwändigen Arbeiten kann die Ästhetik mit diesem Schritt und einer konsequenten Individualisierung der Aufbauten mit der so genannten Anguss-Coping-Technik maßgeblich positiv beeinflusst werden.

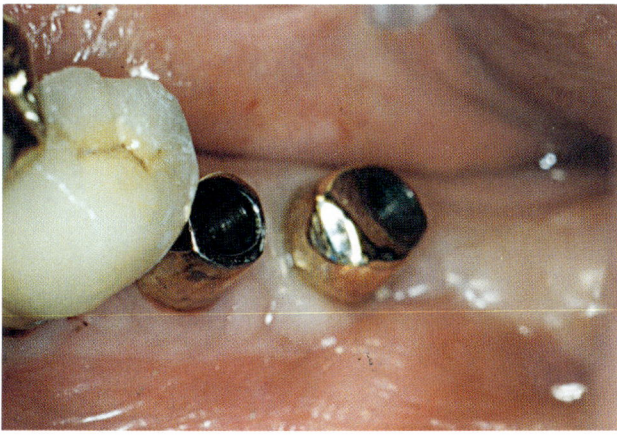

Abb. 12.30: So sehen individuelle Aufbaupfosten aus.

Kronen, die auf den Implantaten über einen Zugang in der Kaufläche direkt verschraubt werden, sind optisch oft ungünstig. Aufgrund der Schrauböffnung ist eine perfekte Gestaltung der Kaufläche schwer möglich, was beim Lachen sichtbar werden kann. Sind jedoch die Kronen auf dem so genannten primären Untergerüst mit provisorischem Zement aufgesetzt und wird diese Unterkonstruktion mit dem Implantat verschraubt, so ist eine optisch und funktionell intakte Kaufläche bei der Gestaltung möglich, da sie nicht durch einen Schraubenkanal gestört ist. Der Aufwand, der also vom Techniker mit der Gestaltung des Untergerüstes getrieben wird, kommt bei der späteren Ästhetik doppelt und dreifach zurück. Zudem wird die Hygienefähigkeit hiervon maßgeblich beeinflusst, einer der wichtigsten Einflussfaktoren für die Verweildauer eines Ersatzes. Bei aufwändigerem Zahnersatz werden in einer oder mehreren An-

probesitzungen die so genannten Primärteile, das heißt die zahntechnischen Elemente, anprobiert und die Passung wird kontrolliert.

Bissregistrierung und Kauflächengestaltung

Die Beziehung zwischen Ober- und Unterkiefer hinsichtlich des Zusammenbisses wird genau festgehalten. Hierzu dienen individuell hergestellte Schablonen aus lichtgehärtetem Kunststoff. Da die Implantatarbeiten so unterschiedlich sind, lassen sich hier keine allgemein gültigen Regeln aufstellen. Es kommt jedoch maßgeblich darauf an, die Implantate achsengerecht zu belasten und nicht beim Seitwärtsgleiten des Unterkiefers unnötige Scherkräfte auftreten zu lassen. Ebenfalls sollte das Kiefergelenk sich bei maximalem Zusammenbiss in einer optimal gesicherten Position befinden. Dies ist leicht gesagt, ist jedoch oft das Schwierigste an der Rekonstruktion. Gerade Patienten mit unzureichend passendem herausnehmbarem Ersatz oder Patienten mit nur einer Teilfunktion ihres Ersatzes in der Einheilphase finden oft schwer in diese gesicherte entspannte Position. Je genauer die Anprobesitzungen die korrekten Verhältnisse widerspiegeln, um so geringer sind die Korrekturen am fertigen Werkstück.

Die Behandlungsrestauration (das Provisorium)

Sind noch eigene Zähne vorhanden und werden Pfeiler in verschiedenen Kieferabschnitten ersetzt, so ist entscheidend, dass der Patient in der Einheilphase der Implantate ein gut passendes, möglichst fest sitzendes Provisorium trägt. Diese Behandlungsrestauration nimmt dem Behandler den Zeitdruck, den ein unzureichend wiederhergestellter Patient immer wieder ausüben wird, um „endlich fertig zu werden". Zum anderen ist für die Bereitschaft eines Patienten zum Implantateingriff entscheidend, dass er sich in Beruf und Privatleben sofort wieder sehen lassen kann. Es ist daher immer wieder notwendig für Zahnarzt und Zahntechniker, auch auf geschädigten Zähnen oder auf sehr wenigen Pfeilern eine optisch gute, wenn auch vielleicht in der Ausdehnung verkürzte Brücke zu konstruieren.

In den Fällen, in denen es nicht mehr möglich ist, auf eigenen Zähnen ein funktionell und ästhetisch befriedigendes Provisorium zu integrieren, werden zwischen die eigentlichen Implantate temporäre Implantate eingesetzt. Hierbei handelt es sich um durchmesserreduzierte Implantate, die mit Hilfe vorfabrizierter Aufbauteile den Einbau eines solchen Provisoriums gestatten. Bei der Freilegungsoperation der Implantate werden diese Elemente dann entfernt und auf den definitiven Implantaten, die ja dann belastbar sind, wird ein Provisorium integriert.

Implantologie und Parodontologie

Zu Beginn der Implantologie war man grundsätzlich der Meinung, dass eine Anwendung von künstlichen Titanwurzeln bei einem Patienten, der an der entzündlichen Form der Erkrankung des Zahnhalteapparates (Parodontitis) leidet, nicht sehr erfolgversprechend sei. Mit dem zunehmenden Wissen um diese Erkrankung und ihre Mechanismen hat sich diese Einstellung jedoch geändert. Allerdings kann nicht energisch genug betont werden, dass dies keineswegs bedeutet, die Parodontitis dürfe ignoriert werden. Im Gegenteil, sie muss mit allen Mitteln moderner Parodontaltherapie, das heißt mit konservativer Reinigung der befal-

lenen Flächen, gelegentlichen operativen Maßnahmen zur Unterbindung der Entzündung und lokaler Anwendung von geeigneten Antibiotika, konsequent ausbehandelt werden. Zähne, die einen extremen Lockerungsgrad aufweisen und nicht mehr therapierbar sind, sind zu entfernen. Vor einer möglichen Implantation kann eine vorausgegangene Parodontitis, mit dem begleitenden Knochenabbau, einen knochenaufbauenden Eingriff (Augmentation) nötig machen. Aber gerade der durch ein intensives Hygienetraining geschulte Patient mit früher aktiver Parodontitis ist oft ein geeigneter Kandidat für eine Behandlung mit Implantaten, da er gelernt hat, selbst aktiv mitzuarbeiten.

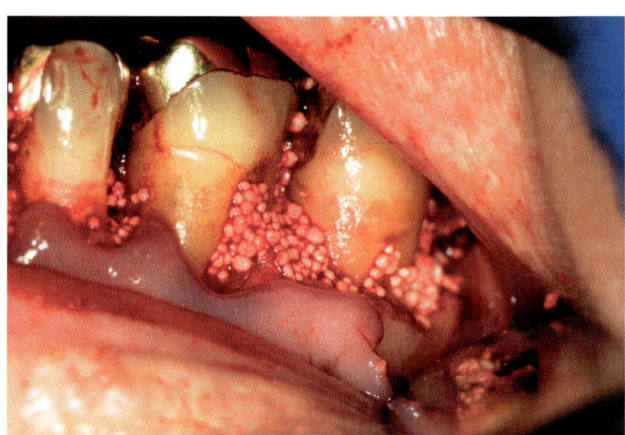

Abb. 12.31: Kampf um jeden Zahn: Knochenersatzmaterial stabilisiert den Zahnhalteapparat.

Implantologie und Zahnerhaltung

Die Zahnerhaltung sollte im Behandlungskonzept eines Zahnarztes immer oberste Priorität haben. Die Frage, die sich stellt, ist natürlich, wie weit und mit welchen Mitteln die Zahnerhaltung betrieben werden kann und ab welchem Punkt die Zahnentfernung in Erwägung gezogen werden sollte, um einer möglichen Implantation günstige knöcherne Voraussetzungen zu bieten. Ein wesentlicher Gesichtspunkt ist hierbei die Belastung, die eine Operation für den Patienten nach sich zieht. Eine konservativ

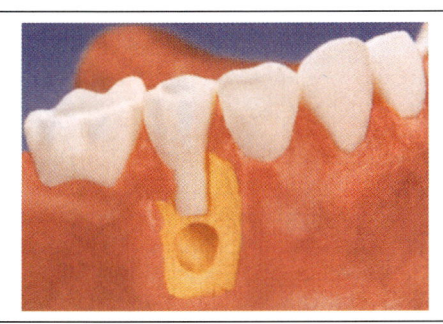

Abb. 12.32: Durch eine Entzündung der Wurzelspitze hat sich der Knochen zurückgebildet. Vor der Implantation muss Knochersatzmaterial aufgefüllt werden.

erfolgreiche Nervkanalbehandlung ist sicher eine gute Wahl zum Erhalt eines Zahnes. Eine operative Kürzung der Wurzelspitze in schwierig zugänglichen Operationsgebieten wie dem Ober- und Unterkieferseitenzahnbereich, die so genannte Wurzelspitzenresektion, kann jedoch für den Patienten deutlich belastender sein als die Entfernung des konservativ nicht zu erhaltenden Zahnes und dessen Ersatz nach Ausheilung des Knochens durch ein Implantat. Oft wird eine Entscheidung zur Implantation erst nach ein- oder gar zweifachem gescheitertem Versuch des Zahnerhaltes durch eine Resektion getroffen. Wichtig ist dann, den knöchernen Defekt zuerst solide ausheilen zu lassen, gegebenenfalls durch Zuhilfenahme von Knochenersatzmaterial. Erst dann sollte implantiert werden.

Anwendungsgebiete

Zu den anspruchsvollen Lösungen im Zusammenhang mit der Implantologie gehören die Folgenden:

● Verbesserung eines unzureichenden Knochenangebots an der vorgesehenen Implantatstelle durch patienteneigenen Knochen und/oder Knochenersatzmaterialien.

● Anhebung des Kieferhöhlenbodens: Hierdurch wird in vielen Fällen eine Implantation im Oberkieferseitenzahnbereich erst möglich (Sinuslift).

● Wiederherstellung eines zahnarmen oder zahnlosen Patienten mit einem vollkommen festsitzenden Zahnersatz unter Zuhilfenahme von acht und mehr Implantaten je Kiefer.

● Wiederherstellung einer optisch vorteilhaften Beziehung zwischen Zahnfleisch und Zahnersatz in der Oberkieferfront durch Korrektur des dort sehr ungünstigen Knochenschwundes.

● Wiederherstellung des Patienten mit einem festsitzenden Provisorium in der gesamten Behandlungszeit, so dass sich der Patient unbesorgt in seinem beruflichen und privaten Umfeld bewegen kann. Hier ist der Einsatz von temporären Implantaten möglich.

● Versorgung mit vollkeramischen Einzelkronen bei ästhetisch besonders hohen Ansprüchen.

Im Folgenden werden wir ausführlich auf die einzelnen Hauptanwendungsmöglichkeiten für den Einsatz von Implantaten eingehen und in den entsprechenden Fällen deren Nutzen und Risiken aufzeigen.

Die Einzelzahnlücke

Als Einzelzahnersatz findet ein Implantat Anwendung, wenn ein Zahn innerhalb des Zahnbogens verloren gegangen ist. Diese Situation kann durch eine Verletzung (Gewalteinwirkung/Sturz) eingetreten sein oder ein Zahn war aufgrund tiefer Zerstörung oder Entzündung nicht erhaltungswürdig und musste entfernt werden.

129

Ideale Anwendungen für Implantate

- *Nach Zahnverlust der Backenzähne einer Seite: so genannte Freiendsituation*

- *Nach Zahnverlust bei zahnbegrenzten Lücken: so genannte Schaltlücke*

- *Nach Einzelzahnverlust*

- *Nach dem Verlust vieler oder aller Zähne zur Wiederherstellung mit festsitzendem oder herausnehmbarem Zahnersatz*

- *Nach dem Verlust aller Zähne zur Verbesserung des Prothesenhalts*

Um eine solche Lücke zu schließen, bieten sich folgende Lösungsmöglichkeiten an:

- **Die konventionelle Brückenversorgung:** Die benachbarten Zähne müssen beschliffen und überkront werden, um den in ihrer Mitte fehlenden Zahn zu ersetzen.

- **Die Adhäsivbrücke:** Mittels „Klebeverfahren" wird der fehlende Zahn ersetzt, bei lückiger Zahnstellung ist dies jedoch nicht möglich.

- **Der kieferorthopädische Lückenschluss:** Er ist ebenfalls nicht in jeder Situation anwendbar, kann zu funktionellen Problemen führen und erfordert eine lange Behandlungsdauer.

- **Die Teilprothese:** An einer herausnehmbaren Prothese, die mittels Halteelementen an den Restzähnen verankert wird und die fehlenden Zähne befestigt.

- **Die Implantatversorgung:** An die Stelle des fehlenden Zahnes wird ein Implantat als „künstliche Zahnwurzel" gesetzt und anschließend mit einer Einzelkrone versorgt.

Das Implantat bietet gegenüber den zuvor genannten Alternativen folgende Vorteile:

- Die Nachbarzähne müssen nicht für die Aufnahme einer Brücke beschliffen werden, das heißt Zahnhartsubstanz wird geschont.

- Die Versorgung mit einem Einzelzahnimplantat ist auch bei lückiger Zahnstellung möglich, da die ehemalige Situation wiederhergestellt werden kann.

- Gegenüber allen Alternativen hat die Implantation den Vorteil, dass sie einem weiteren Knochenabbau in diesem Bereich vorbeugt.

Eingeschränkt wird eine Implantatversorgung durch ein zu geringes Knochenangebot in Breite und Höhe. Hier sollte vorbereitend oder implantationsbegleitend ein Knochenaufbau erfolgen. Aber auch eine schlechte Weichgewebssituation, die im ästhetisch sichtbaren Bereich keinen schönen Übergang zum Zahnfleisch oder den Nachbarzähnen zulässt, sollte bei Bedarf korrigiert werden.

In der Regel sollte zur Erzielung eines optimalen Ergebnisses die oben genannte Einheilzeit von drei Monaten im Unterkiefer und sechs Monaten im Oberkiefer eingehalten werden.

Ein Implantataufbau (Suprakonstruktion) zeigt einen Vorteil gegenüber konventionellen Versorgungen, da die Aufbauteile für Implantate konfektioniert sind und damit die anschließende Passgenauigkeit der Versorgung garantiert ist.

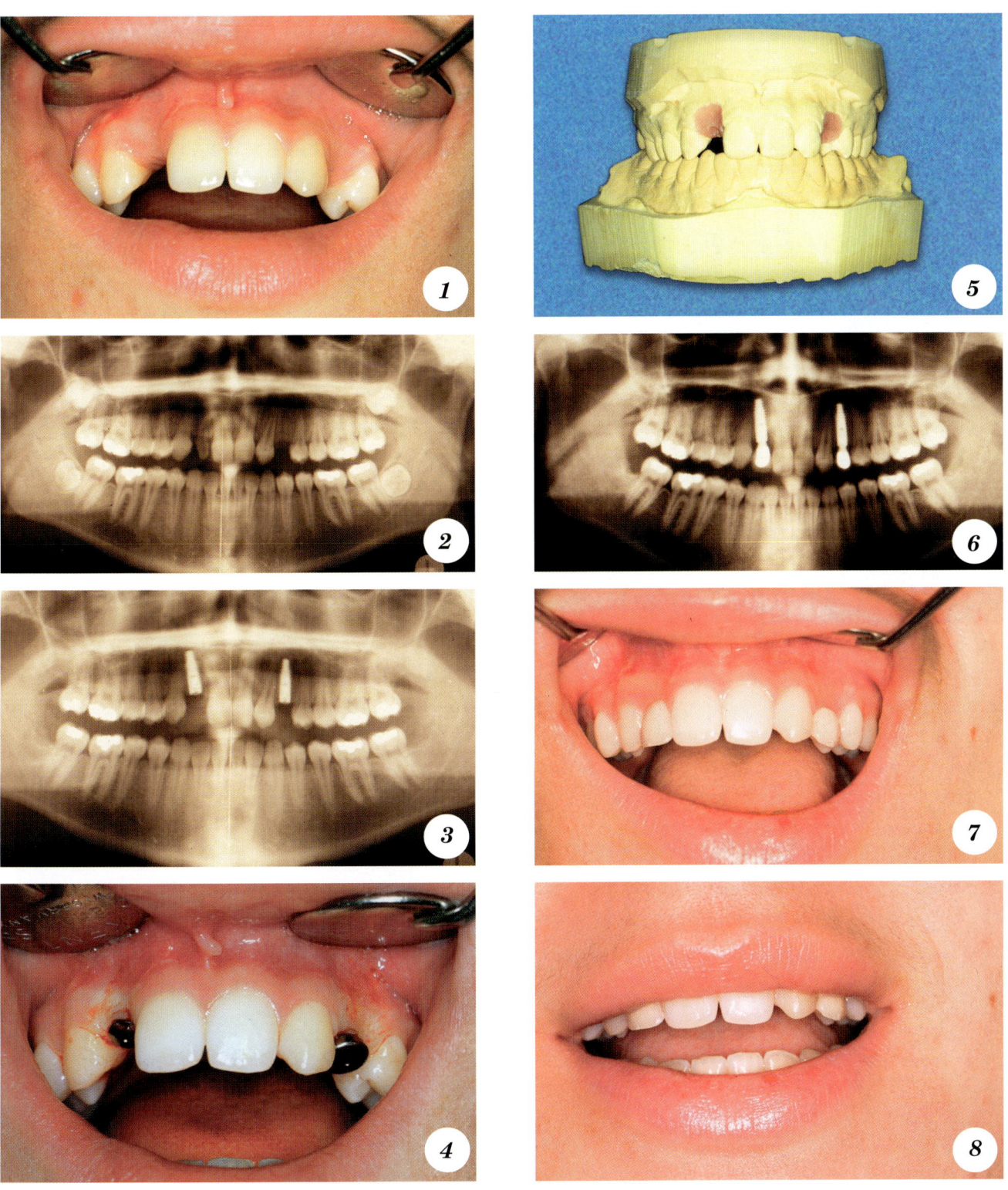

Abb. 12.33–12.40: 1. Von Natur aus waren einige Zähne nicht angelegt. 2. Das Röntgenbild zeigt die Nichtanlage der Zähne. 3. Kontrollbild nach dem Einsatz von zwei Implantaten. 4. Nach sechs Monaten werden die Implantate freigelegt. 5. Im Labor werden die Kronen hergestellt. 6. Dieses Röntgenbild zeigt Implantate und Kronen. 7. und 8. Das Ergebnis erlaubt wieder ein schönes Lächeln.

Ebenso wie bei der herkömmlichen Herstellung von Keramikkronen kann auch hier der Patient über Form und Farbe seiner Krone mitbestimmen.

Erfahrungsbericht: Die Einzelzahnersatz-Patientin

Die 18-jährige Schülerin Sarah K. ist sehr unglücklich. Sie leidet unter der Nichtanlage von zwei Schneidezähnen, die angeboren ist. Da die beiden Nachbarzähne völlig gesund sind, möchte sie diese für einen Zahnersatz nicht beschleifen lassen. Eine Prothese ist für sie undenkbar. Ihr Zahnarzt rät ihr, sich bei einem Spezialisten über Implantate zu informieren.

Sie lässt sich über das Verfahren und die Kosten beraten und entscheidet sich zusammen mit ihren Eltern für implantatgestützte Einzelzahnkronen.

Die Implantation wird in örtlicher Betäubung durchgeführt und verläuft überraschend einfach. Zu ihrem Erstaunen braucht sie anschließend nur zwei Schmerztabletten.

Die Freilegung der Implantate erfolgt nach sechs Monaten. Die weitere Behandlung übernimmt wieder ihr Hauszahnarzt, den sie schon seit ihrer Kindheit kennt. Sie kann die Farbe der Keramikkronen selbst mitbestimmen. In der Schule und im Freundeskreis sieht keiner den Unterschied zwischen den eigenen und ihren neuen Zähnen. Das hatte sie sich immer gewünscht.

Die verkürzte Zahnreihe (Freiendsituation)

Eine verkürzte Zahnreihe bedeutet ein Fehlen der letzten Zähne im Seitenzahnbereich; sie kann angeboren oder erworben sein und führt zu einer verminderten Kauleistung. Außerdem können durch eine fehlende Abstützung im Seitenzahnbereich Probleme im Kiefergelenk entstehen.

Die oben beschriebene Situation wird auch als Freiendsituation bezeichnet. Hier bieten sich folgende Lösungsmöglichkeiten an:

- **Keine Versorgung:** Falls eine Bezahnung bis zum 2. Zahn hinter dem Eckzahn besteht und der Patient nicht unter ästhetischen oder kaufunktionellen Einschränkungen leidet, muss nicht zwingend eine Versorgung der Freiendsituation stattfinden. Doch Vorsicht! Es kann zu einer Verlängerung der Zähne des Gegenkiefers – so genannte Elongation – kommen.

- **Der abnehmbare Zahnersatz:** Es wird eine Prothese angefertigt, welche die fehlenden Zähne ersetzt. Allerdings muss

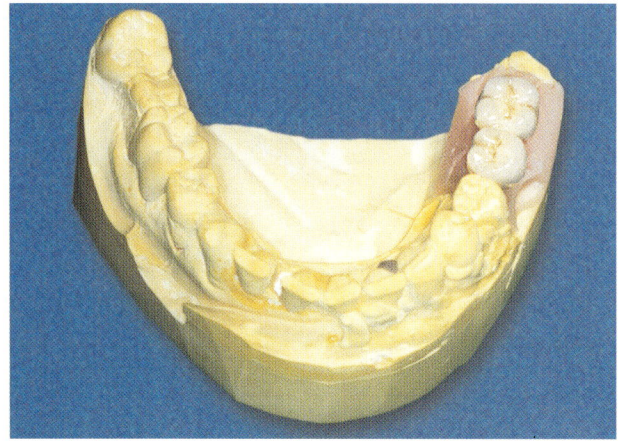

Abb. 12.41: Der Zahntechniker stellt die Kronen her.

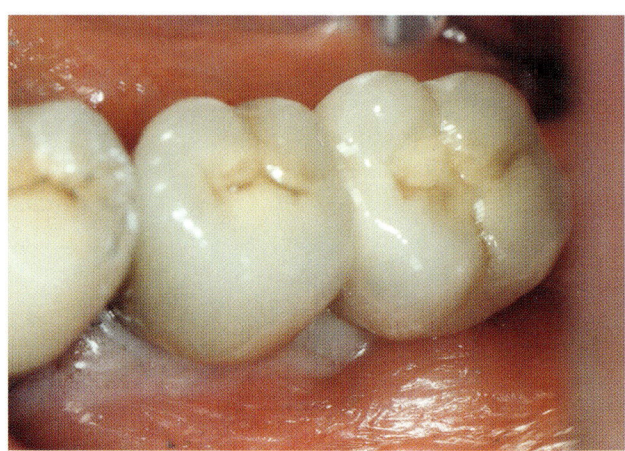

Abb. 12.42: Die im Mund eingesetzten, implantatgestützten Kronen

diese eine Querstabilisierung erhalten, das heißt es wird ein Bügel zur anderen Kieferseite geführt, der im Oberkiefer über den Gaumen und im Unterkiefer innen – entlang der Frontzähne – zur Gegenseite führt.

● **Der kombinierte (festsitzend/abnehmbar) Ersatz:** An den noch vorhandenen Zähnen vor der Lücke wird mittels Kronen/Geschieben eine kleine Brücke befestigt, die jedoch herausnehmbar ist.

Allen bisher genannten Lösungen ist der weitere Knochenabbau im unbezahnten Gebiet gemein. Beim kombinierten Zahnersatz findet die Querstabilisierung zwar mittels Bügel statt, jedoch führt eine zusätzliche ungünstige Belastung auf die Dauer schlimmstenfalls zum Verlust der tragenden Zähne. Um diesen ungünstigen Nebenwirkungen zu entgehen, bieten sich hier drei Lösungen durch eine Implantatversorgung an.

1. Ein Implantat zur Pfeilervermehrung und Herstellung einer Brücke, das heißt es wird ein Implantat mit einem gewissen Abstand zum letzten Zahn eingebracht und gemeinsam mit diesem eine Brückenkonstruktion hergestellt.

2. Es wird hinter dem letzen Zahn für jeden fehlenden Zahn ein Implantat eingebracht und mit Einzelkronen versorgt. Diese Lösung ist bezüglich der Belastung und Hygienefähigkeit die günstigere.

Abb. 12.43–12.46: 1. Statt einer Teilprothese möchte die Patientin festsitzenden Zahnersatz im Oberkiefer. 2. Nach dem Einsatz der Implantate beziehungsweise des Sinuslifts wird im Labor der Zahnersatz hergestellt. 3. Zwischenzeitlich wird der Patientin ein Provisorium eingesetzt. 4. Nach neun Monaten werden die endgültigen Zähne eingesetzt.

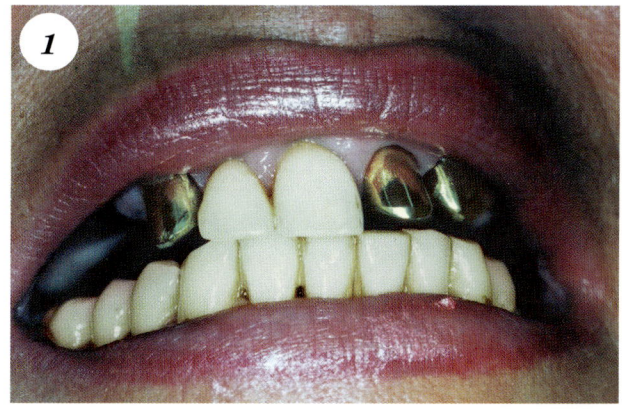
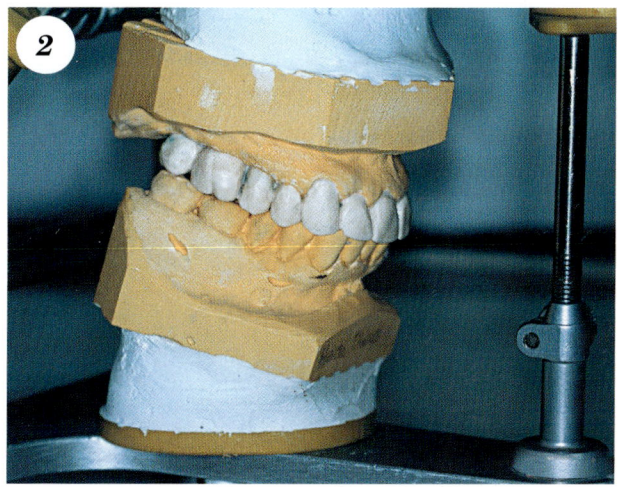
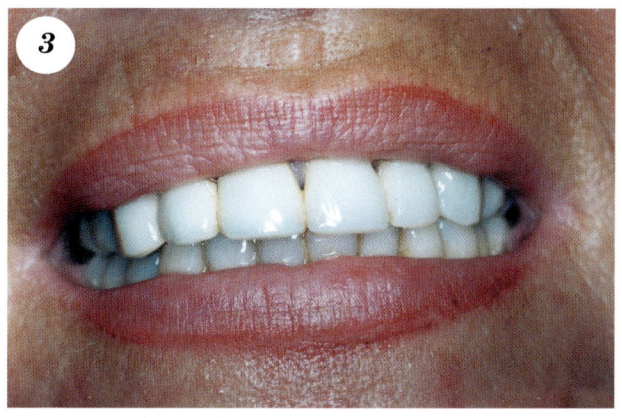
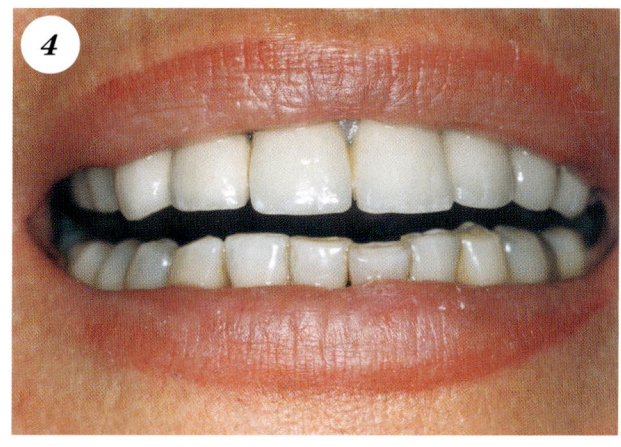

133

3. Es werden zwei Implantate eingebracht. Die Implantate werden mittels einer Brücke prothetisch versorgt.

Hier sollte der Zahnarzt gemeinsam mit seinem Patienten entscheiden, welche Lösung für ihn selbst die günstigste ist.

Anatomische Besonderheiten

Im Seitenzahnbereich gibt es sowohl im Unterkiefer als auch im Oberkiefer anatomisch limitierende Faktoren. Dies ist im Oberkiefer die Kieferhöhle, im Unterkiefer ein Nerv, der sensibel die Zähne und Lippen versorgt. Dadurch wird die notwendige Länge eines Implantates begrenzt, die aber in Abhängigkeit von der Situation für eine ausreichende Stabilität nötig ist.

Ist kein ausreichendes Knochenangebot vorhanden, gibt es jedoch die Möglichkeit, im Unterkiefer Knochen aufzubauen und im Oberkiefer durch Anhebung des Kieferhöhlenbodens das Angebot zu erweitern.

Um diese zusätzlichen Operationen zu vermeiden, sollte man frühzeitig nach Zahnverlust, oder besser noch vor dem drohenden Zahnverlust, über die Möglichkeit einer Implantation nachdenken, da wie bereits erwähnt durch Implantate ein weiterer Rückgang des Knochens vermieden werden kann.

Die größere Zahnlücke (Schaltlücke)

Fehlen mehrere Zähne nebeneinander, so spricht man von einer Schaltlücke. Hiermit verbunden ist stets ein Funktionsverlust an Kauleistung und vor allem im Frontzahnbereich eine ästhetische Beeinträchtigung.

Hier bieten sich folgende konventionelle Versorgungen an:

- **Die festsitzende Brücke:** Wenn der Defekt nicht zu ausgedehnt ist, können die der Lücke benachbarten Zähne bearbeitet und überkront werden, um die Brückenkonstruktion aufzunehmen. Dies bringt jedoch einige Nachteile mit sich: Gesunde Zahnsubstanz wird abgeschliffen, der Zahnnerv kann verletzt werden, der Zahnhalteapparat der überkronten Zähne kann überlastet werden.

- **Der kombinierte (festsitzend/abnehmbar) Ersatz:** An den noch vorhandenen Zähnen vor der Lücke wird mittels Kronen/Geschieben eine Brücke befestigt, die jedoch herausnehmbar ist. Die Nachteile stimmen mit denen der festsitzenden Brücke überein.

- **Die Teilprothese:** An einer herausnehmbaren Prothese, die mittels Klammern an den Restzähnen verankert wird, sind die fehlenden Zähne befestigt. Dies kann bei parodontal vorgeschädigten Zähnen zu weiterem Zahnverlust führen. Außerdem kann der Knochen durch unphysiologische Belastungen abgebaut werden.

Je nach Größe der Schaltlücke sind dagegen unterschiedliche implantatgestützte prothetische Lösungen anwendbar.

- Jeder verlorene Zahn der Lücke wird durch ein Implantat ersetzt. Einzelzahnkronen oder verblockte Kronen bilden die Suprakonstruktion. Dies ist eine sehr stabile, aber durchaus aufwändige Versorgungsform. Das Beschleifen eventuell gesunder Zähne wird vermieden und einer Überlastung wird vorgebeugt.

- Bei sehr ausgedehnten Schaltlücken dienen Implantate als zusätzliche Pfeiler für

Der Schaltlücken-Patient
(mit Vergrößerung des Knochenangebots):

Herr U. hat bereits im Unterkiefer nach Verlust zweier Seitenzähne gute Erfahrung mit implantatgetragenem Zahnersatz gemacht. Seit er vor 20 Jahren eine Parodontitisbehandlung hat durchführen lassen, ist der Knochenabbau zum Stehen gekommen. Allerdings wirken die Zähne optisch durch die vor allen Dingen in der Front freistehenden Zahnhälse extrem verlängert. Zudem haben sich die Wurzelflächen stark verfärbt. Er fühlt sich daher beim Lachen beeinträchtigt und verhält sich deshalb in Gesellschaft eher gezwungen.

Er stellt sich mit dem Wunsch in der Praxis vor, an dieser ungünstigen Frontzahnsituation etwas zu ändern. Eine konventionelle Brückenversorgung stellt sich bei der Modellstudie als ebenfalls ungünstig heraus, da die Ersatzzähne auch stark verlängert wirken. So werden in einem ersten Schritt die Eckzähne rechts und links für die Aufnahme eines festsitzenden Langzeitprovisoriums beschliffen und abgeformt. Nach Fertigstellung dieser Brücke entfernt der Chirurg die vier Frontzähne und baut den Knochen in dieser Zone mit Knochenersatzmaterial und Membran auf, so dass später ein günstiges Knochenangebot für die vier geplanten Implantate vorliegt. Unmittelbar nach diesem Eingriff wird das Langzeitprovisorium eingesetzt.

Nach sechs Monaten werden vier Implantate in den vorbereiteten Bereich eingebracht. Auch jetzt wird unmittelbar nach dem Eingriff wieder das Provisorium eingesetzt. So ist Herr U. während der gesamten Behandlungszeit in der Lage, sich in Beruf und Privatleben frei zu bewegen.

Nach weiteren sechs Monaten werden die Implantate freigelegt und das Zahnfleisch erfährt eine Modellation, um einen möglichst genauen Zahnfleischverlauf an den Kronen zu erreichen. Jetzt werden unmittelbar Kunststoffkronen auf die Implantate aufgebracht und es wird die Regeneration des Zahnfleisches abgewartet, bis die endgültige Abformung zur Herstellung der definitiven Kronen durchgeführt wird. Nach etwa vier bis sechs Wochen werden die endgültigen Keramikkronen eingesetzt.

Der Lohn für die etwas zeitintensivere Behandlung sind eine hervorragende Ästhetik und eine gute Funktion. Herr U. hat zwar viel Geduld aufbringen müssen, die sich aber gelohnt hat. Er fühlt sich wie neugeboren und kann sich vor allem in Gesellschaft viel freier geben.

eine Brückenkonstruktion, um festsitzenden Zahnersatz überhaupt erst zu ermöglichen. Die Brücke wird hierbei von eigenen Zähnen und Implantaten kombiniert gestützt.

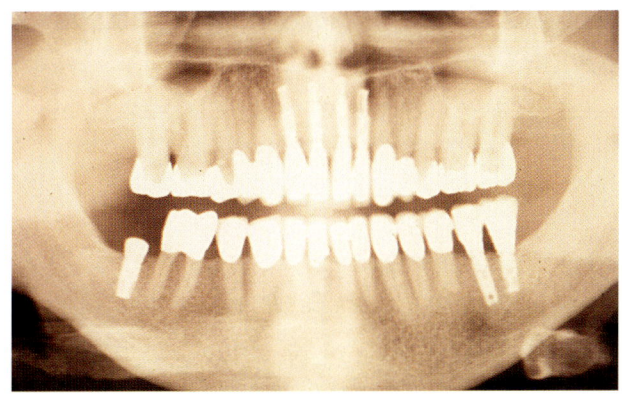

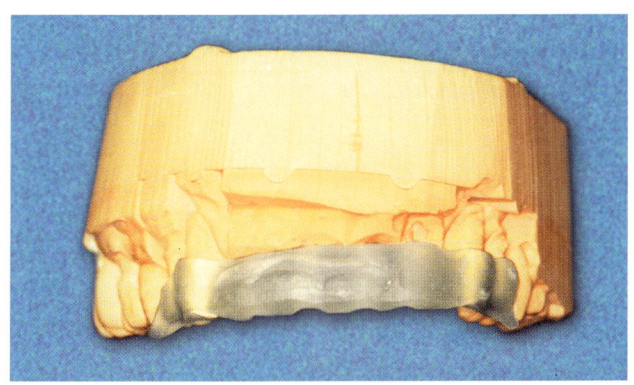

Abb. 12.47 und 12.48: Links: Zunächst wird eine Schablone zur genauen Positionsbestimmung der Implantate angefertigt. Oben: Vier Implantate im Oberkiefer schließen die Schaltlücke.

Der zahnlose Kiefer

Wurden in einem Kiefer bereits alle Zähne gezogen, trägt der Patient eine so genannte Vollprothese. Auch hier können Implantate sinnvoll sein.

Der Unterkiefer

Eine Vollprothese findet im Unterkiefer meist extrem schwer Halt und es kommt zu unphysiologischen Belastungen des Kieferknochens. Dadurch wird einerseits der Kieferknochen vermehrt abgebaut. Andererseits kommt es zu einem Verlust an so genannter „befestigter Schleimhaut", welche für den Prothesenhalt jedoch sehr wichtig ist. Dieser Teufelskreis (!) aus Verminderung des Knochens und der relativen Zunahme der „beweglichen Schleimhaut" kann es unmöglich machen, die Prothese mit herkömmlichen Mittel zu befestigen.

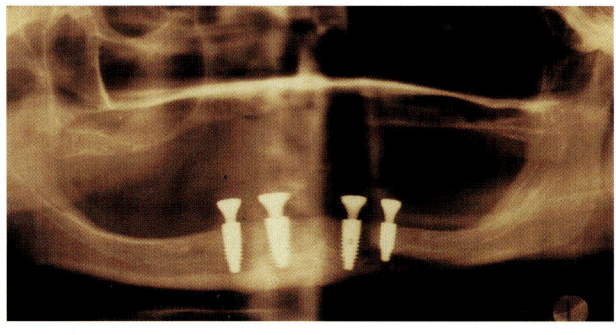

Abb. 12.49: Auch bei schlechtem Knochenangebot kann eine Prothese noch gut stabilisiert werden (vier freigelegte Ankylos-Implantate).

Implantatgestützter herausnehmbarer Zahnersatz

Um einem mangelhaften Prothesensitz entgegenzuwirken, kann schon mit dem Einbringen von vier, mindestens jedoch zwei Implantaten die Lagestabilität der Prothese entscheidend verbessert und der beschriebene Teufelskreis(lauf) durchbrochen werden. Zu-

sätzlich wird die Kaueffizienz gesteigert, da wieder erhöhter Kaudruck ausgeübt werden kann und die Tastsensibilität über Implantate ebenfalls gesteigert wird. Weiterhin wird durch den verbesserten Prothesenhalt auch in psychologischer Hinsicht die Sicherheit des Patienten erhöht. Die klare Zuordnung der Prothese zu den Halteelementen der Implantate bedingt einen eindeutig definierten festen Sitz und ist ein Quantensprung hinsichtlich der Lebensqualität des Patienten.

Anatomische Besonderheiten

Im Unterkiefer verläuft auf beiden Seiten ein sensibler Nerv, der im vorderen Seitenzahnbereich durch ein Foramen (Loch) aus dem Kiefer austritt und dort sensibel die Schleimhaut und Unterlippe versorgt.

Im ehemaligen Frontzahnbereich tritt der Knochenabbau aufgrund anatomischer Strukturen etwas weniger schnell ein.

Durch diese Gegebenheiten ist es am sinnvollsten, die Implantate interforaminal im Bereich der Unterkieferfront einzubringen, das heißt zwischen den beiden Nervaustrittspunkten.

Zur Befestigung der Prothese auf den Implantaten kommen unterschiedliche Systeme in Frage:

- **Magnetsystem:** In die Prothese werden Magnete eingearbeitet, die bestimmten Implantataufbauten zugeordnet sind und so stabilisierend wirken.

- **Druckknopfsystem:** Es handelt sich um vorfabrizierte Halteelemente. Der Druckknopf sitzt dem Implantat als Suprakonstruktion auf und wird abnehmbar in der Prothese über einem Befestigungselement verankert.

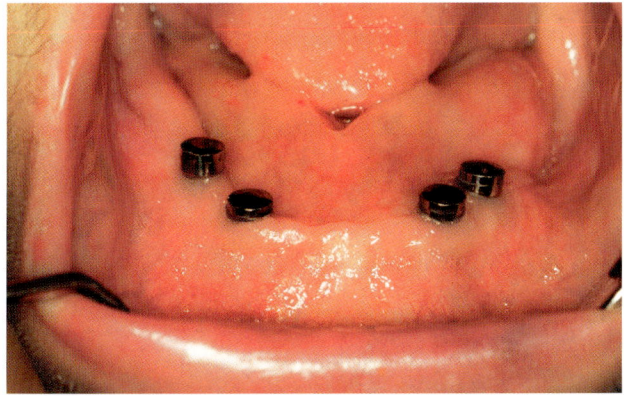

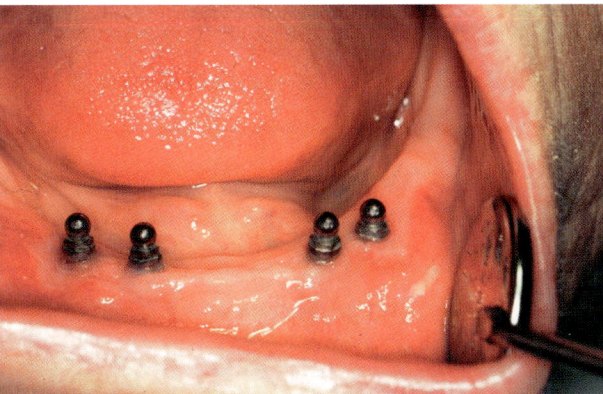

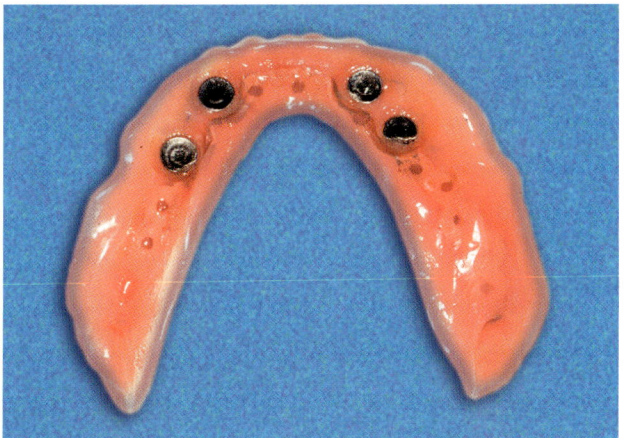

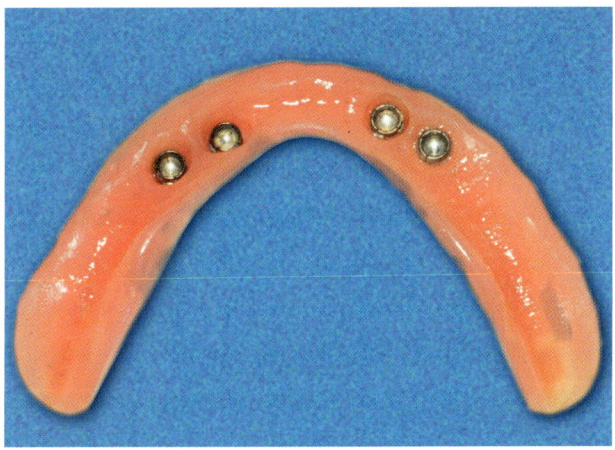

Abb. 12.50 und 12.51: Die Befestigung mit Magneten ist eine preiswerte Lösung.

Abb. 12.52 und 12.53: Sicher und einfach: das Druckknopfsystem

● **Teleskope:** Es handelt sich um individuell angefertigte Kronen mit parallel ausgerichteten Flächen. Diese haben einen guten Halt und eine ausgezeichnete Hygienefähigkeit.

● **Stegkonstruktion:** Die Implantate werden hierbei mit einem Stegaufbau verbunden, über den die Prothese befestigt wird. Dies ist eine sehr stabile Versorgungsform.

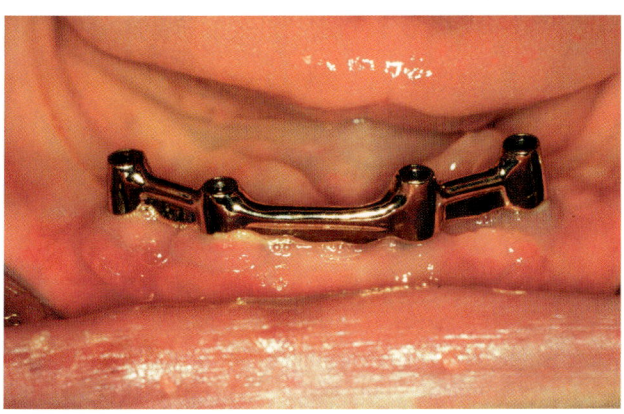

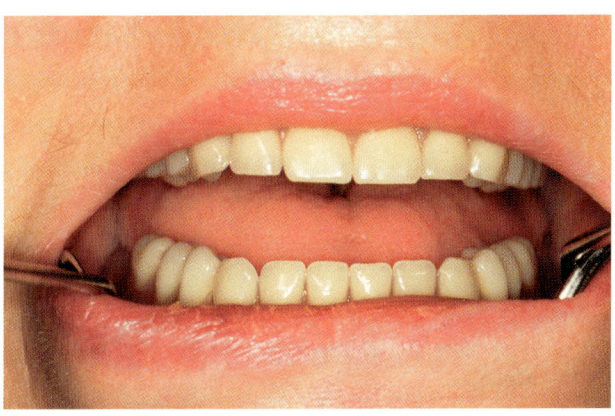

Abb. 12.54 und 12.55: Links: Befestigung einer Stegkonstruktion im Unterkiefer. Rechts: Diese Prothese wird durch eine Stegkonstruktion gehalten.

137

Erfahrungsbericht: Die Patientin mit dem zahnlosen Unterkiefer

Weder beim Essen noch beim Sprechen hat die Unterkieferprothese festen Halt. Dabei ist sie nagelneu. Überhaupt ist es jetzt schon die dritte Prothese in acht Jahren; die anderen saßen auch nicht besser – wenn überhaupt nur mit viel Haftcreme. Die 70-jährige Frau Gertrud P. weiß, dass ihr Zahnarzt, der übrigens viele Fortbildungen besucht, alles versucht hat. Aber da Sie bereits seit 30 Jahren keine eigenen Zähne hat, wurde der Kieferknochen stark abgebaut und bietet der neuen Prothese keinen Halt mehr. Der Zahnarzt rät zu einer Stabilisation der Prothese durch Implantate.

Die rüstige Patientin wird in unserer Praxis untersucht und erhält einen Kostenvoranschlag. Es ist geplant, vier Implantate im Bereich der Unterkieferfront zu setzen. Der Zahnarzt wird die Implantate später mit einer „Stegkonstruktion" verbinden.

Die Implantate werden unter örtlicher Betäubung eingebracht und nach der dreimonatigen Einheilungszeit freigelegt. Frau P. wird jetzt wieder von Ihrem Hauszahnarzt weiterbehandelt. Dieser gliedert auf den Implantaten einen Steg ein, über den die Prothese sicher und stabil befestigt wird. Frau P. kann wieder essen und sprechen ohne die Angst, dass ihr die Prothese aus dem Mund fällt. Auf die Frage, ob sie sich wieder Implantate setzen lassen würde, antwortet sie überzeugt: „Jederzeit! Denn es ist so einfach, sich auf einmal wieder um Jahre jünger und selbstsicherer zu fühlen."

Neuere Tendenzen

- **Sofortbelastung von implantatgestützten Unterkieferprothesen:** Bei den oben beschriebenen Verhältnissen des zahnlosen Unterkiefers sind in jüngster Zeit Studien im Gange, die die übliche dreimonatige Einheilzeit erheblich verkürzen. Im Idealfall kann die Unterkieferprothese des Patienten innerhalb eines Tages durch das Einbringen von vier Implantaten stabilisiert werden. Hierbei findet eine sofortige Belastung der Implantate mit teleskopartigen Halteelementen, deren Außenteile sofort nach der Operation in die bereits zuvor hergestellte Prothese eingearbeitet werden, statt. Unter guten Voraussetzungen wie ausreichendem und qualitativ gutem Knochenangebot kann dies ein sehr guter Weg zu einer Sofortversorgung sein.

- **Implantatgestützter festsitzender Zahnersatz:** Ein ausreichendes Knochenangebot, vor allem im Seitenzahnbereich, ermöglicht selbstverständlich auch eine höhere Anzahl an Implantaten. Hierdurch kann eine Totalprothese vermieden und wieder festsitzender Zahnersatz eingegliedert werden. Die prothetische Vorplanung der Implantationen muss hierbei besonders sorgfältig sein, um ein funktionell und ästhetisch gutes Ergebnis zu gewährleisten.

Der Oberkiefer

- **Implantatgestützter herausnehmbarer Zahnersatz:** Im Unterkiefer ist die Prothese, im günstigsten Fall, bereits über zwei Implantate sinnvoll abzustützen. Im Oberkiefer sind, aufgrund der anatomischen Gegebenheiten, mindestens vier Implantate nötig. Strebt der Patient eine prothetische Versorgung an, die den Gaumenbereich des Oberkiefers unbedeckt lässt, so sind mindestens sechs Implantate nötig. Die Befestigung der Oberkieferprothese auf den Implantaten erfolgt mit Hilfe der gleichen Verankerungsmechanismen, die wir schon bei der Unterkieferprothese aufgeführt haben.

- **Implantatgestützter festsitzender Zahnersatz:** Durch die anatomischen Verhältnisse im Oberkieferbereich (Kieferhöhle, Knochenqualität etc.) sollten festsitzende implantatgetragene Zahnersatzrekonstruktionen sehr sorgfältig geplant werden. Es sind sechs bis zehn Implantate als Stützpfeiler anzusetzen. Häufig ist eine Sinusliftoperation notwendig, um ein ausreichendes knöchernes Implantatlager im Seitenzahnbereich zu schaffen.

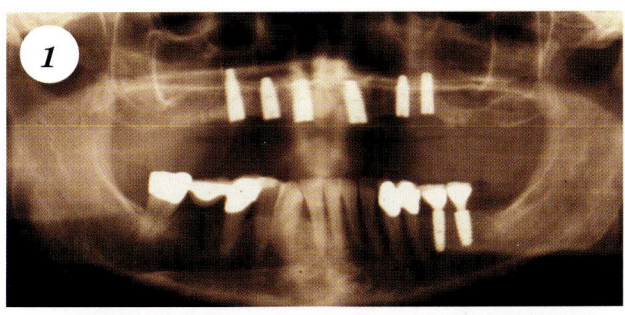

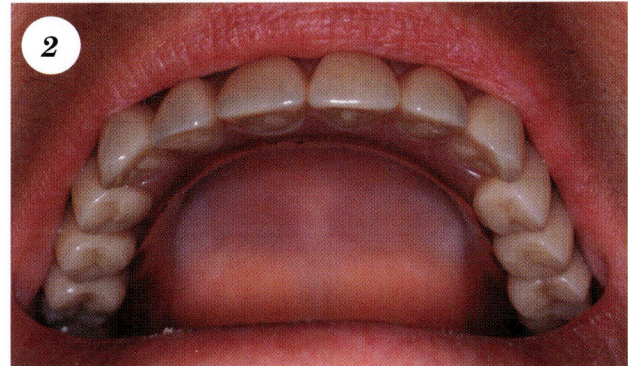

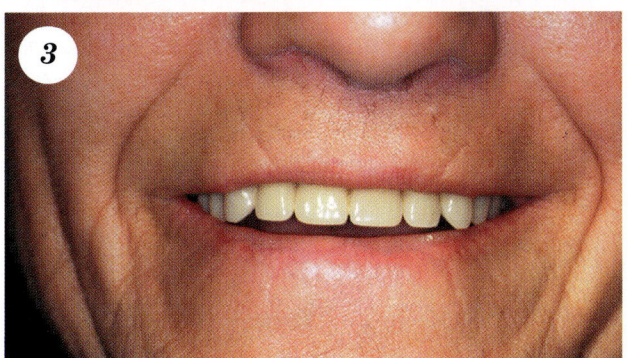

Abb. 12.56–12.58: 1. Es werden sechs Ankylos-Implantate eingebracht. 2. Der Vorteil ist eine festsitzende, aber gaumenfreie Prothese. 3. Das Ergebnis sitzt fest und sieht täuschend echt aus.

Provisorische (temporäre) Implantate

Bei temporären Implantaten handelt es sich um so genannte Übergangsimplantate, die für einen bestimmten Zeitraum in den Knochen eingebracht werden und anschließend in einem kleinen Eingriff wieder entfernt werden.

Wem helfen temporäre Implantate?

In der Ausheilphase des Knochens nach Zahnextraktionen oder in der Einheilphase der Implantate, welche im Oberkiefer sechs und im Unterkiefer drei Monate benötigen, können mit Hilfe von temporären Implantaten schlecht sitzende Prothesen sowohl im Ober- als auch im Unterkiefer fixiert werden. In bestimmten Fällen ist es auch möglich, dem Patienten einen festsitzenden Zahnersatz auf temporären Implantaten einzugliedern. Ein weiterer Vorteil besteht darin, dass der beim Essen auftretende Kaudruck nicht auf den heilenden Knochen oder das einheilende Implantat übertragen werden kann.

Der Eingriff

Das Einbringen temporärer Implantate kann in der Regel in örtlicher Betäubung erfolgen. In einem schonenden Verfahren werden die temporären Implantate an den zuvor festgelegten Knochenstellen eingebracht und überragen nach dem Eingriff die Mundschleimhaut. Dieser in die Mundhöhle ragende Teil des Implantates trägt anschließend den festsitzenden Zahnersatz (Krone, Brücke) oder stabilisiert die herausnehmbare Prothese beziehungsweise Teilprothese.

Erfolgsraten:
Wie lange hält ein Implantat?

Die Erfolgsquote von Implantationen ist mittlerweile gut dokumentiert. Man sollte beachten, dass im Einzelfall immer wieder Besonderheiten wie unzureichendes Knochenangebot oder ungenügende Hygiene bei der Zahnpflege das Ergebnis negativ beeinflussen können. Grundsätzlich jedoch gilt: Das Maß für den Erfolg einer Implantation ist die so genannte Zehn-Jahres-Verweildauer, das heißt: Wie viele Implantate sind nach zehn Jahren noch im Mund und in Funktion? Die Antworten auf diese Frage fallen durchweg positiv aus. In Routinefällen sind nach zehn Jahren noch 90 Prozent der Implantate funktionstüchtig an Ort und Stelle. Dies sind durchaus ermutigende Zahlen, die keinesfalls alle Gebiete der Medizin vorzuweisen haben.

Studien haben gezeigt, dass die Verweildauer unter anderem von folgenden Faktoren beeinflusst wird:

- Mundhygiene,
- Geschlecht,
- Kieferregion,
- Nikotingenuss,
- Zustand des Knochenlagers zum Zeitpunkt der Implantation.

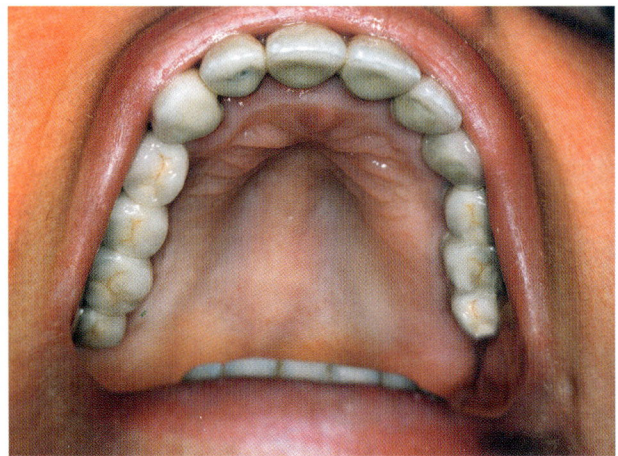

Abb. 12.59: Gute Zahnimplantate sitzen bombenfest.

Expertentipp

Seien Sie nicht verunsichert, wenn Ihr Implantologe gezielt mögliche Risiken und Komplikationen anspricht und dies auch schriftlich dokumentiert. Die Aufklärung entbindet ihn nicht von seiner Sorgfaltspflicht. Eine gründliche Aufklärung ist Teil einer sorgfältigen und seriösen Vorbereitung auf die Implantation. Sie haben ein Recht auf Information!

Mögliche Komplikationen

Bei erfahrenen Behandlern, gründlicher Voruntersuchung und Planung sind Komplikationen eher selten und nicht höher als in der Zahnheilkunde insgesamt. Zu ihrer Vermeidung ist aber auch die uneingeschränkte Kooperation des Patienten von großer Bedeutung.

Obwohl eine Implantation ein sehr schonender Eingriff ist, können als Folge der Manipulationen im Operationsgebiet eine Schwellung, ein Bluterguss, ein Wundschmerz, eine leichte Sickerblutung oder erhöhte Körpertemperatur auftreten. Die genannten Beschwerden bilden sich in der Regel nach einigen Tagen zurück und sind zwar beeinträchtigend, aber unbedenklich!

Hiervon zu unterscheiden sind die folgenden Komplikationen, die allerdings nur selten auftreten und wirklich die Ausnahme sind:

- Implantatverlust,
- Nervschädigung mit Taubheitsgefühl,
- starke Blutung,
- Schädigung der Nachbarzähne,
- Entzündung des Knochens oder der Kieferhöhle.

Die Kosten

Seit 1982 ist die „Zahnärztliche Implantologie" wissenschaftlich durch die Deutsche Gesellschaft für Zahn-, Mund- und Kieferheilkunde anerkannt. 1988 erfolgte die Aufnahme implantologischer Leistungen in die Gebührenordnung für Zahnärzte – kurz: GOZ. Erfasst sind die implantologischen Leistungen im Leistungskatalog K der GOZ, in den so genannten Neunhunderter-Positionen (900–909). Für die eine Implantation vorbereitenden, begleitenden und/oder nachbereitenden Eingriffe können die entsprechenden Gebührenpositionen der Gebührenordnung für Ärzte (GOÄ) und/oder der Gebührenordnung für Zahnärzte (GOZ) anfallen. Sie sind nicht Bestandteil der eigentlichen Implantation und müssen selbstverständlich getrennt berechnet werden.

Neue Behandlungsverfahren wie die Sinusbodenelevation oder Membrantechniken bei Knochenersatzverfahren sind in der GOZ und GOÄ teilweise noch nicht enthalten. Hier werden so genannte Analogpositionen berechnet, die nach Zeitaufwand und Schwierigkeit einem bereits beschriebenen Eingriff entsprechen.

Die Kosten für die Implantate und deren Hilfsteile, Knochenersatzmaterialien, Abdeckmembranen, Anästhetika, OP-Kleidung etc. werden nach GOZ § 4 in Rechnung gestellt. Der behandelnde Implantologe hat hier selbstverständlich Anspruch auf den Ersatz seiner Auslagen, die zum Teil erheblich sind.

So kostet zum Beispiel ein Implantat zwischen 125 und 250 EUR und 2 g Knochenersatzmaterial zwischen 50 und 150 EUR. Da der Implantologe auch dafür Sorge trägt, dass bei dem Patienten das jeweils geeignete Implantat oder Ersatzmaterial zum Einsatz gelangt, muss er auch ein entsprechendes Lager vorhalten. Hierfür werden in der Regel 10–20 Prozent Lagerhaltungskosten aufgeschlagen.

Implantate sind wie bereits ausgeführt anerkannter und fester Bestandteil der GOZ. Der Patient ist deshalb generell über ihre Anwendungsmöglichkeit auch im Vergleich zu anderen Verfahren des Zahnersatzes aufzuklären. Ebenso steht ihm von Seiten der privaten Versicherungsträger die volle Erstattung der Kosten zu, wenn keine vertraglichen Einschränkungen bestehen. Die gesetzlichen Krankenkassen (AOK, BKK etc.) erstatten zurzeit die Kosten für Implantate nur in Ausnahmefällen.

Leider erschweren oder verhindern viele Versicherungen und Beihilfestellen eine zeitgemäße prothetische Lösung mit Implantaten. Der Patient soll eine preiswertere, aber leider auch in vielen Fällen schlechtere Versorgung wählen.

Die Vorteile von Implantatversorgungen werden zugunsten von Kostenersparnissen bewusst zurückgestellt und der Patient wird auf einen einfacheren Zahnersatz, mit all seinen möglichen Nachteilen verwiesen. Beliebtes Argument ist hierbei die medizinische Indikation und Notwendigkeit, die sich aber zwangsläufig aus dem Fehlen der Zähne ergibt.

Lassen Sie sich hierdurch jedoch nicht beirren. Bei Goldinlays wird auch nicht nach der medizinischen Begründung gefragt und auf Kunststoff- oder Amalgamfüllungen verwiesen. Eine gute Versicherung wird dagegen von sich aus an Ihrer optimalen Versorgung interessiert sein.

Laser in der Zahnheilkunde

Laser und Implantologie

Laser und Parodontologie

Laser und Chirurgie

*Laser und Wurzelkanal-
behandlung (Endodontie)*

Seit mehr als 30 Jahren wird der Laser in der Medizin und Zahnmedizin angewendet, und zwar sowohl in der Therapie als auch in der Diagnostik. Doch trotz vieler Vorteile, die er bietet, ist sein Einsatz zurzeit noch auf relativ wenige Praxen begrenzt.

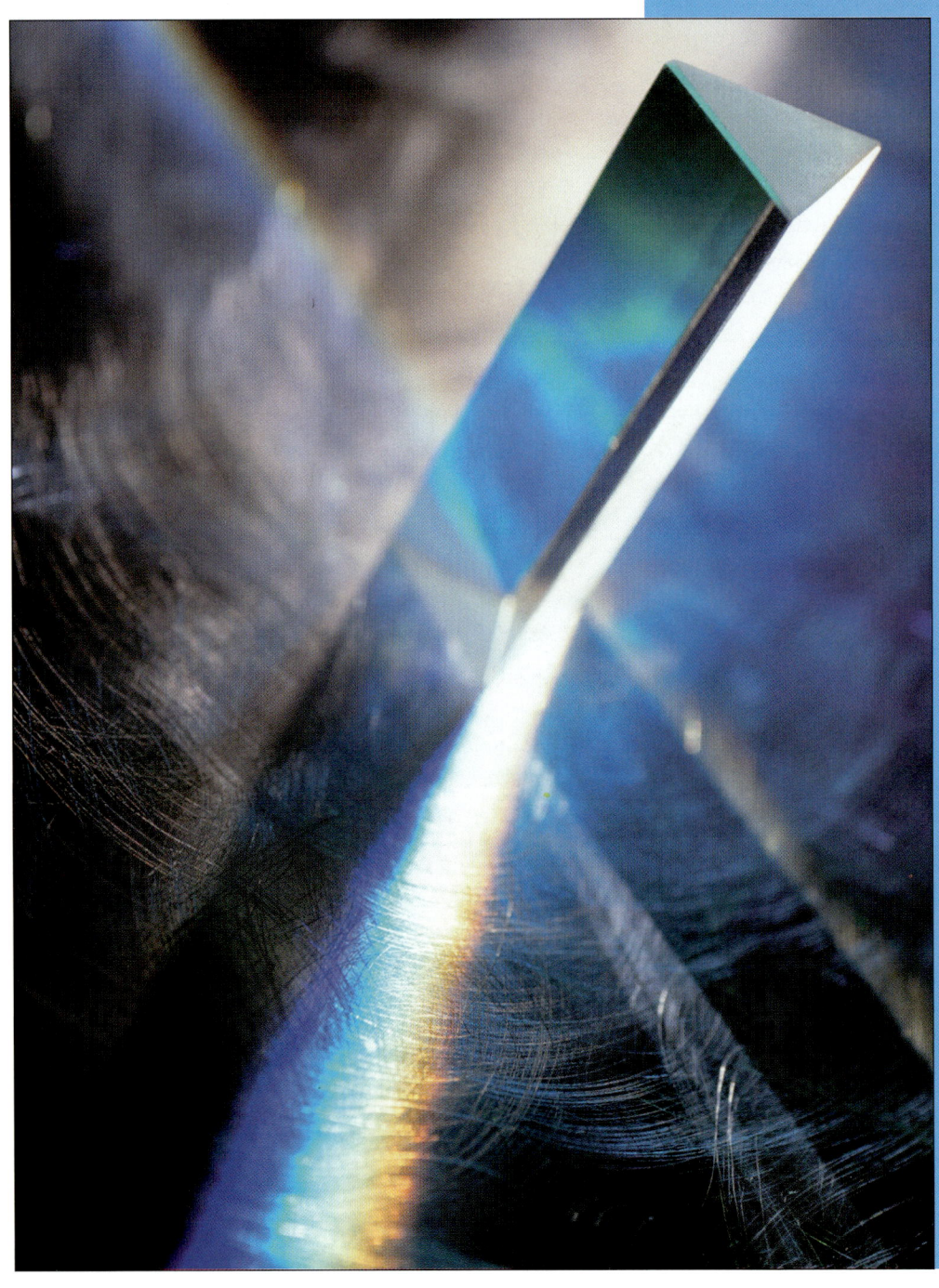

Ein Laserstrahl ist ein energiereiches Lichtbündel einer speziellen Wellenlänge. Trifft ein solcher Lichtstrahl auf Gewebestrukturen (Zahn, Schleimhaut, Zahnhalteapparat, etc.), hinterlässt er dort eine Wirkung, welche sich der behandelnde Arzt oder Zahnarzt zu Nutze macht. Bei Lasern handelt es sich nicht um Wundergeräte, die alle Probleme lösen. Die Vorteile der Lasertherapie wie berührungsfreies, aseptisches Arbeiten und die geringere Traumatisierung des Gewebes kommen erst in Kombination mit den bewährten Behandlungsgrundsätzen der Medizin voll zum Tragen. In vielen Bereichen ist die erfolgreiche Laseranwendung unbestritten, dennoch ist der Einsatz aus folgenden Gründen beschränkt:

● Laser sind im Vergleich zum herkömmlichen Instrumentarium relativ teuer.

● Es gibt keinen Laser, der universell einsetzbar ist.

Laser und Implantologie

Durch die laserunterstützte Implantatfreilegung kann die nachfolgende prothetische Versorgung des Patienten mit einer Suprakonstruktion (Krone, Brücke) beschleunigt werden. Bei Entzündungen im Bereich des Implantats können bei der laserunterstützten Behandlung ferner Keimbesiedlungen deutlich vermindert werden.

Laser und Parodontologie

Die Eingriffe sind verglichen mit konventionellen Behandlungen häufig schmerzfreier und blutärmer. Der Laser ermöglicht die Entfernung des Entzündungsgewebes sowie eine Verminderung der Erreger im Bereich des Zahnhalteapparats. Entscheidend ist hierbei aber nach wie vor die konsequente Beachtung und Umsetzung der bewährten Maßnahmen zur Behandlung der Parodontose, wie die Verbesserung der Mundhygiene, die Entfernung von Zahnbelägen und Konkrementen etc.

Laser und Chirurgie

Gerade bei chirurgischen Eingriffen im Bereich der gut durchbluteten Mundschleimhaut kann die Operation durch den Laser blutärmer und atraumatischer gestaltet werden. Mögliche Einsatzgebiete sind dabei die Entfernung kleiner Tumore und Veränderungen der Mundschleimhaut. Die Eröffnung von Abszessen, die Entfernung von Weisheitszähnen, die Entfernung von Wurzelspitzen der Zähne (WSR) oder die Freilegung von Zähnen sind weitere mögliche Anwendungsgebiete.

Laser und Wurzelkanalbehandlung (Endodontie)

Bei starker Keimbesiedlung in den Wurzelkanälen von nervtoten Zähnen lassen sich mit dem Laser häufig auch sonst schwer behandelbare Zähne therapieren.

Tipp des Experten

Sprechen Sie mit Ihrem Zahnarzt, ob er in Ihrem speziellen Fall eine laserunterstützte Behandlung für sinnvoll hält.

Register